■ 应用心理学研究生教材 ■

临床心理学

Clinical Psychology

袁勇贵　况利·主编

U0396286

东南大学出版社
SOUTHEAST UNIVERSITY PRESS
·南京·

图书在版编目(CIP)数据

临床心理学 / 袁勇贵，况利主编. —南京：东南
大学出版社，2022.12
ISBN 978-7-5766-0471-9

Ⅰ．①临… Ⅱ．①袁… ②况… Ⅲ．①医学心理学-
研究生-教材 Ⅳ．①R395.1

中国版本图书馆 CIP 数据核字(2022)第 231591 号

临床心理学
Linchuang Xinlixue

主　　编	袁勇贵　况利	
责任编辑	褚　蔚	
责任校对	子雪莲　　**封面设计**　王玥　　**责任印制**　周荣虎	
出版发行	东南大学出版社	
社　　址	南京市四牌楼 2 号(邮编:210096　电话:025-83793330)	
经　　销	全国各地新华书店	
印　　刷	江苏扬中印刷有限公司	
开　　本	700mm×1000mm　1/16	
印　　张	21.25	
字　　数	359 千字	
版　　次	2022 年 12 月第 1 版	
印　　次	2022 年 12 月第 1 次印刷	
书　　号	ISBN 978-7-5766-0471-9	
定　　价	78.00 元	

(本社图书若有印装质量问题，请直接与营销部联系。电话:025-83791830)

本书编委会

主　编　袁勇贵　况　利

副主编　季建林　张　宁　冯正直

编委会成员（按姓氏笔画为序）

马　辉　王　我　毛富强　仇剑崟　冯正直

朱熊兆　刘志芬　杨艳杰　杨　华　况　利

张　宁　张桂青　陈　珏　陈建梅　季建林

姜文颢　袁勇贵　徐　治　蒋春雷

参与编写人员（按姓氏笔画为序）

王书哲　王新琦　刘韵资　李泓志　邱晓惠

何小婷　张　洁　陈　涵　李楚婷　袁　笑

郭巧云　黄　河　梅　力　韩慧琴　蒋　良

学术秘书　黄　河　何小婷

前言

心理学是近年来最受欢迎的学科之一,应用心理学是心理学中最有生命力的组成部分,而临床心理学是应用心理学的重要分支,是运用心理学的原理、方法和程序,来了解、预测和缓解智力、情绪、生理、心理、社会和行为上的障碍,适应不良与苦恼,以及进行与此相关的研究、教学和心理服务。除了传统的为学生提供理论基础、学术知识和应用技能的教育外,临床心理学还是个极具专业性的特定领域,更是一个颇具社会价值的健康服务类职业方向,也是许多心理学本科生和研究生格外感兴趣的一门课。

心理学在我国近30年来迅速发展,心理学的博士、硕士,应用心理学硕士的招生名额逐年递增。据2020年11月教育部统计,全国共有30个心理学一级学科博士学位授权点,68个心理学一级学科硕士学位授权点,99个应用心理学硕士专业学位授权点。全国每年授予心理学博士学位约270人、硕士学位约2 400人、应用心理学硕士专业学位约1 300人,为社会输送了大批高层次心理学人才。而今后研究生们毕业从业,不仅仅是在医院层面(综合医院、专科医院),还可能是在非医疗机构或社区,他们部分可能会从事专业的心理咨询、治疗工作,亦可能到社区等其他非医疗机构工作,去帮助那些存在心理困扰的人们。

研究生教育跟本科教育有很大的不同,应更关注于应用。研究生理应有自己规范的教材,然而全国各大高校尚未统一指定的教材。考虑到此现状,在

1

东南大学研究生院的支持下,我与况教授牵头,联合我国高校心理学教授与一线精神病学专家,旨在打造一本更具深度、前沿性,新颖精炼而实用的《临床心理学》研究生教材,服务于硕、博士研究生教育的课堂,适应研究生教育的需求,以适配不断变化的心理健康服务。因而,怎么在教材里面体现特色,如何让研究生教材和本科生的临床教材相区别,形成我们独有的研究生教材体系,是我们的重点和难点。

精神卫生服务于临床心理人才培养,我们编写本教材的初心就是培养临床心理学人才。因此,开篇第一章从临床心理学的发展史、与其他相关学科的关系、涉及的法律和伦理问题以及人才培养几个方面进行了概述,希望该教材能系统全面地帮助到应用心理学研究生学习和即将投身的心理健康服务职业生涯。第二章研究方法部分从临床心理学研究的科学问题、遗传与脑、多元统计分析和经典研究分析几个方面进行阐述,更新了最近的专业方法发展和相关研究的细节,内容是围绕教学和学习特点设计的,这些特点可以作为中级或高级课程的基础,使学生能够在广度和深度上学习临床心理学。第三章心理评估与诊断,深入探讨临床心理学家使用的主要评估方法和程序,包括诊断评估、访谈、智力测试、性格评估、行为评估和临床判断,并对这些方法的有效性和实用性进行了批判性的审视。教材以最新的 ICD-11 系统为疾病诊断标准,并提及与 ICD-10、DSM-5 系统的区别与改变,体现了时代的进步。临床工作者和患者的信息是不对等的,出现沟通障碍也是难免的,所以第四章医患心理和医患沟通,促进相互理解非常必要。学会换位思考,处理好医患关系,不仅能更好地帮助到患者,提高临床工作效率,还可以保护好临床工作者自身,促进社会和谐。第五章应激与应激性疾病和第六章综合医院中临床常见心身障碍,属于心身疾病,对生活中常见心身反应和障碍的种类、症状及干预方式的熟悉了解,能够对国民的精神健康和身心发展起到建设性的教育、援助作用。第七章和第八章按人群分类介绍了干预模式和技术,特殊人群的临床心理问题涵盖了儿童青少年和家庭相关的问题,女性心理健康问题,老年心理健康问题,以及残疾人心理和身体健康问题;自杀与危机干预部分心理援助,危机介入、引导、促进等概念的引入，更反映了临床心理学发展性、教育性、社会性的特点。一本教科书需要引人入胜、书写清晰、组织良好，以便学生能够很容易地理解和记忆所学的知识。为了达到这个目的，我们还加入了8个临床个案分析，更直观生动地帮助学生理解，希望对那些考虑从事临床心理学工作，但临床经验还不足的后辈有所裨益。第九章心理治疗与心理咨询部分除了对理论和技术进行了详解，还加入了心理督导，以及计算机辅助和网络心理治疗与咨询部分，展示现今多样性的治疗方式，强调心理健康专业人员自我体验，定期督导和自我照顾的必要性。

最后，我要感谢东南大学、重庆医科大学、复旦大学、上海交通大学、南京医科大学、中南大学、天津医科大学、山西医科大学、哈尔滨医科大学、海军军医大学、陆军军医大学和石河子大学各位专家和学者们的倾力支持，有了你们的支持，这本教材才能"活起来"！教材的内容是临床医生、临床研究人员，以及大学教授的合作成果，是三方合作的力量体现。希望学习过这本书的研究生能成为临床心理学方向的未来从业者或研究人员中的一分子，通过临床心理学知识帮助人们理解困难，提供心理治疗，为建立更系统的社会心理服务系统出力，从而大大改善人们的生活！

袁勇贵

2022 年 9 月

目录

Contents

第一章 概 述

第一节 临床心理学发展史

一、临床心理学的研究范畴

（一）概念与界定

临床心理学（clinical psychology）是应用心理学的重要分支，是一门应用性极强的学科。20 世纪 60 年代，日本心理学会（JPA）和心理咨询与治疗专家认为，临床心理学是综合了心理学和其他学科的知识和技术，通过对特殊个体（心理适应不良的个体或心理障碍患者）在生活中遇到的障碍、苦恼的本质的理解，并运用科学的方法加以解决的一门学问。1991 年，美国心理学协会（APA）临床心理学分会提出的正式定义是：临床心理学是运用心理学的原理、方法和程序来了解、预测和缓解智力、情绪、生理、心理、社会和行为上的障碍、适应不良与苦恼以及与此相关的研究、教学和心理服务。

而近年来，心理援助服务、心理危机介入与干预、家庭心理治疗等概念和干预手段的提出，赋予了临床心理学更新的内涵，也进一步拓宽了临床心理学的研究范畴。综合来看，可以这样界定：临床心理学是一门应用性心理学学科，以心理评估和诊断、心理咨询和治疗为核心要素，以心理援助和干预为主要特征，旨在帮助适应不良或有心身障碍的个体矫正不良行为，增强心理调节能力和社会适应能力，进而促进个体的发展并提高个体的生活满意度。

（二）研究范畴

在一定意义上讲，临床心理学属于应用心理学的范畴，根据心理学原理、知识和技术，注重研究个体的心理问题、心理疾病的发生原因及评估诊断，挖掘潜在的心理病理现象，旨在对有不适应问题、有心理苦恼的人进行援助，帮助他们恢复心理或精神的健康状态，促进个体心理适应和人格发展。同时，临床心理学也探讨一般的心理规律和行为，并且关注这些一般性问题是如何影响一个人各方面社会功能的,试图探索心理状态、人格特征、行为、社会环境等因素之间的关系;同时注重测量和评估,并进一步采取心理咨询和心理治疗等综合有效的预防和矫治措施。

临床心理学家利用心理学理论来试图理解个体所面临的困难,并运用心理学的方法来尝试管理或缓解这些困难,充当"科学家"和"反思—实践者"的角色。传统的临床心理学多偏重于各类临床心理问题的研究,多从消极方面入手,对人类积极的发展因素并未给予足够重视。大多数临床心理学家将注意力放在研究各种心理疾病或心理障碍上,研究导致心理疾病或障碍的原因,并且竭力找出治疗方法。因临床心理学是通过运用心理评估工具和技术对心理问题进行筛查和诊断,并分析其原因,进而通过各种心理治疗方法进行干预,因此对于心理问题的研究主要涉及心理评估工具的开发、对心理健康状况的描述、对心理疾病解释理论的构建、心理问题的临床干预等方面。评估、制定、干预和评估的过程通常不是作为独立分散的阶段进行的,而是重叠和相互融合,贯穿于临床工作中。

到目前为止,临床心理学已成为美国最大的心理学分支,临床心理学服务的人群也很广,工作范围遍布学校、医院、机关、政府、军事、商业和法律领域等。未来的心理治疗不仅仅是修复创伤,会更加侧重讨论个体具有的力量与潜能。临床心理治疗不仅仅是要帮助人们治愈创伤,更应该帮助人们发掘与建构自身的力量和潜能。

二、临床心理学的历史

(一)产生背景

临床心理学起源于19世纪末,是整合了心理学的理论和研究方法,在众多社会和历史因素的交织影响下产生的。主要因素包括心理学科学研究方法的使用、对人类个体差异的研究兴趣的发展、对异常行为的诊断及治疗等方面。

而心理学从以思辨为主的哲学方向中分离出来,即现代科学心理学的诞生,则普遍认为是以1879年科学心理学之父冯特在德国莱比锡建立第一个心理学实验室为标志的,也是在当时许多临床医生和生理学家所做的生理学研究的基础上取得的。冯特的《生理心理学原理》一书成功地表现了心理学的实验倾向。布隆塔罗、高尔顿、卡特尔等心理学家对临床心理学的创建也有过杰出的贡献。

（二）历史发展

临床心理学最初起源于精神病学，最早涉及的是精神病的症状、病因和护理。"临床心理学"这一术语由美国心理学家 Lightner Witmer 在 1896 年首次正式提出。1896 年，他在宾夕法尼亚大学建立了第一个心理诊所，并成为临床心理学产生的标志。Witmer 是第一位临床心理学家，他追随冯特和克里佩林的生理心理学观点，并坚持心理学应为应用服务，是尝试运用科学的心理学原理进行儿童诊断和治疗工作的第一人，也是第一个概念化、组织和开展训练临床心理学家的人。作为临床心理学的先驱，他通过给学科建立名称并成立学科第一刊——《心理诊所》，真正推动了临床心理学发展，并进一步推动特殊教育、学校心理学和应用心理学的发展。

随着美国对心理咨询学家和心理学家的需求进一步增加，除对军队和工业领域的特殊人才进行选拔和训练，工作还涉及了个别或集体的心理治疗领域，心理治疗开始出现从"医学模式"到"非医学模式"的转换。罗杰斯于 1942 年发表的《咨询与心理治疗》一书，首次使非医学的和非心理分析的心理治疗成为现实，在学校或社区，心理咨询和心理治疗在非医疗的情境中开展。罗杰斯第一次将心理治疗与咨询联系在一起，深刻影响了美国心理咨询与治疗的发展方向。自此，心理治疗与心理咨询不再有本质区别，临床心理学和医学心理学都从心理健康的角度来理解、预防和处理各类人群的心理问题，临床心理学家们也逐渐将注意力从精神疾病转移到更加一般的心理健康问题上。

从心理测量学的角度看，它的发展与进步，促进了临床心理学的形成和发展。在临床心理学产生和发展的初期，临床心理工作者的主要工作便是进行临床心理测验。心理测验从智力测试向包括人格在内的各个领域发展，临床心理学家开始编制测量人格、兴趣、情绪等的工具，墨迹测验、主题统觉测验、明尼苏达多相人格测验等人格测验量表相继出现。至今，心理测验仍然是临床心理学的一种基本技能，心理学研究者不断地修订并建立新的测验以服务于实际应用。

在研究内容方面，早期主要以报道病例、介绍各种精神病理治疗经验为主；90 年代以后探讨心理治疗中影响疗效和治疗改变的因素，涉及心理治疗师专业素养、治疗关系、治疗设置、治疗伦理、医学治疗与心理治疗的关系等内容。此后,实证研究大量增加,大部分为心理咨询与治疗的疗效研究,后来也有一些针对我国关于从业人员伦理、培训督导、胜任特质等变量的实证研究。

从心理治疗的模式看,各种心理治疗流派的理论观点和技术推动了临床心理学的发展和成熟。心理治疗最初起源于弗洛伊德的精神分析,20 世纪初的一段时间内,临床心理学家治疗的主要手段就是释梦、自由联想等精神分析技术。1911 年,华生的行为主义心理治疗否定潜意识,注重客观行为的可观察性和可测量性,大大缩短了治疗时间,逐渐成为一种广泛应用的重要模式。1951 年罗杰斯提出的来访者中心疗法被广泛使用,推进了临床心理治疗的多样化发展。20 世纪中期,认知行为治疗发展起来,认为认知在人类行为中具有重要意义,并把认知与客观行为结合起来,主张改变被歪曲的认知。

至此,临床心理学发展出四种主要的临床治疗模式。而此后,随着社会发展和心理服务需求的增加,临床心理学中又产生了多种模式及分支的心理治疗方法,诸如心理动力学疗法、家庭系统疗法、森田疗法、基于 VR(虚拟现实)技术的疗法等。这些一并成了临床心理学的主要内容,临床心理学便逐渐走向成熟。

(三)国内发展

在实践服务方面,国内心理卫生运动逐渐发展过渡到更广泛的社会心理服务层面。1930 年代,在国际心理卫生运动的影响下,吴南轩等掀开了轰轰烈烈的中国心理卫生运动序幕,后成立中国心理卫生协会,推动和开展心理卫生宣传和实践。自 1980 至 1990 年代起开展的心理治疗与咨询的专业培训,为后来中国咨询与临床心理学领域培养了大批专业人才,成为全国各地医院和高校咨询与临床心理学建设与发展的重要推动力量。2004 年,中国心理学会临床与咨询心理学专业委员会正式成立,后建立了"中国心理学会临床与咨询心理学专业机构与专业人员注册系统"。2013 年 5 月 1 日,我国第一部《中华人民共和国精神卫生法》(简称《精神卫生法》)正式实施,自此心理咨询和心理治疗进入国家法律,更加强调专业化、职业化和规范化的发展,加强了伦理、督导师队伍建设。2014 年 7 月,中国心理学会批准成立临床心理学注册工作委员会,继续推动心理治疗与心理咨询工作规范化、专业化建设。中国心理咨询与治疗研究从以往单纯重视理论和流派技术转入兼顾伦理与实务督导的发展阶段,在心理健康服务的大背景下,从业者应当致力于社会心理服务,提升助人专业性与使命感。

党的十八大以来,我国卫生健康事业取得显著成绩,医疗卫生服务水平大幅提高,但各类慢性病、精神卫生、职业健康等问题仍然不容忽视。《健康中国行动(2019—2030年)》提出,要建立健全健康教育体系,引导群众建立正确健康观,形成有利于健康的生活方式、生态环境和社会环境,促进以治病为中心向以健康为中心转变。从个人、家庭、社会和政府四个层面开展多项主要行动,包括健康知识普及、合理膳食、全民健身、控烟、心理健康促进、健康环境促进、妇幼健康促进、老年健康促进等,切实提高人民身心健康水平。其中,在心理健康促进行动中,特别提出要建立精神卫生医疗机构、社区康复机构及社会组织、家庭相互衔接的精神障碍社区康复服务体系,建立和完善心理健康教育、心理热线服务、心理评估、心理咨询、心理治疗、精神科治疗等衔接合作的心理危机干预和心理援助服务模式,促进各类临床医务人员掌握心理健康知识和技能,并应用于临床诊疗活动中。

此外,为响应党的十九大提出的"加强社会心理服务体系建设"的要求,2018年发布了《全国社会心理服务体系建设试点工作方案》。在心理健康服务融入社会治理体系方面,强调要搭建基层心理服务平台,完善教育系统心理服务网络,建立健全心理援助服务平台,健全心理健康科普宣传网络,规范发展社会心理服务机构,提升医疗机构心理健康服务能力。在社区、高等院校、各党政机关和企事业单位都要普遍设立心理咨询室,100%精神专科医院设立心理门诊,40%二级以上综合医院开设心理门诊。培育发展一批社会心理服务专业机构,为大众提供专业化、规范化的心理健康服务。利用各种资源,建立24小时公益心理援助平台,组建心理危机干预队伍,以建立健全全方位多模式的社会心理服务网络,加快实施健康中国战略,促进公民的身心健康。

三、临床心理学在当代的发展及未来展望

(一)当代发展

临床心理学是一门交叉学科,具有传统学科所不具备的优势。同时,临床心理学也是一门在不断流动和发展的学科。虽然临床心理学保留了其将心理学原则应用于个人问题的基本原则,但它寻求实现这一原则的方法和专业框架正在发生变化。因此发展速度很快,而且领域不断扩展、体系日益完善,从事该学科的人员规模也在不断发展壮大。

在学科建设和发展方面,变态心理学研究采用的认知心理学模式,对复杂的心理紊乱(如精神分裂症、抑郁症、焦虑症等)提出了许多重要的解释,在心理学理论研究和具体临床实践之间搭建起了桥梁。然而,临床心理学所关注的不仅是异常的心理过程,而且要进一步探究在这个过程中发生了什么,以及对其他心理过程和社会功能等产生的影响。近年来,健康心理学的兴起与发展为临床心理学的发展进步提供了新的可能。作为心理学的另一重要分支,其主要任务是运用心理学知识和健康促进的手段维护人们的身心健康,提高社会适应能力,在预防不良行为与各种疾病发生中发挥着特殊功能。后来逐渐发展出行为矫正和双向反馈技术等,也推动了行为医学和行为健康专业的进一步发展。

(二)未来展望

随着经济社会的进步以及人们对心理学日益多元的需求,临床心理学逐渐表现出其重要的作用和地位。作为一门应用学科,临床心理学应当以减轻痛苦、提高健康水平、保障人们健康的生活为出发点。其实践需要丰富的知识和科学的态度,以多种多样的方法去解决日益增加且多样化的问题。

心理学的各个分支学科都处在不断的发展变化之中,临床心理学也是如此。在目前已经建立起的较为完善的体系之上,未来的临床心理学还会涉及更广泛的领域:

(1)神经心理学:临床心理学与生物医学、脑成像技术相结合的新领域会越来越吸引学者的注意,对疾病的治疗也会更多地从神经生理机制出发去探讨。

(2)健康心理学:临床心理学在医学上的体现将不仅只关注生理指标,同时也关注患者的心理康复,这将有力地带动临床心理学的研究和发展。

(3)计算机辅助心理治疗:20世纪以来计算机技术的迅速发展和广泛应用,对心理学的发展产生了一定的推动作用。在临床心理评估方面,如自动分析解释测验结果、代替纸笔测验、短时间内了解被试的心理特征等。同时,也催生了计算机自适应测验、虚拟现实(VR)辅助心理治疗、远程网络心理治疗等新形式的发展。

临床心理学的未来发展应本着包容并蓄、求同存异的理念,不断接收来自不同领域的合理知识,建构和丰富学科的理论模型,以多种多样的方法解决日益增加的心理问题,从而更好地适应社会现实和未来发展的需要。

第二节　临床心理学与相关学科的关系

临床心理学是植根于心理学的沃土,更具体地来说是应用心理学的沃土,聚焦于"人"的问题的一门应用心理学科,同时也使临床心理学与心理学其他分支学科产生密切的关系,但又不完全一致,因此希望通过与其他相关学科的对比,我们可以更好地呈现和赋予临床心理学独有的特征。相关的主要学科有医学心理学、精神病学、咨询心理学、心身医学、行为医学、异常心理学、健康心理学、认知心理学、神经心理学等。

一、医学心理学

医学心理学(medical psychology)是医学和心理学相结合的学科,这门学科是将心理学的理论和技术应用于医学领域,研究心理因素在人类健康和疾病及其相互转化过程中的作用及规律的一门科学。医学心理学是医学和心理学相结合的新型交叉学科,但不同的学者对两个学科的关系有不同观点,有学者认为临床心理学是医学心理学中最大的临床学科分支,属于应用心理学范畴,但在某些专著中医学心理学与临床心理学的内容很接近,可将两者视为相似学科。

在研究范围中,医学心理学更倾向于研究病理与心理相互影响的过程,即研究心理因素在患者的疾病发病成因,以及后期诊断、治疗过程中的作用。医学心理学工作者能够在临床中从生物—心理—社会层面更加全面地认识疾病与健康,能够在心理行为理论的指导下更好地进行医疗过程;而临床心理学则是运用心理学的知识和原理,通过心理咨询和心理治疗指导和帮助来访的病人的过程,重视引起疾病的个体、家庭和社会因素。在两个学科相互完善补充的过程中,过去那种"见病不见人"的现象及服务模式也在逐渐改变。

二、精神病学

精神病学(psychiatry)是临床医学的一个重要分支,主要研究精神障碍的病因、发病机理、临床表现和疾病发展规律以及预防、诊断、治疗和康复等有关问题。在实际的临床过程中,临床心理学家需要掌握各种精神障碍的诊断知识和技巧,在精神障碍的诊断过程中,同样需要注重心理因素在患者的疾病产生发展过程中的作用。在两者的发展过程中不断相互补充,来形成一种更为完善的治疗体系。但究其内在,两者仍有很大程度的不同。

首先,精神病学和心理学的学科领域有很大不同,精神病学起源于临床医学,培养的是精神科医生,主要面向精神疾病病人,而临床心理学起源于心理学,培养的是临床心理治疗师。

其次,两个学科的治疗方法有较大不同,精神病学主要采用药物治疗和物理治疗,而临床心理学主要采用心理干预和心理治疗的方式。在临床中,精神科医生拥有处方权,可以进行体格检查,进行脑电图的扫描和脑成像的解释和研究,而临床心理治疗师一般没有处方权,对患者进行的是治疗层面和发展层面的帮助。在临床中,对精神疾病患者的治疗中将药物治疗和心理治疗结合起来使其治疗效果最大化的做法也比较常见。

三、咨询心理学

咨询心理学(counseling psychology)是研究心理咨询的本质、理论、内容、过程、形式、方法的科学,是应用心理学的一个重要分支。其理论基础和应用实践的过程中存在很多相似点,两个学科的从业人员在培养过程中成长路径会有交叉,例如他们都会学习各种心理问题和精神障碍,但其职业领域各有侧重点。虽然在国内经常把临床心理学和咨询心理学合称为临床与咨询心理学,但两者仍有一些区别。

首先,两个学科的治疗目标不同。临床心理学针对的是存在着一定精神疾患、神经症或者人格障碍的群体,它的核心工作点是治疗,通过诊断和评估,临床心理治疗师能够确定患者疾病的严重程度以及他们认为可以帮助患者过上正常生活的可能性,关注症状。咨询心理学所针对的对象是存在着短期或长期心理问题的群体,咨询一词说的即是通过与咨询师的交流和理解来处理问题,咨询涉及的是精神健康的个体追求的发展性目标,关注来访者所处的文化背景对其心理问题的影响,关注心理适应,咨询过程主要是教育性的。

其次,这两个学科的学科领域和性质不同。在美国,咨询心理学属于教育学;心理治疗则属于精神医学或者是临床心理学,临床心理学正在借助认知神经科学的手段向准自然科学迈进。因此,从某些程度上,他们所属的学科领域是不同的。

在我国,心理问题的治疗最早是在医院发展起来的,并且我国在 2013 年颁布的《中华人民共和国精神卫生法》中规定"心理治疗活动应当在医疗机构内开展",在医疗机构外进行心理治疗活动的人员将给予处罚。这也是我国在法律规定上对这两个学科进行的区分。

四、心身医学

心身医学(psychosomatic medicine)主要指研究心身疾病的病因、病理、临床表现和预防以及诊治的学科,为疾病的多因素发病机制提供理论依据。心身医学是一门新兴的医学与心理学的交叉学科。1922 年,Felix Deutsch 提出了"心身医学"这个称谓。我国 1982 年版的《中华医学会精神病分类(1981)》首次将"心身疾病"纳入其中,经过近些年的发展,我国已经形成了日渐成熟的心身医学分类与诊断的标准,并且也形成了形式多样的诊疗模式。

与临床心理学相似的是,在诊疗过程中,两者都考虑疾病的心理学因素。但两者也有很大不同,心身医学是精神病学中的一个特殊领域,其从业者长于处理复杂的共患精神疾病和普通医学疾病的患者、躯体形式障碍或功能性障碍的患者等,这也反映出心身医学存在于精神病学和普通医学的交接地带,主要处理心身疾病,以药物治疗为主。相比之下,临床心理学则根本属于心理学科,主要处理心理疾病,以心理治疗为主,在临床中也常采用心理治疗和药物治疗结合的方式,提高治愈率。

五、行为医学

行为医学(behavioral medicine)指的是行为科学与医学科学和实践,Matarazzo 用这个术语来指代广泛的跨学科科学调查、教育和实践领域,涉及健康、疾病和相关生理障碍。1973 年,首次由美国的生物学家 Brik 提出。研究表明,人类的行为方式、习惯、心理因素会导致一些疾病的发生,这也正是行为医学诞生的原因,它促进了现代医学的完善,在保障和促进人类的健康方面发挥着愈来愈大的作用。行为医学自诞生以来,与一些交叉学科如精神医学、脑科学、心理学联系越来越密切,使得相关研究领域都得到了迅速的发展。

从行为医学角度讲,心理健康是健康的灵魂,行为健康是健康的基石。有学者认为,行为医学是临床心理学中最令人鼓舞的一个发展趋势,它属于临床心理学新开创的特殊领域,在这个领域中,临床心理医生与医务工作者一起通过改变患者的不良行为模式,来预防和治疗其疾病。行为医学的知识有助于帮助人们更深入地理解心理与行为的关系。因此,从整体来说,行为医学和临床心理学可以看成是相关学科。

六、异常心理学

异常心理学(abnormal psychology)又称变态心理学、病理心理学,是运用心理学原理和方法研究异常心理现象发生、发展和变化规律,并能探讨其机制的一门学科,对于临床工作者认识心理障碍的本质有非常重要的意义。有的学者认为临床心理学所涉及的疾病包含临床上常见的心理障碍、心理疾病和与心理因素有关的躯体疾病,因此异常心理学属于临床心理学的一个分支学科,但也有学者认为,医学心理学中包含了异常心理学的内容,因此异常心理学属于医学心理学的分支学科之一。这个学科最重要和最中心的问题就是研究什么是异常。

临床心理学和异常心理学有一定的区别,其中,异常心理学强调研究异常心理及其病理症状,较少地强调对于疾病的治疗方面,而临床心理学强调对患者评估诊断,并根据诊断结果对个体进行治疗,更多地强调评估和治疗。

七、健康心理学

健康心理学(health psychology)是心理学新的分支之一,致力于探讨心理因素在人们维持健康、生病及病后反应中的影响,健康心理学既要研究这些问题,又要开始干预工作,以帮助人们保持健康,战胜疾病,关注的是人在一生中关于健康与疾病的所有方面,关注疾病防治中的心理学问题。在健康心理学中同样关注生物—心理—社会模式的作用。进入20世纪以后,越来越多研究者相信心理和身体是相互联系的整体,心理学与人们的健康问题息息相关。

临床心理学和健康心理学虽然都关注疾病中的心理学问题,但不同于临床心理学,健康心理学更加关注身体疾病而非精神疾病,探讨疾病相关的心理学问题,保护人类的健康,如健康心理学会帮助人们更好地理解吸烟和戒烟背后的动机因素,以及帮助人们更好地理解行为。临床心理学主要针对有心理问题、精神障碍的患者进行心理治疗,而健康心理学的中心任务是探讨有关躯体疾病的心理学问题,着力于人类健康的维护,而不是疾病的治疗。在这一点上,健康心理学同中国传统医学所强调的"不治已病,治未病"和"防病于未然"的主张有相通之处。

第三节　临床心理学中的法律和伦理问题

一、临床心理工作中的法律问题

法律和伦理守则是规范心理咨询和心理治疗行为的基本依据。临床心理学的工作中会牵涉到法律和伦理问题，伦理与法律的主要区别在于：伦理回答什么是"应该"的，所以常说"什么事是合乎伦理要求的"；而法律往往回答什么是"不应该"的，所以常用"违反法律规定或法律标准"的词条。伦理是理性的权衡和判断，以选择一个更好的做法，而法律是一个底线的规定，什么事情是不能够做的，它就是一条红线，完全不能逾越。伦理是倡导性的，如果违反了伦理的准则，往往会采用谴责、批评的方式，而法律是强制性的、刚性的，法律要求做的必须做，法律禁止的绝对不能做，所以一旦触犯了法律红线，就要受到处罚和制裁。在实际临床和心理治疗工作中，更多依据的是伦理的要求和准则，然而法律的规定也需要明晰，因为如果游走在法律的红线周围，往往是危险的。

（一）心理咨询与心理治疗的界定

法律主要是从管理的角度对心理咨询、心理治疗、精神科临床医疗进行区分。在 2013 年《精神卫生法》出台后，国家卫健委颁布了《心理治疗规范》，它对心理治疗的定义是：应用心理学的原理和方法，由专业人员有计划地实施治疗疾病的技术。所以，它的服务对象是有疾病的患者。心理治疗人员通过与患者建立治疗关系与互动，积极影响患者，达到减轻痛苦、消除或减轻症状的目的，帮助患者健全人格、适应社会、促进康复。既有心理健康服务相关的内容，也有精神医学服务的内容。《中国心理学会临床与咨询心理学专业机构和专业人员注册标准》（2007）对心理咨询的界定是：在良好咨询关系的基础上，由经过专业训练的心理师运用咨询心理学的有关理论和技术，对有一般心理问题的求助者进行帮助的过程，以消除或缓解求助者的心理问题，促进其个体的良好适应和协调发展。

从理论上看，心理治疗和心理咨询的相似性非常多。心理治疗涵盖了心理咨询，尽管法律并未明确心理咨询和心理治疗的关系，但是《精神卫生法》把它们区分为两个不同的领域,从其服务人群、工作场所、处罚措施等综合判断,可以认为心理治疗的人员资质必须建立在能够从事心理咨询的基础之上,就是心理治疗可以涵盖心理咨询,但是心理咨询人员不能从事心理治疗,这是法律的明确规定。

(二)心理咨询与心理治疗的从业范围

心理咨询主要针对的是正常人群、针对情景性相关的问题,以问题导向为主,通常为短程的服务,就事论事解决特定心理问题。心理咨询有社会公益性,如《精神卫生法》要求相关的部门、团体、企事业单位和学校都要为其成员提供心理咨询服务,所以服务的场所可以是各类机构组织。《精神卫生法》第二十三条规定:"心理咨询人员不得从事心理治疗或者精神障碍的诊断、治疗。心理咨询人员发现接受咨询的人员可能患有精神障碍的,应当建议其到符合本法规定的医疗机构就诊。"这里明确了不能对精神障碍进行诊断治疗,这就要求心理咨询师具备对精神障碍的基本识别能力,知道哪些情况需要转介给医疗机构进行诊断治疗。

心理治疗是针对异常人群的心理干预,主要针对特质性的,也包括症状相关的问题,它以目标导向为主,可以是短程的,更多是长程的,属于临床技术服务,只能在医疗机构中开展。心理咨询是针对正常人群的心理服务,心理治疗是针对异常人群的心理干预。

所谓有法定的权利,就有法定的义务。精神科医生可以做心理治疗和心理咨询,权利比较大,但是精神科医生作出一个疾病的诊断之后,要做临床处置,临床处置带来的就是一系列的伦理责任,甚至包括民事法律责任等。心理咨询师不能做心理治疗,也不能作精神障碍的诊断和治疗,权利比较小,因而法律责任也小。如果心理咨询发生问题,更多的是伦理责任,在伦理上进行批评、谴责。关于精神医学服务和心理治疗,法律上禁止性的条款较多,其服务的限制较大。而对于心理咨询服务,法律上几乎没有什么禁止性条款,相对自由度比较大。

(三)心理咨询和心理治疗的从业机构

《精神卫生法》规定,心理治疗应当有专业技术资质、技术职称、技术标准、伦理要求和服务监管等要求。因为作为一种临床技术服务,要求比较高,只能在医疗机构中开展。《精神卫生法》对非医学类心理治疗人员的业务边界、心理治疗技术规范制定权做了规定。除了精神科医生以外,也允许一些应用心理学(临床心理学)专业的人员进入心理治疗队伍。由于心理治疗的技术规范要求由卫生行政部门制定,因此心理治疗的行业主管部门也就是卫生行政部门(第五十一条)。心理咨询人员从事心理治疗或者精神科诊治活动是违法的。从事心理治疗的人员如果在医疗机构以外开展心理治疗活动也是违法的。

法律中对人员资质管理、执业条件等内容未做具体规定,只明确了心理治疗的从业地点,心理治疗人员"必须"在医疗机构里开展工作,但是没有明确说心理咨询人员不可以在医疗机构中开展工作。

(四) 心理治疗活动的法律规定

在《精神卫生法》和相关法律中,对心理治疗活动有相应的规定。如《精神卫生法》明确规定,在精神卫生服务中,不仅是心理治疗,也包括在精神科临床治疗中,要保障精神障碍患者的基本权益——人格尊严、人身和财产安全;患者的教育、劳动、医疗以及从国家和社会获得物质帮助等合法权益受法律保护;患者具有隐私权;社会应当尊重、理解、关爱患者,不得歧视、侮辱和虐待患者,不得非法限制患者的人身自由,没有经过患者本人同意,如无特殊情况,不能将其限制在医疗机构内。监护人应当履行监护职责,禁止家庭暴力、禁止遗弃患者等。

包括心理治疗在内的精神障碍的诊疗遵循的基本原则:第一,由具备资质的机构、人员提供;第二,应以精神健康状况作为依据,不能以某患者是上访者为由做精神方面的检查;第三,应保护患者的安全、自主权和隐私权;第四,特殊的诊疗活动要按照严格的条件和程序实施,尤其是非自愿的诊疗,这些活动要有严格的条件和程序。

根据 2013 年国家卫健委颁布的《心理治疗规范》,心理治疗的对象是符合《国际疾病分类(第 10 版)》(ICD-10)诊断标准的患者。心理治疗的适应证主要有:神经症性;应激相关障碍及躯体形式障碍;心境(情感)障碍;伴有生理紊乱及躯体因素的行为综合征,如进食障碍、睡眠障碍、性功能障碍等;通常起病于儿童与少年期的行为与情绪障碍;成人人格与行为障碍;使用精神活性物质所致的精神和行为障碍;精神分裂症、分裂型障碍和妄想性障碍;心理发育障碍以及器质性精神障碍等。《心理治疗规范》认可的心理治疗操作技术有以下十三类:(1)支持性心理治疗与关系技术;(2)暗示—催眠技术;(3)解释性心理治疗;(4)人本心理治疗;(5)精神分析及心理动力学治疗;(6)行为治疗;(7)认知治疗;(8)家庭治疗;(9)危机干预;(10)团体心理治疗;(11)森田疗法;(12)道家认知治疗;(13)表达性艺术治疗。

法律所规范的"知情同意"主体是患者本人或当患者没有决策能力时的监护人。而"知情同意"的责任人是医疗机构及其医务人员,包括心理治疗师。需要告知的内容包括患者在诊断和治疗过程中享有的权利,治疗方案和方法、目的以及可能产生的后果。实验性的临床医疗不但要取得口头同意,还要有书面的同意,甚至还要有伦理委员会的批准。病历中患者的病情、治疗措施、用药情况、实施约束、隔离措施等内容,患者本人或监护人有权查阅、复制。当然,认为对其治疗产生不利影响时除外。

《精神卫生法》明确规定患者的姓名、肖像、住址、工作单位、病历资料以及其他可能推断出其身份的信息等是法定的个人隐私。当然,依法履行职责、需要公开的除外,如报病、司法鉴定等情形。不得限制患者的通讯和会见探访者的权利,不过在急性发病期或者为了避免妨碍治疗可以暂时性限制的除外。

在心理治疗中可能会遇到的一个难题——"性侵害"的问题,主要通过伦理来解决。我国1984年最高人民法院、最高人民检察院和公安部对《刑法》中关于强奸罪定罪量刑的司法解释规定:明知妇女是精神病患者或者痴呆(程度严重的)而与其发生性行为的,不管犯罪分子采取什么手段,一律以强奸罪论处,与间歇性精神病患者在未发病期间发生性行为,妇女本人同意的,不构成强奸罪。所以,下列行为既违反伦理规范,也可能触犯法律:与服务对象或曾经的服务对象的性接触、性猥亵等;心理治疗师与患者的性接触,只要患者是在精神障碍发病阶段,如双相障碍或者躁狂症,仍以强奸罪论处。

目前仍有一些与心理治疗相关法律问题有待进一步解决,尽管相关的法律行业内普遍重视协议的签订,但目前我国心理咨询与治疗的协议主要依据《民法典》《合同法》等法律进行规范,缺乏一部专门的法律或实施细则,在实践中略显捉襟见肘;心理咨询(治疗)关系的不当利用在我国仍处于伦理讨论阶段,尚未上升为法律层面,一旦有从业者做出类似行为并侵犯来访者合法权益亦无法可依;而心理咨询(治疗)相关记录保存、记忆修复等法律问题,仍然处在研究或讨论阶段。

二、临床心理工作中的伦理问题

心理咨询和心理治疗是心理咨询师和心理治疗师与来访者互动的过程，因此在心理咨询与治疗中不可避免地要涉及伦理道德问题。心理咨询和心理治疗伦理主要用于调节治疗关系，规范精神科医师、临床心理治疗师及心理服务执业者等的职业操作。专业伦理的制定可以更好地解决我国心理咨询和心理治疗中的矛盾，处理好来访者与心理工作者、心理行业以及整个社会的关系问题。专业伦理对心理咨询和心理治疗起着重要作用，一方面能提升心理治疗的效果，保障来访者和心理治疗师双方的权益；另一方面心理服务行业要想有所发展，离不开专业伦理的规范和指导。目前伦理建设相对滞后，资质良莠不齐，伦理意识比较淡薄，心理咨询师和治疗师在伦理意识建设上敏感性比较缺乏，在专业关系、知情同意及保密等专业伦理的具体实施上，不完全到位。另外，对双重或多重关系虽有明确的认知判断，但主观情感上却对大部分行为更加宽容，伦理意识有待提高。《精神卫生法》《中国心理学会临床与咨询心理学工作伦理守则》（以下简称《伦理守则》）第 1 版和第 2 版等是中国基本伦理规范和参考。在做心理咨询和心理治疗的过程中，需要对《精神卫生法》和《伦理守则》进行系统的掌握。

（一）临床心理学的基本原则

1. 善行原则　"善行"原则是指任何临床决策都应当以患者利益最大化为准则。要保障患者的权利，努力使其得到适当的服务并避免伤害。尤其是家属或患者的选择明显不利于患者本人时，要与其进行沟通。沟通的出发点就是要考虑患者利益最大化，以此为基本准则。当患者自主权和健康权发生冲突时，如果患者处于疾病状态，认识不到自己有病，而且此疾病又非常需要药物的控制和干预，需要有程序正义加以平衡。

2. 责任原则　"责任"指临床心理工作者应保持临床心理工作的专业水准，认清自己的专业、伦理及法律责任，维护专业信誉，并承担相应的社会责任。

3. 诚信原则　"诚信"指临床心理工作者在工作中应做到诚实守信，在临床实践、研究及发表、教学工作以及各类媒体的宣传推广中保持真实性。

4. 公平原则　"公正"是指临床心理工作者应公平、公正地对待专业相关工作及人员,采取谨慎的态度防止自己潜在的偏见、能力局限、技术限制等导致的不适当行为。传统上在保护患者个人利益方面,医生或家属多考虑其健康权而不考虑自主权,所以对公平的理解应该是以公平合理的态度对待每位患者、家属和公众的利益。

5. 尊重原则 "尊重"指临床心理工作者应尊重每位患者,尊重其隐私权、保密权和自主决定权。

6. 不伤害原则 "不伤害"主要体现为在治疗过程中不让患者身心受到伤害。医学伦理更多考虑的是身体方面的伤害,而临床心理工作中还要考虑到对患者心理方面的伤害。任何临床决策都应当避免对患者的伤害,包括当前的和永久的伤害,即关于心理治疗的副反应。

7. 自主原则 "自主"主要是指尊重患者的自我决定。患者拥有自愿的、不受外界干扰或免受不需要的干扰而做出个人选择的权利。患者的自我决定应当是绝对的,哪怕是一个处在急性发病期的重性精神病患者,临床上所谓"无自知力"的患者,从法律意义上来说其自我决定权也应当是绝对的。值得注意的是,即使患者自我决定的能力严重缺失甚至丧失,也应当从患者利益最大化出发,代替患者做决定。这种情况下一定要有严格的限制条件,如对患者病情、决策能力的判断,程序的设定等。

(二) 心理治疗中核心的伦理要求

在临床心理工作中,核心的伦理要求主要体现在以下方面:

1. 恰当的治疗关系 要尊重患者,尤其是人格尊严。如果临床心理工作者高高在上,会忽视患者的人格尊严,很可能贬损患者或者服务对象,导致其心理创伤。应按照专业的伦理规范,与服务对象建立良好的关系,把握治疗界限,鼓励其成长和发展,不能在治疗关系之外与服务对象发展或保持其他的人际关系或社会关系。在重视和谐关系的文化影响下,避免双重关系的专业伦理要求在国内发展艰难。赵静波等通过问卷调查的方法发现,国内目前从业者与来访者建立双重关系的现象普遍存在,对于咨询过程中是否能与来访者建立双重关系的伦理判断不清晰。所以,临床心理工作者需要建立恰当的治疗关系,增强伦理意识。多位学者建议要考虑我国重视和谐关系的社会文化因素,兼顾专业要求与人情法则。建立和维持弹性的心理咨询界限设置,利用既存的非专业关系对专业关系的促进作用,对无法避免的双重关系进行督导,重视知情同意在双重关系伦理中的重要作用,积极宣传心理咨询伦理等,是解决双重关系伦理困境的重要方向。

2. 知情同意 知情同意是指具有法律所要求的行为能力的来访者知晓接受心理咨询与治疗的相关信息,并自愿做出是否接受心理咨询与治疗的判断和行为。知情同意不仅是专业伦理的要求,更是法律赋予的职责。在临床实践中"自主"原则主要体现为知情同意。知情同意的规范使用,不仅能保护来访者的权益不受剥削,也可以维护从业者的安全和权益,更可以为良好专业关系的建立奠定基础。英国最近一项研究发现,在开始治疗之前如果治疗师没有很好地履行知情同意的义务,那么患者会更多报告治疗的不良反应,并对治疗师丧失信心。知情同意的形式主要为口头和书面。知情同意的内容主要涉及心理咨询师情况、心理咨询工作的设置、来访者的义务与权利、保密原则与保密突破以及心理教育五个方面。

3. 隐私权和保密性 未经服务对象许可,其个人隐私内容和范围均不得泄露,法律法规和专业伦理规范另有规定的除外。如在精神科,有些严重精神障碍患者可能存在伤害他人安全的风险,法律要求将其疾病的诊治情况上报相关管理部门。有些国家的法律还规定患者可能会伤害第三方时,临床心理工作者有警告的义务,如未尽义务,可能会负连带法律责任。保密是专业伦理的核心议题。在实际实施过程中,保密是一个较为复杂的专业伦理行为,从业者保密的伦理意识和行为不足,特别是在日常生活的谈论和学术场合中更容易出现违背保密原则的行为,需要专业训练和统一伦理规范。在危及生命安全时,咨询师需要突破保密限制,但是在保密不足与保密过度之间很难找到一个清晰明确的平衡点,这时接受督导、进行专业伦理培训和全程的知情同意也是应对保密伦理困境的良策。根据不同群体的特点,制定适用于不同群体的保密例外细则也是处理保密伦理困境的重要建议。

4. 专业的胜任力和专业责任 心理咨询师或心理治疗师应有恰当的资质和质量,根据自身知识技能和专业限定的范围,为不同的服务对象提供适宜而有效的专业服务,避免对其造成伤害。如果没有相应专业资质和能力,勉为其难地为患者提供心理健康服务,可能会对患者造成伤害。如果需要拓展新的业务领域,咨询师或治疗师也应当接受相应的专业培训和实践评估,如心理咨询师的评估。如果现有技能不能满足服务对象的需要,应当及时转介。

17

（三）临床心理工作中的伦理困境及伦理素养的提高

专业伦理作为临床心理工作的一种伦理规范，并不是万能的，只能作为一般伦理事件的参考，针对具体的伦理困境有其局限性。在治疗过程中要非常敏感地去发现伦理需求，洞察自身的生活经历、态度和专业知识对患者的影响，包括宗教信仰、政治信仰等；发现自身专业能力胜任范围，开展力所能及的工作；在整个治疗过程中能够对威胁伦理原则的行为或危险状况，即伦理冲突进行预判；收集相关信息，寻求适当的帮助以及运用其他专业技能，来解读并合理解决伦理冲突。伦理问题没有最好和唯一的答案，只是遵循伦理的原则为患者寻求更好的帮助。临床心理工作以伦理原则为先导，以法律为保障，解决伦理"两难"问题没有标准答案，力争当前"最合理的解决"。

在临床心理工作中，需要逐步提高伦理素养。伦理意识淡薄是当前心理行业执业者的一大诟病，很多时候临床心理工作者尚未意识到伦理困境的存在，将其作为一种普遍的问题进行处理，殊不知早已违反伦理要求，如治疗师为了快速解决问题将案例在督导或者研讨会中直接分享而未抹去来访者的个人基本信息，从事网络心理治疗的服务者在使用治疗平台时未做好私人和工作账号的区分从而引发双重关系或者信任困境的问题。道德敏感性是识别伦理问题的一个重要指标，提高道德敏感性可以帮助临床心理工作者对当前工作进程快速评估、研判和作出决定；保持价值中立尤为重要，可以避免临床心理工作者对有问题的患者掷以偏见或歧视，同时可以帮助临床心理工作者客观、多视角地进行伦理决策；临床督导是心理治疗中提升专业胜任力、支撑专业发展的主要手段，是伦理有效实践的重要组成部分；共同决策作为一种新型决策模式，主要应用于医疗领域，也适用于临床心理服务。临床心理服务工作因其特殊性和复杂性，针对某些症状发作、日常功能受损的患者，增加共同决策可成为维护患者权益的不二选择。

第四节 临床心理学人才培养

一、临床心理工作者资格与执业

2013 年国家卫健委颁布的《心理治疗规范》规定:精神科(助理)执业医师在接受了规范化的心理治疗培训后,可以从事心理治疗工作;通过卫生专业技术资格考试,取得专业技术资格的卫生技术人员,包括护士等卫生专业技术人员,也可以从事心理治疗工作,其教育背景可以是医学的,也可以是心理学的。2015 年以前,只有心理治疗师中级职称的全国考试,2015 年开始把初级职称考试纳入卫生专业技术职称考试范围内。从此,专门从事心理治疗的心理学人员有了一个晋升职称的通路,可以预见今后会有越来越多的应用心理学专业技术人员加入心理治疗队伍中。当然,这还远远不能满足临床需求,在医疗机构里从事这项工作的最好既有精神科医生和临床心理学家,还有康复治疗师、音乐治疗师等。

我国心理咨询与治疗的培训以非学历教育的短期培训为主,能进行系统的专业训练的高校很少,存在整体专业水平不高、理论学习不系统、临床实践和督导时间不够等问题。高等教育为主体的专业化学历培训一直是发达国家培训心理服务人才的最主要途径。2017 年 11 月,心理咨询师资格考试取消,也正是为了符合心理咨询与心理治疗人才培养的新需求才做出的决定。

临床心理工作的专业成长通常包括学历教育、培训、临床实践、个人体验和督导等,这些也是促进个体自我成长很重要的途径。通过这些学习、实践和体验,不仅能促进个体理论知识的提升、技术技巧的提升,还能促进个体人格的完善。

临床心理治疗师不是天生的,培养极为重要。内在心理品质与生俱来,但是知识、技术和能力可以经过学习和培训掌握。所以,关于临床心理人员的资格的讨论焦点集中在胜任力。Rodolfa 和 Kaslow 等提出的"胜任力发展的立方体模型"最具影响力,该模型从专业人员发展的维度描述了两大胜任力领域:基础性胜任力领域和功能性胜任力领域。

基础性胜任力是专业服务的基础,也是专业人员以后获得功能性胜任力的基础,包括:①反思性实践/自我评估,指在自身能力范围内开展专业实践、终身学习的实践,进行反思和自我评估的能力;②科学知识与方法,指理解研究和研究方法,尊重经科学方法获得的知识和技术等;③关系建立,指有效地与个体与组织/团体建立关系的能力;④伦理、法律标准及政策议题,指伦理概念的应用,对专业活动中有关的法律议题的觉察;⑤个体与文化多样性,指在与不同的个体与组织/团体一起工作中保持觉察和敏感性,这些个体与组织/团体体现了不同的文化、个人背景及特性;⑥跨专业合作,指对相关学科的关键问题和概念的理解,与相关专业人士合作、互动的能力;⑦专业性,包括诚信、行为适当、富有责任感、关心他人福祉,以及专业认同。

功能性胜任力是专业服务所必需的知识、技能与价值观,包括:①评估/诊断个案概念化,即对个体与组织/团体的相关问题的评估和诊断;②干预,旨在减轻个体与组织/团体的痛苦,以及促进其健康和福祉的干预;③会商,指能够根据服务对象的需求和目标,提供专业指导或专业援助;④研究/评价,指开展立足于专业知识的研究,可评价不同专业活动的有效性;⑤督导/教学,指专业知识基础的督导与训练以及教学;⑥管理/执行,指有效管理心理健康服务,执行卫生组织、项目和机构的任务;⑦推广,指专业人员在系统内支持服务对象及其家属,同时推广专业服务本身。

中国心理学会临床与咨询心理学专业机构和专业人员注册系统,通过专家研讨形成我国心理咨询师与治疗师的核心胜任力,包括专业态度与行为、伦理与法律,临床知识与技能,科学与研究,关系建立,多元文化及中国文化,个案管理等 6 个领域。①专业态度与行为、伦理与法律:指专业价值观和态度;敏感性与自我觉察、自我反思能力;对临床与咨询心理学专业伦理以及相关法律的遵守。②临床知识与技能:指评估/诊断/个案概念化;制定咨询/治疗方案;执行咨询/治疗方案;会商。③科学与研究:指对专业理论与实践的科学思考及反思能力;对专业研究成果的循证实践。④关系建立:指与服务对象、家属或照料者、同事或同行、专科医生,以及其他专业人士建立专业关系的能力;与服务对象所属的组织/团体(如学习或工作单位)以及其他专业服务资源(包括个体与组织/团体)建立关系的能力。⑤多元文化及中国文化:指觉察、理解及尊重个别差异与文化多样性;在专业活动中考虑中国文化因素。⑥个案管理:指对跨领域服务系统的熟悉;协调其他专业服务资源(包括个体与组织/团体),以使服务对象更好获益。

二、临床心理工作者的个人成长

心理咨询和心理治疗是富有挑战的特殊的助人职业,在实际助人工作中不可避免地将自己卷入整个咨询活动中去。所以,做好心理咨询工作一个重要的前提就是心理咨询师能获得良好的内部、外部成长。有些临床心理工作者由于未获得或未关注个人成长,可能导致在助人过程中,不仅不能很好地帮助患者解决问题,甚至使患者造成二次伤害,并使自己出现职业枯竭。

良好的个人成长,可以预防临床心理工作者的职业枯竭,可以获得清晰的自我意识,也为患者践行心理治疗理念做出表率。通过个人成长,临床心理工作者可以处理好自身的未完成事件。临床心理工作者通过自我探索获得个人成长是必经之路。

临床心理工作者必须高度认识到个人成长对职业生涯、个人成就的重要意义,并致力于掌握科学方式,通过最佳途径,有目的地、分步骤地实现个人成长。结合科特勒对心理咨询和心理治疗从业者的建议,临床心理工作者个人成长的途径有以下几个方面:

(一)个人体验

个人体验咨询指心理咨询和治疗师本人找到适合自己的心理咨询师并在对方的跟踪下开展长期的、固定的心理咨询。心理咨询/治疗师为来访者提供心理帮助服务,其本人首先就要体验咨询,即心理治疗师首先变成来访者,在另一个心理治疗师的帮助下,体验心理咨询给自己带来的变化。在体验咨询的过程中,心理治疗师客观地了解自己,发现自己的长处与弊端,进而在自己的咨询过程中做到扬长避短,更好地为来访者提供服务。在个人体验中,才能真正体会来访者的恐惧、快乐和忧虑。如果亲自体验到心理咨询的有益效果,就会有助于自己相信心理咨询的力量。

(二)参加成长小组

成长小组是团体心理咨询师通过团体咨询进行个人成长的途径。成长小组与个人体验咨询的最大不同是,成长小组是由多个成员组成一个有着类似任务的团体,通过团体活动、互相分享的方法来实现个人成长。成长小组中最宝贵的资源不再只是某一个心理咨询师(或督导)的方法、经验,而是小组成员之间的互动。组内成员是彼此最好的资源。通过组内成员的互动,清晰地看到日常人际中的自己的互动模式,并且在这个过程中安全地尝试新的互动模式。组内成员都是独特的个体,每个人都有自己独特的资源。组内成员可以互为"镜子",从组内成员身上看到不同的思维品质、看待问题的角度。再次,组内成员在不批评、不指责的氛围内,以陪伴、支持的方式帮助每一个组内成员探索自己,以此看到更全面、更深入、更客观的自我层面。

(三)自我反思与自我指导

心理咨询师应该不断沉思、分析和反省自我,不断内观自己的动机、情绪、欲望和行为。如果心理咨询师不能通过专业技巧处理好自己的问题,就很难将咨询的技巧、态度迁移到来访者身上。如果心理咨询师打不开自身心灵的门窗,就很难帮助来访者打开他们心灵的门窗。如果自己不敢正视自己,也无法帮助来访者正视自身的问题。对于学习保持满腔热忱的最好方法,是遵循自己对世界天生的好奇心。带着对世界和人的好奇心,通过线上线下各种资源加强自学和自我指导,并不断自我反思,才能真正开始教导自己。

(四)拓展生命间接经验

从重要他人的阅历、生命中获得间接体验,也是心理咨询师成长的重要途径之一。心理咨询师在陪伴身边重要他人生活中的一些关键时刻,都可能使自己产生顿悟。而这些顿悟往往都将成为心理咨询师个人成长的宝贵材料和丰富的资源。另外一种重要的间接自我成长方式是通过文学、作品、艺术、咨询案例等作品拓展自己的生命体验。要熟悉相关领域的文献,如心理学、社会学、精神病学、教育学、哲学、人类学等,这些学科都是与人息息相关的。心理咨询师的知识应尽可能丰富、全面,这样有助于来访者信任你,因为你的来访者是变化的,咨询师拥有更丰富的知识才能适应不断变化的世界和问题。当然,丰富的知识储备也能缓解咨询师的焦虑,降低无能感,丰富自己的价值观。

(五)督导与再学习

伯纳德认为,督导是由一个高资历的专业人员对同专业内下级或初级人员提供的一种干预。重视督导与再学习是心理咨询师个人成长非常关键的途径。心理咨询师的个人成长离不开长期、稳定的督导和再学习,定期的督导和再学习不仅有利于心理咨询师的个人成长,也能提高咨询效果,并防止问题的进一步发生。在心理咨询师的个人成长过程中,即使是非常优秀的心理咨询师,也会在实际工作中碰到内心冲突或棘手的案例。如果自己单独无法胜任,最好的方式就是寻求专业的督导帮助。在实际咨询工作中要不断学习,积累咨询经验,注意对咨询经验的总结和提升。勇于面对失败的咨询,并从中学习到经验。

心理咨询师在个人成长过程中,不仅要重视咨询技能、理论知识、经验技巧,还要努力定好个人成长的目标。在实际工作中,心理咨询师要通过各种途径加强自身成长,尤其要重视个人在哲学层次上的成长,这种生命体验对心理咨询师的日常咨询有着不可忽略的、潜移默化的影响。因此,心理咨询师应重视个人成长,并在实际咨询中为来访者提供优质、高效的服务,最终促进来访者的终极成长。

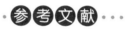

参考文献

［1］ 王晶,魏欣. 构建临床心理学对社会心理问题预防干预模式［J］. 学理论,2013(14):84－85.

［2］ Trull T J, Ebner-Priemer U W, Brown W C, et al. Clinical psychology［M］. The Guilford Press,2012.

［3］ 梁颖. 临床心理学的产生、发展与现状［J］. 学理论,2012(2):41－42.

［4］ 俞国良,张亚利. 临床心理学对心理健康问题的研究［J］. 黑龙江高教研究,2021,39(2):136－140.

［5］ 陈青萍. 现代临床心理学［M］. 北京:中国社会科学出版社,2004:187.

［6］ 秦力维. 莱特纳·威特默的临床心理学研究概论［J］. 理论建设,2017(2):54－57.

［7］ 李祚. 临床心理学非医学化的发展路径［J］. 辽宁中医药大学学报,2011,13(9):24－25.

［8］ 龚耀先. 临床心理学的过去与现在［J］. 中国临床心理学杂志,1993,1(1):2－7.

［9］ 钱铭怡. 紧贴时代脉搏引领专业方向——20年来《中国心理卫生杂志》与心理治疗和心理咨询领域工作的进展［J］. 中国心理卫生杂志,2007,21(4):211.

［10］ 王东美,钱铭怡,樊富珉,等. 中国临床与咨询心理学百年发展简史(1921—2021)［J］. 中国临床心理学杂志,2022,30(2):454－460.

［11］ 国家卫生健康委. 健康中国行动(2019—2030年)［Z］. 2019.

［12］ 国家卫生健康委,中央政法委. 全国社会心理服务体系建设试点工作方案［Z］. 2018.

［13］ Zouch S. Role and Distinctions in Counseling Psychology and Clinical Psychology［J］. Clinical and Experimental Psychology,2020,7(7):262.

［14］ 邢强. 临床心理学发展概述［J］. 国外社会科学,2001(3):34－38.

［15］ 姚树桥,杨彦春. 医学心理学［M］. 6版. 北京:人民卫生出版社,2013.

[16] 李占江.临床心理学[M].北京:人民卫生出版社,2014.

[17] Zouch S. Role and distinctions in counseling psychology and clinical psychology[J]. Clinical and Experimental Psychology, 2021,7(7):1.

[18] 松原达哉.咨询心理学[M].张天舒,译.北京:机械工业出版社,2015.

[19] 袁勇贵.中国心身医学诊疗模式何去何从?[J].心理学通讯,2021,4(4):200－204.

[20] Trull T J, Ebner-Priemer U W, Brown W C, et al. Clinical psychology[M]. The Guilford Press, 2012.

[21] 杨志寅.行为医学在医学中的重要价值[J].济宁医学院学报,2018,41(1):1－4.

[22] 张理义,严进,刘超.临床心理学[M].3版.北京:人民军医出版社,2012.

[23] 谢利·泰勒.健康心理学[M].朱熊兆,唐秋萍,蚁金瑶,译.北京:中国人民大学出版社, 2012.

[24] 张伯华,孔军辉,杨振宁.健康心理学[M].济南:山东人民出版社,2010.

[25] 姚斌.高校心理咨询的界限:法律与伦理的维度[J].思想理论教育,2018(5):89－94.

[26] 张演善,张小远.英国心理咨询与治疗中法律问题评价[J].医学与哲学,2015,36(6A): 84－87.

[27] 谢斌.心理治疗的法律与伦理[J].四川精神卫生,2016,29(6):556－560.

[28] 黄伟东.构建和谐医患关系的探讨[J].中国医学伦理学,2006,19(5):39－41.

[29] 李静妍,唐正华,叶萌,等.心理治疗的伦理问题与对策[J].医学与哲学,2021,42(24): 21－24.

[30] 孙也龙.精神障碍患者的预先指示权与自愿治疗[J].中国心理卫生杂志,2013,27(4): 249－251.

[31] 李晶晶.十二年心理咨询与治疗专业伦理研究综述[J].科教导刊,2019(16):168－169.

[32] 王铭,江光荣,闫玉朋,等.我国心理咨询师与治疗师职业资格认证办法[J].中国心理卫 生杂志,2015,29(7):503－509.

[33] Rodolfa E, Bent R, Eisman E, et al. A cube model for competency development: implications for psychology educators and regulators[J]. Professional Psychology: Research and Practice, 2005,36(4):347－354.

[34] Kaslow N J, Dunn S E, Smith C O. Competencies for psychologists in academic health centers(AHCs)[J]. Journal of Clinical Psychology in Medical Settings, 2008,15(1): 18－27.

[35] Kaslow N J, Grus C L, Campbell L F, et al. Competency assessment toolkit for professional psychology[J]. Training and Education in Professional Psychology, 2009, 3(4S):S27－S45.

[36] [美]伯纳德,古德伊尔.临床心理督导纲要[M].王择青,刘稚颖,等译.北京:中国轻工 业出版社,2005.

[37] [美]科特勒.心理治疗师之路[M].林石南,等译.北京:中国轻工业出版社,2011.

[38] 谢金.高校心理咨询师个人成长研究[J].吕梁教育学院学报,2016,33(1):3－6.

第二章 临床心理学研究方法

　　临床心理学是一门既经典又新兴的学科。从 1879 年，德国人冯特建立第一个心理学实验室以来，心理学的科学研究已经有了接近 150 年的历史。随着技术的发展，我们通过采集多维度数据来研究人类心理、行为和相关疾病的能力大大发展。丰富的评估方式、精细的大脑特征成像和深入的遗传信息分析为临床心理学研究的发展不断注入活力。本章将首先回顾科学研究的本质、思维方式，重点探讨如何建立可靠的科学假说，再从遗传学和脑成像研究两个角度介绍临床心理学研究的新兴进展，后半部分将介绍临床多元统计分析方法和国内外重要相关研究。

第一节 临床心理学研究的科学问题

一、科学研究的本质和价值

　　科学是产生关于世界的知识的系统过程，临床心理学也不例外。科学有三个重要方面：科学的目标、科学的关键价值以及科学知识产生的最佳方式。本节我们将逐一介绍。

（一）科学的目标

　　科学有四个基本目标——描述、理解、预测和控制。

　　1. 描述　描述是科学的第一个目标，它具有四个方面的重要内涵。首先，它试图定义要研究的现象。其次，描述也用于区分密切相关的现象，以确保我们研究的内容。再者，我们需要在研究中记录和实验相关或者其他有意思的现象。最后，科学研究需要描述研究现象之间的联系。

　　2. 理解　科学研究中的"理解"意为确定现象发生的原因。例如，一旦发现数次观察到的现象不一致，研究者就需要知道为什么会存在不一致，又是什么原因造成了不一致。"理解"的核心就是要解释因果,要解释因果,我们就需要遵守以下几条规则——第一条规则是协变:假设的原因必须始终与结果相联系或相关;第二条规则是时间先后:在检验假设期间,假设的原因必须在结果之前;第三条规则是不得存在替代解释:假设的原因必须是假设检验期间存在的唯一可能原因。

3. 预测 我们对现象的原因以及它们之间的关系的理解,最终必须能够预测事件。科学预测有两种形式:一种形式是对事件的预测,例如,利用既往研究生入学考试的分数和学业成绩之间观察到的关系来预测学生第一年的实际成绩;第二种形式是从理论中推导出进一步的研究假设,例如,一种理论认为人们使用他们已经存储在记忆中的信息来理解、组织和记住新信息。Bransford 等人基于这一理论预测:当人们被赋予上下文时,他们将能够更好地理解和记住新的口头、图片和书面信息,尤其是模棱两可的信息。他们进行的实验证实了他们的假设,从而支持了该理论。这个进一步假设推导和检验的过程,对于科学知识的增长尤为重要。

4. 控制 作为科学的目标,"控制"力求利用知识来影响现象。因此,许多领域的从业者使用心理学的原理来影响人类的心理过程和行为。这样的控制行为促生了一系列伦理和道德讨论。我们应该使用什么手段? 在什么情况下这样的行为是可取的? 自从 20 世纪 60 年代 Carl Rogers 和 B. F. Skinner 首次提出这些问题以来,科学家就一直在讨论这些问题。然而,这些问题没有简单的答案。目前,心理学尤其是临床心理学的所有领域都要求学生参加职业道德教育,以免不当控制的发生。然而,正如 Beins 所指出的,即使心理学家同意控制是适当的,他们这样做的能力也是有限的。

(二)科学的核心价值

要达到可用于描述、理解、预测和控制世界的知识这一目标,科学需要恰当的方法来实现。在实现过程中产生了科学的价值体系,它反映了一群人在实现其目标时反映出的特征。现代西方科学倾向于重视导致有效知识产生的四个特征:科学应该基于实证、被不断怀疑、具备试探性并充分公开。这些价值观反映在科学家开展工作的方式中。当我们考虑这些价值观时,请牢记这些观念是理想化的——尽管我们应该始终努力实现它们。科学家也是人,人性偶尔会导致我们达不到理想状态。

1. **实证性** 实证主义原则认为,所有关于什么构成知识的决定都是基于客观证据,而不是意识或抽象逻辑;当证据与意识发生冲突时,应以证据为准。实证主义原则还认为,所有证据都必须是客观的。为了客观,必须最小化误差,这其中包括意外产生的误差。

2. **怀疑性** 怀疑主义原则意味着研究者应该始终质疑他们对某个问题的认识是否恰当。我们应该积极提出如下问题:是否有证据支持这一理论或原则? 这个证据有多好? 收集证据的研究是否进行得当? 证据是否齐全? 研究人员是否忽略了任何证据或未能收集到与该主题相关的某些证据? 提出这些问题的目的不是要为难或者吓唬进行研究的人,而是要确保描述知识的理论尽可能完整和正确。

3. **试探性** 对于研究者而言,知识是试探性的,可能随着新证据的出现而改变。如果出现新的证据,今天认为正确的原则明天可能会被认为是错误的。这一原则直接源于前两个原则:我们不断检查证据(怀疑主义),我们将新的、有效的证据优先于理论(实证主义)本身。例如,科学家们曾经认为人类大脑中的 1 000 亿个神经元在出生时就已固定,新细胞不会生长,但 Kempermann 和 Gage 提供了相反的有力证据。这些发现最初引起了极大的争议,但神经发生贯穿整个生命周期的观点已得到广泛接受。令人兴奋的新研究正在探索促进神经发生的环境因素,例如物理和心理锻炼,以及这些知识的临床应用,例如卒中、抑郁症或其他疾病造成的脑损伤的修复。

4. **公开性** 最后,科学应当充分公开。科学家们不仅要公开他们在研究中的发现,还应当公开他们如何进行研究。这一原则具有三个有益效果:首先,公开进行研究让人们可以使用研究结果;其次,它让科学家通过检查研究如何进行来检查他人研究的有效性,这也就是为何科学期刊中的研究报告需要有详细的方法学部分;最后,它允许其他科学家复制或重复研究,以验证研究结果。即使研究设计再严密,所有心理学研究的结果都依然受到随机误差的影响。

(三)科学知识产生的方式

前文中描述的目标和价值观所呈现的图景代表了科学的本质和如何进行的主流观点。在科学研究过程,逐渐产生的一组关于科学本质的信念被称为认识论。前文已经提到,现代西方科学中占主导地位的认识论是逻辑实证主义。逻辑实证主义认为,知识最好通过实证观察、严格控制的实验和数据的逻辑分析来产生。它认为,科学家和研究者必须是对自然无私的观察者,他们在情感上远离所研究的内容或对象,他们为自己的知识创造知识,而不关心知识是否有用或如何使用。科学,尤其是心理学、行为学和社会学的另一种相对应观点是人文主义。人文主义认识论认为:科学应该产生为人服务的知识,而不仅仅是为了知识本身;人们应当在自然环境中进行研究而不是在实验室中被孤立。

了解这些不同的认识论很重要。首先,研究者当中有一些人持人文主义认识论(虽然有时我们并不这么评价自己),他们难免质疑如今进行的大量心理学研究是否对人真正有益。尽管如此,由于逻辑实证主义占主导地位,我们应该了解它的优点和缺点,并能够解释由它产生的研究结果。事实上,这两种研究认识论都有用,且相辅相成。其次,你的认识论决定了你认为哪些理论是有效的、什么样的研究问题很重要、进行研究的最佳方式是什么以及对数据的正确解释的看法。医学家、心理学家和社会科学家在认识论观点上差异很大,这种分歧并不容易解决。个人认识论与文化、个性和个人背景密切相关,因此个人研究者倾向于将自己的认识论视为唯一有效的认识论。最后,我们应当认识到人文主义认识论在心理学研究中发挥着越来越重要的作用。人文主义认识论在女权主义理论和批判种族理论中占有重要地位;这两种观点都批评了心理和行为科学研究的有效性。例如,理论家质疑是否应该孤立地考虑多种身份类别,例如种族/民族、性别、社会阶层和性取向,就像行为科学研究中经常出现的情况一样。相反,这些理论家提出,需要更复杂的研究方法来理解这些类别的交叉性如何影响社会行为。

二、科学问题的提出和解决

在做好了以上准备之后,我们终于可以尝试提出自己的科学问题,并加以研究和解决,并最终展现给整个科学世界。我们还将在下一章节中详细介绍如何提出自己的科学问题,并合理地建立假设;而科学问题的解决和展现,本章节只做简单介绍,期望更多的细节能在读者的学习工作过程中逐渐丰满。

(一)提出科学问题

提出科学问题是获得新知识的核心和前提,临床心理学研究亦然。首先,我们的问题必须来源于经验和实际证据，研究者必须能够通过观察来回答它们。如果我们开始漫无边际地思考关于人类思想、心理和行为的各种问题，那问题的可能性几乎是无穷无尽的。尽管多年来我们对于人类精神世界的了解已经大大增加，但未知仍然占绝大部分。在临床心理学研究实践中，科学问题的本质往往是一个变量和另一个变量的联系，甚至是一个变量对另一个变量的影响和它们之间的因果关系。例如，我们可能会问，睡眠剥夺是否会导致记忆障碍，药物是否会改善自闭症儿童，墙壁的颜色是否会影响工人的生产效率，或者电视上的暴力是否会导致儿童攻击性行为。更多的情况下，我们的问题可能只是询问两个变量之间是否相关。例如，我们可能会问孩子的智力是否与父母的智力有关，每周学习的时间是否与大学生的平均成绩有关，个人的吸引力是否与某人帮助她的可能性有关，或者一个人的性格是否与他患心血管疾病的可能性有关。

（二）解决科学问题

解决科学问题可以是研究方法，也可以是非实验方法。实验方法用于回答"因果"，而非实验方法则用于回答"关系"。实验方法使研究者能够控制环境并操纵感兴趣的变量。例如，为了评估睡眠剥夺是否会导致记忆障碍，研究者将决定谁被剥夺睡眠、何时被剥夺睡眠、被剥夺睡眠的时间以及被剥夺睡眠的位置。研究者将决定使用哪种类型的记忆测试，被试何时接受记忆测试，如何接受记忆测试，以及在哪里接受记忆测试。这种广泛存在的控制是实验方法的标志，使研究人员能够得出强而有力的因果结论。

当研究问题不允许如此控制或涉及伦理问题时，通常需要非实验方法。比如，要了解人格与心血管健康的关系。研究者显然无法控制或操纵人格，但他们却可以测量人的性格和心血管健康因素，并确定二者是否存在关系。假设有关系，再进一步尝试回答这是否意味着性格导致心血管疾病。非实验方法的一个限制是研究人员可以得出变量之间存在关系的结论，但不能得出一个变量导致另一个变量变化的结论。

（三）报告问题

在研究、分析、解释并向科学界展示我们的数据之后，科学过程还需要明确以下的问题：研究者如何明确观察是否支持研究假设？研究者如何得出本质上不是主观的结论？研究人员如何保持客观，以使其他研究人员同意该结论？数学原理提供了客观性。因此,研究者需要将数学原理和统计学谨慎应用于我们收集的数据,以帮助得出其他科学家会同意的结论。描述性统计提供了描述和总结数据的方法,以便数据可以揭示我们研究问题的答案。然后,推论统计通常用于确定看到的模式是否可靠,而不仅仅是出于偶然。

在研究得出结论后,研究者必须与科学界分享结果。结果的分享可以通过不同形式、不同级别和不同场合进行。对于临床心理学研究来说,在科学会议上展示海报、参与口头交流或者发表演讲是最常见的形式。常见的方式还有在期刊或书籍中发表研究和报告,这不限于已经获得学位的研究生,任何学生都有机会参与。事实上,大多数科学会议也会有专门为学生指定的机会,并设置相关奖项,鼓励研究生们积极参与科研活动并报告自己的成果。

提出科学问题、解决科学问题和报告研究成果贯穿整个研究过程,缺一不可。这三项基本能力也是研究生培养的重中之重。我们将研究过程中的步骤总结于表中。总的来说,科学为可靠知识的获得提供了基本框架。这些方法从知道如何提出有效的研究问题开始。制定问题后,必须以有效和可靠的方式定义、观察和测量变量。研究人员必须意识到许多未测量的变量会影响参与者的行为并混淆对观察结果的解释,意识到这些无关变量会导致决定使用特定的研究方法来减少它们的影响。在一些研究中,研究人员可以进行真正的实验并施加高水平的控制,而在其他研究中,研究人员必须求助于非实验方法。所有方法都涉及观察和解释数据。统计数据提供了一种客观分析数据并得出结论的工具,然后通过演示文稿和出版物公开结论。

表 2-1 临床心理学研究思维流程

具体步骤及内容	
1. 思考心理学哪个领域对你最有吸引力	9. 最终敲定研究流程
2. 在该领域进行文献调研	10. 获得知情同意
3. 形成明确而可测试的科学假说	11. 收集可观察的实验信息
4. 决定研究对象是谁	12. 用描述统计描述数据
5. 决定最合适的研究方法	13. 用可推论统计得到结论
6. 考虑避免外部干扰因素的方法	14. 考虑研究的意义和影响
7. 考虑伦理学问题	15. 向科学社区展现成果
8. 提交伦理申请,获得伦理审批	

三、建立科学假设

（一）建立假设结构，小心"假设"陷阱

如前所述，科学问题或者理论的本质经常是由变量之间关系的陈述组成。术语"变量"是指可以具有多个值的任何事物或概念。变量可以是具体的形式，例如物体的大小，也可以是抽象的概念，例如个性。抽象概念称为假设结构，是临床心理学研究中常见的模式。假设构造通过发明术语，用于指代无法直接观察到的变量。这些术语和概念很有用，我们可以将观察心理过程、特征和行为归因于它们。

例如，人格特质是一个假设结构，它不能直接观察到，但它却概括人类一些具有一致性的行为模式。可以直接观察到这些行为包括刻薄的言论、使用身体和语言的胁迫、表达对他人痛苦的快乐等等。因此，心理学家发明了"敌意"这个词，表示导致这些行为的人内心的任何事物（与环境因素相反）。然而，由于我们无法直接观察敌意，只能观察到敌意的行为，所以我们假设敌意存在。Kimble 指出，科学家必须小心避免在使用假设结构时可能出现的两个陷阱。第一个是具体化，将假设的构造视为真实的东西，而不是作为实体或过程的方便术语，其存在只是假设的，不一定是确定的。如果按照以下方式思考，极易得到谬误："字典中有的词，就必须存在相应的物理或心理对象，而科学的主要任务是发现这些语言给定的先验意义。这种愚蠢的假设会导致人们错误地试图确定动机、智力、个性和认知'到底是什么'。"

第二个陷阱与第一个有关。因为假设结构可能并不真正存在，它们不能为行为提供解释："如果有人说一个人有幻觉，并因此回避社会，生活在自己的世界中，有极其不寻常的联想，而对想象中的灾难毫无感情反应，这都是因为他患有精神分裂症。那么，我们必须理解'因为'在这里被误用了。症状学定义了精神分裂症，但我们不能把症状或者假设结构作为患病的病因。"

（二）持续改进假设

假设结构能否被持续使用取决于其有用性。当一个构造不再有用时，应被修改或被丢弃。例如，20 世纪 70 年代有一个热门研究主题是"对成功的恐惧"，这在当时被认为是一种阻碍人们取得成功和做大事的性格特征，因为具有这种性格特质的人倾向于认为成功会产生负面影响。然而，各类研究均无

法证实对成功的恐惧是一种人格特质,所以整个议题的研究就戛然而止。

另一个假设改进的方面是改进假设的内部结构和维度。理论中使用的假设结构可以是简单的,也可以是复杂的。简单的结构只由单一成分构成,并且被称为是一维的;复杂结构由两个或多个独立成分组成,称为多维结构。让我们通过"领导风格"研究来理解两种结构。Fiedler 的权变理论将领导风格视为一维结构:人们的领导风格沿单一维度变化。维度的一端是任务导向型的领导者,他们主要关心的是完成工作。在维度的另一端是关系导向的领导者,他们主要关心的是保持小组成员之间的良好关系。这意味着一个人可以在任务动机或关系动机上得分高,但不能同时在两者上得分高。要在一种形式的动机上得分高,一个人必须在另一种形式上得分低,这两种风格是相互排斥的。相反,俄亥俄州立大学的领导理论则将任务动机和关系动机视为领导风格的独立维度。由于俄亥俄州立大学理论中的这种多维性,一个人可以在一个维度上得分高而在另一个维度上得分低,但一个人也可以被概念化为同时在两个维度上都高或都低。

这些关于领导风格构建的维度数量的不同观点影响了如何进行领导力研究以及如何进行领导力培训。例如,对俄亥俄州立大学理论的研究要求领导者被归为四个类别之一,而 Fiedler 的理论只需要两个类别。在进行领导力培训时,领导风格二维论的追随者旨在培养领导者在两个维度上都取得高分;然而,一维观点的拥护者认为不可能同时在两个维度上都获得高分。实践中,这两种结构假设其实难以区分高下,却促进了更多问题和假设的诞生与研究。

随后,Carver 提出了多维构造的一个子类别,他称之为多面构造。多面构造的各个方面是相关的,因此有时会忽略各个方面之间的区别,并将构造视为一维的。但是将这些结构视为一维的可能会导致解释研究结果出现错误。例如,研究心脏疾病和 A 型行为模式之间的关系。A 型结构包括竞争力、敌意、急躁和工作投入。由人们在这四个方面的得分组成的 A 型行为总体指数与心脏病发作的相关性为 0.14。然而,竞争力和敌意的平均相关性分别为 0.20 和 0.16,而急躁和工作投入的平均相关性仅为 0.09 和 0.03。如果研究者只查看整体相关性,我们无法知道这一点。这种情况类似于四个学生在一个小组项目中工作,但只有两个人完成大部分工作。因为结果被视为小组的产品,所以教师不知道各个小组成员的相对贡献。

（三）建立假设的实际操作

我们将用下图总结建立假说的思维和工作流程,以帮助初入临床心理学研究世界的研究者建立起科学的思维流程(图 2 - 1)。

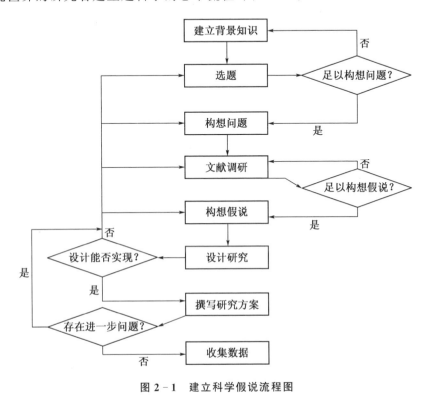

图 2 - 1　建立科学假说流程图

第二节　遗传研究与脑影像研究

随着新技术的发展和应用,遗传和脑影像研究已经成了临床心理学研究的重要角度,本节将就两者进行简明的介绍。

一、临床心理学遗传研究进展

许多精神心理疾病具有很高的遗传度,随着遗传研究的进展,这些疾病的遗传机制正变得越来越清晰。临床心理学从业者在研究和日常工作中都会面临一系列的遗传学问题:工作人员想明确遗传因素的风险从而指导临床;患者需要个体化的治疗方案,也迫切想知道将疾病遗传给后代的风险。有时,患者会通过互联网、DNA(脱氧核糖核酸)测试或者第三方检测机构将此类信息带给临床工作者,并期望获得专业解答。具备一定程度遗传学背景和专业知识,才能面对这些情况。

国际上,心理学和医学教育中遗传学知识是不可或缺的一部分。研究生医学教育认证委员会(accreditation council for graduate medical education,ACGME)指出,"在整个生命周期中显著影响身心发展的生物、遗传、心理、社会文化、经济、种族、性别、宗教、性取向和家庭因素"都应该纳入相关专业研究生和住院医师培训的内容中。美国精神病学和神经病学委员会(American board of psychiatry and neurology,ABPN)在其内容规范中也纳入了遗传学。

随着时间的推移和知识的积累,临床心理学实践中对遗传学知识的需求可能会增加。精神遗传组学联盟(psychiatric genomics consortium,PGC)和其他团体通过所做的工作已经发现了许多不同的基因与精神心理疾病以及相关的大脑和行为表型的关联。新的测序联盟、新的分析方法(如多基因风险评分和通路分析),越来越多地应用于研究,最终可能在临床上转化为诊治的核心。同时,药物基因组学测试为精准医学提供了基础,有望大大改善心理精神疾病的预后。

每个临床心理学研究生和工作者都应该对遗传信息的代际传递过程、生殖细胞产生和重组以及染色体上的遗传距离与由于连锁引起的统计关联有一个基本的了解。全基因组关联研究(genome-wide association studies,GWAS)和测序研究等方法中的应用正是基于以上这些重要原则的发展。对于希望跟上研究和文献前沿的研究者来说,对多种类型的RNA(核糖核酸)和转录因子的作用的新知识也很重要。

(一)家庭研究和遗传度

精神心理疾病的遗传性证据最早来自家庭、双胞胎和收养研究的收集,这些研究延伸到整个20世纪。这类证据对于精神分裂症、双相情感障碍、重度抑郁症、酗酒、反社会人格障碍和自闭症谱系障碍等疾病具有重要意义。

遗传度通常通过同卵双胞胎与双卵双胞胎的一致性率比较进行计算,也可以通过比较其他家庭关系来估计。相对风险(一般量化为 lambda)的概念同样重要,即与一般人群相比,某些具有特定疾病风险因素的个体的易感性增加的程度。例如,先证者一级亲属与普通人群个体之间关系的 lambda:精神分裂症约为 10,双相障碍 I 型为 8~10。需要强调的是,家族史、亲属中终生患病信息依旧是估计个体患病可能性的基础。对于大多数复杂疾病,包括主要的心理精神疾病,这些病史采集中不可忽略的信息仍然是诊断和治疗的重要参考要素。

(二) 常见变异

常见的基因变异,简称常见变异(其几率在普通人群中达 1%或更高),在精神心理疾病中起重要作用。单个常见变异可能对现实影响极小(相对风险约为 1.1,或携带者风险增加 10%),而罕见变异可能具有更大的影响。常见变异通常集合在一起发挥效应,精神心理疾病很可能是由数百甚至数千个基因中的变异组合引起的。这些影响精神心理的常见变异可能会广泛分布在普通人群中,只有当这些变异的数量和影响大小超过阈值时,个体才会受到影响。从另一角度来说,任何受影响的人的遗传谱(profile)可能与大多数其他受影响个体的遗传谱不同。也就是说,遗传本身也存在非常大的异质性。

GWAS 常被用来检测和衡量常见变异,目前的 GWAS 平台包括数千到数百万个单独的单核苷酸多态性(single nucleotide polymorphisms,SNPs)。测试每个 SNP 的病例和对照之间的变异频率差异,经过多重比较校正(目前公认的 GWAS 显著性阈值为 5×10^{-8}),就能解释这些常见变异和疾病之间的关系。这类研究需要非常大的样本量。最近一项 PGC 精神分裂症 GWAS 包括了 30 000 多例病例,并发现了 100 多个独立的 SNPs。

我们还可以使用已有的 GWAS 数据,并通过其他方式提高我们对精神心理疾病的理解。例如,疾病的常见变异遗传度可以通过全基因组复杂性状分析来定量。这种方法已经证明了多种精神心理疾病的存在大量共有的常见变异(例如,双相情感障碍和精神分裂症就有 70%重叠)。

(三) 多基因风险评分

在上述"常见变异,常见疾病"的基本认识指导下,多基因风险评分(polygenic risk score,PRS)同样是非常有潜力的研究方法。它将多个基因座的影响结合在一个风险评估中,再通过通路分析,就可以从总体上揭示这些遗传风险的病理生理意义。PRS 的发展和应用得益于从唾液或血液样本中提取 DNA 和相关测定技术的廉价化,目前单个样本的测定成本已经降低到 100

美元以下。通过全基因组数据,就可以计算出各种疾病 PRS。同时,样本和 DNA 信息只需要收集一次;如果有新的、更大样本和不同疾病 GWAS 结果公布,就可以进一步改善 PRS 的准确性,增加 PRS 可评估的内容。

就内涵而言,精神心理疾病的 PRS 为该疾病风险遗传变异的加权总和。PRS 可以从个体的 DNA 样本中计算出所有已识别风险变异的疾病的风险评分,并且本质上是对个体 DNA 中存在的风险变异数量的计数和加权。值得注意的是,风险预测不需要提供因果信息,并且可以容忍包含一些假阳性。

PRS 还可以通过应用于已知病例/对照状态的队列进行验证。如果发现 PRS 可以预测疾病,则可以将 PRS 应用于疾病状态未知的个体,评估这一个体的风险。理想情况下,在这个阶段,应该通过正式的临床试验和随访进一步验证 PRS 的实用性和可靠性。事实上,评估 PRS 的统计数据有很多,但它们通常相互关联,并不独立。更为遗憾是,作为 PRS 评估的基础,迄今为止,大多数 GWAS 都是在欧美血统的人群中进行的。因此,在其他族群中以这些数据作为基础,PRS 的预测准确性会明显降低。为了解决这一问题,研究者必须付出相当大的努力来增加全球各群体的样本收集。

事实上,即使以完美的准确度识别出所有遗传变异,PRS 的预测也不可能尽善尽美。这主要有两个原因:首先,遗传因素不是精神心理疾病的唯一风险因素,有太多的社会心理和环境因素参与了精神心理疾病的发病;其次,PRS 目前仅评估部分遗传数据的贡献(常见变异),没有包含全套的遗传信息。在实际应用中,研究者需要认真考虑结合其他因素是否有助于改善预测的准确性和可靠性。

(四) 罕见变异

根据定义,罕见变异存在于小于 1% 的人群中。虽然绝大多数罕见变体的影响很小,但一些罕见变体对精神心理疾病易感性的影响很大。最常见的有拷贝数变异(copy number variants,CNV),由此导致的相关疾病(例如 22q11 缺失综合征)表现出许多精神心理相关症状。染色体微阵列(chromosomal microarray,CMA)分析可以检测到 CNV,CMA 技术(连同脆性 X 测试)现在被广泛推荐作为评估和治疗自闭症谱系障碍的一线检测手段。

罕见的单核苷酸变异(rare single-nucleotide variants,SNV)也与自闭症、精神分裂症和双相情感障碍有关。与 CNV 不同,SNV 需要测序才能检测到。

测序可以针对特定基因、基因组的所有编码部分(外显子组)或全基因组。这些技术现在已成为评估神经发育障碍的重要诊断工具,它们最终可能会取代微阵列。CNVs 和 SNVs 都可能是从父母那里继承的,也可能是新生突变(不存在于父母中)。

罕见变异可能与 10%～30% 的自闭症谱系障碍和 3%～5% 的双相情感障碍和精神分裂症病例有关。如果存在,它们可能与特定的医学综合征有关;如果存在于父母中,它们也可能与兄弟姐妹患病风险增加有关。临床心理工作者应该意识到一些罕见变异所带来的巨大风险,知晓何时测试它们以及如何测试,同时清楚这些变异对精神心理疾病临床管理的影响。

(五)表观遗传和基因表达

尽管组成基因组的序列往往相当稳定,但基因本身的表达可能会随着年龄、性别、饮食、季节、一天中的时间、药物以及各种环境刺激而发生变化。表观遗传包括基因甲基化、组蛋白修饰以及影响基因表达的其他化学变化。这些影响可能会持续一生,在某些情况下甚至会遗传给下一代。外周组织(包括血液和唾液)中的基因表达,与脑基因表达常常平行,但也存在许多差异。我们还可以观察到从精神心理疾病患者组织(皮肤或血细胞)获得的培养细胞中的基因表达变化,为体外模型提供机会。

临床心理工作者应该意识到遗传变异和表观遗传变化之间的区别,了解这些变化与基因表达的关系,并能够评估利用基因表达的潜在生物标志物进行研究。表观遗传学是一种非常有用的工具,因为它可以帮助患者了解遗传和环境的相互作用,并趋利避害。

(六)药物遗传学和药物遗传组学

药物治疗的治疗反应和副作用均受遗传因素的调节。例如,美国食品和药物管理局(US food and drug administration,FDA)曾建议,对亚裔患者进行筛查,以寻找特定的人类白细胞抗原变异体,这种变异体可能导致服用卡马西平时发生 Stevens-Johnson 综合征的风险增加。同时,对氯氮平诱导的粒细胞缺乏症高风险人群的基因筛查可能很快就会成为可能。细胞色素 P450 (cytochrome P450,CYP450)酶系统影响包括抗抑郁药和抗精神病药在内的精神药物的代谢。FDA 的警告中提到了其中两种特定的酶:CYP2C19 慢代谢的患者不应每天接受超过 20 mg 的西酞普兰;CYP2D6 慢代谢者不应每天接受超过 10 mg 的伏硫西汀。

总的来说,药物基因组学测试的质量和效用正稳步提升。临床心理学工作者需要仔细考虑这些测试是否对患者有益,并回应患者对于个体化用药的需求和期待。

(七) 临床研究的伦理学问题

在 20 世纪初,对行为障碍家族性的观察研究导致一些科学家和社会理论家开展了所谓的"优生学运动",并最终自食其果、声名狼藉。优生学无疑是对人类进行社会控制的错误尝试,美国和欧洲竟然鼓励患有各种精神和发育状况的人自愿接受绝育。在随后三四十年代的纳粹统治下,优生学被用来为精神病院实施安乐死提供合理性,并造成了巨大的伦理学和人道灾难。

直至今日,社会上依旧存在关于遗传因素的诸多误解。患者可能会担心"如果疾病是遗传的,那我的孩子就会得病"或者"如果这是遗传病,那它就无法治疗"。这些误解和担忧,都为遗传歧视创造了土壤。个人遗传信息的社会使用充满了伦理问题和风险。自从对镰状细胞性状携带者(主要是美国非洲裔人群)实施限制性法规以来,非洲裔美国人就对遗传耻辱问题特别敏感。更有甚者,波士顿于 1968 年和 1975 年间,在新生儿中进行了 XYY 核型筛查。结果该研究数据表明 XYY 与反社会人格障碍之间存在关联,由于污名化和知情同意不充分,该计划最终被叫停。

伦理学在如今的临床心理学研究和工作中所占的地位越来越重要。所有从业者都应当对于试验设计、研究数据解读和临床工作中的伦理学风险持清醒的认识并保持敏感。

小 结

每个临床心理学工作者都需知道:遗传学的基本原理、基因在精神疾病及其治疗中的作用、环境影响基因表达的方式、使用遗传信息的伦理问题以及如何对患者和家属开展科普教育。今后的临床心理学遗传研究也不能限于将患者与健康对照进行比较,而应专注于"识别跨越表型诊断的生物学同质亚型"。验证此类生物标志物/基因定义的亚型将需要对个体患者进行大规模、合作的纵向研究,为强调"分层和分类"临床心理学和精神病学提供坚实的基础。遗传学的发展必将改变传统诊断的边界,并达到对于精神心理疾病精准诊治的最终目的。

二、内表型、脑与影像遗传学

影像遗传学是一种综合研究方法，它使用神经影像学和遗传学评估遗传变异对大脑功能和结构的影响。影像遗传学既是发现精神心理疾病风险基因的工具，也是一种用于表征受风险基因变异影响的神经系统的策略，以明确脑功能的量化改变。

遗传影像学的发展大致经过了以下几个时期：早期研究中，影像遗传学包括脑形态和单个候选基因的研究，例如儿茶酚甲基转移酶（catechol-O-methyltransferase，COMT）和脑源性神经营养因子（brain-derived neurotrophic factor，BDNF）等对于脑形态的影响研究。在前一章节中我们也谈到，GWAS在心理精神疾病中鉴定出功能未知的基因，例如 ZNF804A，影像遗传学则帮助寻找这些基因的生物学功能的线索。为克服小样本研究结果可重复性差的缺点，大型研究联盟如通过荟萃分析增强神经成像遗传学联盟（enhancing neuroimaging genetics through meta-analysis，ENIGMA）、心脏和衰老基因组流行病学研究队列（cohorts for heart and aging research in genomic epidemiology，CHARGE）以及欧洲青少年精神健康和风险行为调查研究（European research project investigating mental health and risk-taking behavior in teenagers，IMAGEN）等逐渐建立。在 GWAS 中，ENIGMA 联盟成功地鉴定了精神心理疾病基因组中的常见变异，部分研究结果在 CHARGE 和 IMAGEN 中得到了重复。遗传影像学的未来进展将有助于发现潜在基因并提供对精神心理疾病的机制在脑层面的解释。本章节将循着上述历史脉络，简明地介绍影像遗传学的主要成果和相关前沿。

（一）影像遗传学和精神心理疾病

影像遗传学使用神经影像学和遗传学来评估遗传变异对大脑功能和结构的影响。此处，脑功能和结构即所谓的"中间表型"或者"内表型"。一般认为，相较于精神心理疾病或者临床诊断，它们更接近生物的基因通路的底层。这些中间表型具备如下属性：①可遗传；②方便进行心理测量；③与一般人群中的疾病相关症状存在联系；④时间稳定性；⑤在患病家系的未致病亲属中表达上升；⑥呈家族集中趋势，并且对疾病有共同的遗传影响。遗传影像学的应用包含两个层次的概念：一是影像遗传学是发现风险基因的工具；二是影像遗学指向受遗传风险影响的脑结构及功能,可通过脑的变化为阐明潜在遗传风险指明方向。这两个概念有不同的假设,但检验的方法假设是相同的,均分析神经影像学数据和遗传风险之间的关系。

(二)候选基因分析

影像遗传学的早期研究包括脑形态与单个 SNP 之间的关联分析。这类研究的前提是该 SNP 的功能众所周知,并且大致明确了该 SNP 的功能和疾病的关系。其中,COMT 的 Val158Met 多态性、BDNF 的 Val66Met 多态性和(disrupted-in-schizophrenia 1,DISC1)的 Ser704Cys 多态性研究最为常见。

以 COMT 基因的相关研究为例,该基因是影像遗传学研究最常见的靶点之一。COMT 是一种主要的哺乳动物酶,参与儿茶酚胺的代谢降解。该代谢降解活动在 Val158 蛋白中高于 Met158 蛋白。COMT 基因的 Val158 基因型与低执行功能、低前额叶皮层生理反应和精神分裂症的风险有关。随着结构磁共振成像(structural magnetic resonance imaging,sMRI)和功能磁共振成像(functional magnetic resonance imaging,fMRI)的发展,多项研究发现,成人和儿童中 Val158 等位基因携带者海马灰质体积较小。而在精神分裂症中,Val158 等位基因携带者前扣带回的灰质密度较小。还有多项研究证明了,Val158Me 等位基因对背外侧前额叶皮层或额叶体积存在影响,但这些研究的结果方向并不一致。

与 COMT 不同,BDNF 广泛参与调节神经细胞可塑性,尤其是海马的可塑性。作为一种非常重要的分子,它几乎与所有的神经精神疾病有关。其 Val66Met 多态性在影像遗传学领域进行了较为深入的研究。有研究表明,Met66 与较差的情景记忆、海马激活异常和海马中 n-乙酰天冬氨酸降低相关。有超 20 项关联研究聚焦于 BDNF 的 Val66Met 多态性和海马体积之间的关系。荟萃分析发现,在健康对照、精神分裂症、双相情感障碍和重度抑郁症患者中,Val66Met 多态性与海马体积缩小相关。需要指出的是,这些研究的效应非常小(Cohen's d=0.13),并且存在发表偏倚。大脑灰质体积缩小也可能来自早年生活事件和遗传因素的相互作用,例如,有儿童期虐待的 Met携带者,可能扣带回体积较小。总的来说,BDNF 的 Met 等位基因携带者的大脑更容易受到损害。

（三）GWAS 揭示相关风险基因

影像遗传学可以明显促进对精神心理疾病遗传生物效应的理解。GWAS在精神心理疾病中,例如精神分裂症、双相情感障碍和重度抑郁症,已经开展了大量研究。最早的 GWAS 就报告了诸多与精神心理疾病有关的位点,例如 ZNF804A、神经颗粒蛋白(neurogranin,NRGN)和主要组织相容性复合体区域。然而,这些基因的生物学功能大多是未知的,所以影像遗传学被作为一种工具来明确这些基因对于大脑的影响。

例如 ZNF804A 基因中的 rs1344706 被发现时,仅仅发现其与精神分裂症相关,但生物学功能则完全未知。随着该 SNP 风险等位基因纯合子携带者在角回、海马旁回、后扣带回和内侧眶额回/直回等脑区被发现存在广泛灰质损害,其生物功能才逐渐被揭开。然而,另有研究则发现携带风险等位基因的精神分裂症,却出现海马灰质体积增大。NRGN 的 rs12807809 是 GWAS 通过精神分裂症研究发现的另一功能不明的风险基因。NRGN 在 Ca^{2+} - CaM 信号通路中发挥重要作用。例如,CaM 依赖蛋白的突触后激活与增强 N -甲基-D -天冬氨酸受体信号。在精神分裂症中,rs12807809 与前扣带回灰质体积减少相关,但依然有不同影响方向的报告。这些矛盾性的结果也说明,对于风险基因生物功能的追溯和解读需要谨慎。

（四）神经影像学的 GWAS

最近,一些使用神经影像学作为表型的 GWAS 出现在报道中。这些研究寻求新的遗传变异来解释精神心理疾病的风险和大脑的潜在改变和相关机制。与既往研究相比,这些研究样本量更大,阈值更严格($P<5.0\times10^{-8}$),所以也带来了更多更具参考价值的结果。现简单介绍重要研究如下。

在 GWAS 脑形态学的早期阶段,阿尔茨海默病神经影像学计划(Alzheimer's disease neuroimaging initiative,ADNI)在 1 000 个受试者中研究了超过 400 000 个 SNP 对于大脑结构的影响,其中包括健康对照、轻度认知障碍和阿尔茨海默病患者。就结果而言,这些研究未能确定新的基因。但这种阴性结果提示,由于每个基因的真实效应非常小,影像遗传学研究必须寻求更大的样本量。

为了解决这一难题,多个大型合作联盟已经建立并逐渐开展工作。上述的 ENIGMA、CHARGE 以及 IMAGEN 等也纷纷发表了相关结果。其中,

ENIGMA 利用来自全球 70 家机构,超过 12 826 个神经影像学数据,发现了位于 12q24.22 的 rs7294919 与海马体积相关;位于 12q14.3 的 rs10784502 与颅内容积有关。同时,研究人员还将继续探索皮层下体积和白质微结构与遗传因素的关系。

虽然研究的重点是心脏和衰老,但大脑形态的 GWAS 也是 CHARGE 的重要部分。CHARGE 重复了 ENIGMA 的部分结果,其中包括 12q14 和 12q24 的常见变异与海马体积的关系。IMAGEN 主要调研某些影响态度、思维方式、大脑活动模式和遗传特征对精神健康和青少年冒险行为的影响,但该项目尚未重复以上两个联盟的结果。

(五)多基因风险分在遗传影像学中的应用

前述章节已经提到,目前已经开发出了多种 PRS 的评估方式,基于成千上万的常见变异共同导致精神心理疾病发生的基本假设,PRS 和神经影像的结合应用存在广泛的前景。最近,已经有研究组完成了精神分裂症 PRS 与脑容量之间的关联分析。通过使用 PGC 病例对照数据计算的 PRS 发现,其风险评分与总脑体积和白质体积相关,但与灰质体积无关。精神分裂症的 PRS 与左侧颞上回体积相关。

小结与展望

从双胞胎研究开始,人类大脑的许多方面,包括灰质体积等,都被证明具有极高的遗传度。然而,这种稳定遗传的背后也存在着明显的局限性。例如,环境因素(例如药物)可能会改变许多脑指标。在精神心理疾病中常见的例子有双相情感障碍患者用锂盐治疗 4 周即可发现脑灰质体积的增加。首发精神分裂症患者使用氟哌啶醇治疗两年导致灰质体积显著减少,但接受奥氮平治疗的患者没有出现这种减少。即使在 MRI(磁共振成像)扫描前两小时施用单剂量的巴氯芬也会降低背侧前扣带回的灰质信号。在错综复杂的临床现实中,如何控制这些混杂因素,已经成了遗传影像学的重大挑战。

继续通过国际合作扩大样本量,同时应用新分析方法,是克服现实困难、检测遗传信息微小效应量的有效方法。同时,遗传影像学结合不同层次的生物学和组学研究,是揭示 GWAS 发现的大多数未知功能变异的可能方向。影像遗传学的未来进展将有助于阐明精神心理疾病的病理机制。

第三节　多元统计分析

"多元分析"或者"多元统计"适用于包括同时分析两个以上变量的所有统计。心理学中最常见的是双变量统计,例如 Pearson 相关和 t 检验已经广为人知。在常见的实验设计中,具有 3 个或更多干预组的方差分析(analysis of variance,ANOVA)也可被视为双变量设计。在这些分析中,因变量和自变量都只有一个。"多元分析"被定义为存在多个因变量或多个自变量,并导致一个结果的过程。事实上,现实世界中的大多数问题都是"多元"的。

一般而言,自变量是由研究人员控制的。通过这种控制,伴随着通过诸如随机分配受试者等手段来控制无关变量,人们可以将因变量和自变量之间的相关性解释为从独立(原因)到依赖的因果关系。在选择分析工具时,数据是通过实验还是观察方式收集的并不重要。可以使用 ANOVA 或回归分析(前者是后者的特例)分析来自实验设计的数据,并且无论采用哪种统计数据,结果都被解释为代表因果关系。同样,观察数据可以使用方差分析或回归分析进行分析,并且在任何一种情况下都不能明确地解释结果的因果关系。在一个阶段之内,这样的分析满足了心理学和医学上大多数分析的需求。

那么,为什么近年来心理学研究领域对于多元统计的兴趣激增? 首先,研究问题的复杂性在不断增加。临床心理学研究数据很多情况下是在受控条件下通过实验生成的,但这些研究问题非常繁复,以至于必须通过多元模型和多元统计来简化问题的复杂程度,并使用更少的变量来描述问题。在面对海量可能存在潜在共线性的数据时(例如百万级别的 SNPs 或者脑体素),进行数据缩减十分必要。又比如,在面对项目繁多的临床心理学评估量表时,研究者非常需要获得隐藏在几十或者上百个问题背后的潜在信息,对于研究对象进行体现"精华"的画像。在这些情况下,多元分析就是最佳选择之一。

另一方面,随着计算机处理性能的提升和多元分析软件的可用性大大提高,许多研究者现在可以通过以前只有极少数人使用的多元分析技术来尝试解决自己的研究问题。一些人认为多元分析可用于提供无关变量的统计控制,但在某些情况下,它可能是唯一合理的解决方案。有时实验控制是违反伦理准则的,或成本过高,又或者多中心数据的采集存在难以避免的差异,我们仍然希望在这些情况下能够提取一些真相。

本章节假设读者已经具有一定的统计学知识,对于大家较为熟悉的多元线性回归、logistics 回归等不再赘述。本章节仅简明地介绍几种常见的多元统计学分析方法的基本思路、特点和应用。

一、常见多元分析方法

(一) 多元方差分析

多元方差分析(multiple analysis of variance,MANOVA)是 ANOVA 的扩展。在 ANOVA 中,研究了单个因变量不同组均值之间的差异。MANOVA 中,因变量的数量增加到两个或更多。该假设涉及组均值向量的比较。MANOVA 具有一个或多个因子(每个因子具有两个或多个水平)和两个或多个因变量,其计算本身是 ANOVA 的一般线性模型方法的扩展。假设我们存在多个连续变量 Y(因变量)和一个或多个分类 X(自变量);当然,这种情况下也允许存在连续变量 X(协变量,此时转变为 MANCOVA,即多元协方差分析)。在心理学研究中,当存在多个因变量时,为防止多重比较谬误,alpha 的膨胀多采用 MANOVA。

例如,以一个跨文化模拟陪审团的研究为例。自变量 X 包括被告是否长得漂亮、性别、涉嫌犯罪的类型、被告的文化水平等。因变量 Y 则包括给定被告的刑期、罪行的严重程度以及模拟陪审团对于被告 12 项属性评级。在该研究的 MANOVA 模型中,因变量 Y 包括刑期长度、犯罪的严重性以及 12 个属性评级。对于在 MANOVA 上显著的每个效应(主效应或交互作用),研究者首先检查了单变量分析以确定哪些 Y 与该效应显著相关。对于那些显著的相关,研究者进行了后续分析,例如简单的交互分析和简单的主效应分析。对 MANOVA 结果的简要总结如下:女性受试者对入室盗窃罪的刑期较长,但仅限于被告是美国人时;吸引力与对美国入室盗窃者的从宽量刑有关,但与美国诈骗犯的严厉量刑有关;女陪审员对女被告的判决比对男被告的从宽;美国被告人的属性评分高于其他国被告人(令人兴奋、快乐、聪明、善于交际、强壮);与外表没有吸引力的被告人相比,外表有吸引力的往往更有利(有吸引力、冷静、令人兴奋、快乐、聪明、热情);与入室盗窃相比,诈骗犯的属性评价往往更高(有吸引力、冷静、令人兴奋、独立、聪明、善于交际、热情)。

可见,在因变量较多且复杂的情况下,MANOVA 分析对于各种属性和结果进行了有效的画像和总结,对于提取重要信息非常有效。

(二)主成分分析

主成分分析(principal component analysis,PCA)、独立成分分析(independent component analysis,ICA)、因子分析(factor analysis,FA),这类分析往往从一组数量较多的变量开始,这些变量通常相互关联。研究者希望将(大量)变量减少为较少数量的成分或因素,这些成分或因素可以捕获观察到变量中的大部分方差,以提取出感兴趣的信号。每个因素(或成分)被估计为观察变量的线性(加权)组合。研究者可以提取与变量一样多的因子,但通常它们中的大多数贡献很小,因此研究者往往尝试获取一些能够捕获大部分方差的因子(因子数小于变量数)。

以一项大学生中 45 项文化价值观调查为例。主成分分析产生了 7 个成分(每个成分是 45 个量表条目的线性组合),它们总共解释了 45 个项目中 51% 的方差。事实上,当成分数扩大到 45 时就解释了 100% 的方差,但 PCA 的目的是用相对较少的分量解释大部分方差。想象一个具有七个垂直(正交)轴的七维空间中的绘图,每个轴代表一个组件。对于每个变量,我们绘制一个表示其与每个组件负载(相关性)的点。PCA 通过旋转轴来使得每个轴更接近其中一个集群,并互相区分。

与 PCA 相比,ICA 不仅对变量进行去相关,而且还减少了高阶统计依赖性,试图使成分尽可能独立。换句话说,ICA 是一种在任何多元数据中找到线性但不仅是正交坐标系的方法。该坐标系的轴方向由原始数据的二阶和高阶统计确定。ICA 目标是执行线性变换,使结果变量在统计上尽可能相互独立。这样的特性使得 ICA 在心理学和脑研究中也较为常见。

FA 也是一种将许多变量中的数据浓缩成几个变量的方法。因此,有时也和 PCA 及 ICA 一起称为"降维",它使具有高相关性的变量分组。这种技术往往用作预处理步骤,在使用其他模型之前转换数据。当原始数据有太多变量时,常见统计分析的性能不会处于最佳水平,而数据的特定模式则更难找到。在复杂的心理学模型中,通过使用 FA,数据模式变得更少并且更易于使用,随后再通过其他的经典统计模型进行分析和处理是常见的思路。

FA 在测试研究对象结构的过程中也起着突出的作用。我们以 Patel 等人利用明尼苏达多相人格测试和对同性恋态度量表的研究为例。受试者取得了 21 个项目的分数,但通过 FA 发现了三个维度的因子。第一个因子,其中 13 个项目加载良好,似乎反映了回避行为(例如远离同性恋者,凝视表示不赞成接近,并警告同性恋者远离)。第二个因素(六项)反映了远距离的攻击性(写反同性恋涂鸦、损坏同性恋财产、拨打骚扰电话)。第三个因素(两项)反映了近距离攻击(身体战斗)。尽管有这三个因素的证据,但项目分析表明,该工具作为单一维度的衡量标准表现良好。除了两个项目外,项目总相关性都很好。

(三)结构方程模型

结构方程模型(structural equation modeling,SEM)是一种特殊形式的分层多元回归分析。研究人员制定了一个特定的因果模型,其中每个变量直接影响一个或多个其他变量,并通过其对干预变量发挥影响。不太复杂的模型仅使用单向路径(如果变量 X1 对变量 X2 有影响,变量 X2 不会对变量 X1 产生影响)并且仅包括直接测量的变量。这种分析称为路径分析。在路径分析中,获取路径系数,测量每条路径的强度(一个变量与另一个变量之间的每个因果或非因果联系),然后再评估模型与数据的拟合程度。箭头 e 表示误差方差(模型中未包含的变量的影响)。研究者可以比较两种不同的模型,并确定哪一种更适合数据。

SEM 可以包括潜变量(因素),潜变量不是直接测量的,而是从测量变量推断的结果。潜变量之间的关系被称为模型的结构部分(与测量部分相反,测量部分是潜在变量和测量变量之间的关系)。以 Greenwald 等人研究中的 SEM 为例,该研究目的是评估关于学生对教学评分的有效性。该分析表明,当学生预期在课堂上取得更好的成绩时,他们会减少在课堂上的工作量,并对课程和教师进行更积极的评价。工作量潜在变量的指标(测量变量)是关于学生在课程上花费了多少时间以及课程难度如何的问题。相对预期成绩(将评分课程的预期成绩与学生通常在其他课程中获得的成绩进行比较)是预期成绩潜在变量比绝对预期成绩更重要的指标。评估潜在变量由有关挑战的问题、如果学生重新学习是否会与同一位教师一起学习这门课程,以及关于教师和课程的理想特征的各种项目来表示。

二、其他多元统计分析方法

以下再简单地对其他几种多元分析方法的功能和基本原理进行介绍。

(一)多元判别分析

多元判别分析(multiple discriminant analysis,MDA)的目的是通过找到使研究变量之间的差异最大化的变量的线性组合来确定一组预测变量中样本的组成员资格。MDA 可以帮助研究者建立一个模型,并以最小的误差将对象分类到适当的群体中。MDA 将方程推导出为自变量的线性组合,它将最好地区分因变量中的集合成组。这种线性组合称为判别函数。分配给每个自变量的权重针对所有变量之间的相互关系进行了校正,其中权重又被称为判别系数。

MDA 的方程为:$F = \beta_0 + \beta_1 X_1 + \beta_2 X_2 + \cdots + \beta_p X_p + \varepsilon$。其中,F 为因变量线性组合形成的潜变量,$X_1, X_2, \cdots, X_p$ 为自变量,ε 为误差项,$\beta_0, \beta_1, \beta_2, \cdots, \beta_p$ 为判别系数。从其判别方程也可以看出,MDA 和其他多元分析方法,尤其是PCA 和 ICA 的基本思路有相似之处。

(二)典型相关分析

典型相关分析(canonical correlation analysis,CCA)研究的是两组变量之间的线性关系,是相关分析的多元扩展。在心理学研究中,CCA 用于两个目的:第一,数据缩减;第二,数据解释。研究者期望计算一组(p)中的变量与第二组(q)中的变量之间的所有相关性。但是当两组变量数量很大(p,q 很大)时,解释将非常困难。CCA 允许研究者将两组变量的关系总结为较少变量数的统计数据,同时保留其关系的主要方面。在某种程度上,CCA 的动机和目的与 PCA 非常相似。

由于 CCA 在揭示不同模式之间联合多变量关系的优势,它可以用来识别多种模态数据之间常见统计变化的来源,而无需任何特定形式或者方向的假设。这些特点使得它尤为适合脑科学应用。在实践中,CCA 主要作为单变量广义线性模型的替代品来连接不同的模态,因此是多模态数据融合的主要和强大的工具。多个 CCA 变体,包括核 CCA、约束 CCA、深度 CCA 和多集CCA,已经广泛应用于心理学和脑科学研究。CCA 也存在一定的问题,复杂的多变量公式和模糊的功能仍然是 CCA 及其变体被广泛应用的障碍。

（三）聚类分析

聚类分析（cluster analysis，CA）是一类用于将研究对象聚类为相关组的技术。在 CA 中，研究者往往没有关于任何对象的分类依据的先验信息。在进行聚类分析时，首先根据数据相似性将数据划分为组，然后再根据组的特性将相关标签分配给各个组。与分类分析相比，聚类的主要优势在于它可以适应变化，并有助于挑选出区分不同组的有用特征。CA 还可以用于检测异常值，并作为一种数据挖掘的手段，用来深入了解数据分布以观察每个组的特征。

双聚类（biclustering）是 CA 的扩展，是一种更有用的数据挖掘技术，允许在巨量或高维数据中进行分组检测。这类算法使用深度优先搜索术来探索数据矩阵，在预选列中识别具有同质性的子矩阵。子矩阵不需要涉及整个矩阵，因此，生成的分组可能只涉及样本的子集。这类算法的好处是同样可以容纳多模态数据，所以在心理学研究，尤其是囊括多个脑指标的研究中有广泛的应用。

小结与展望

在临床心理学研究中，多元分析具有显著的优势。由于它考虑了一个以上影响因变量变异性的自变量因素，因此得出的结论更加准确；同时，多元统计的分析的模型往往更接近真实世界的情况，为较为复杂的临床心理学研究提供了较好的模型拟合。

当然，多元统计分析也很复杂，涉及高等数学，往往需要统计程序来分析数据。研究者个人获得这些统计程序可能成本过高，而使用这些程序又往往需要进行一定的培训。多元分析的最大限制之一是其分析结果并不总是易于解释，数据背后的复杂结论通常需要结合深厚的临床心理学、生物医学和社会学知识才能进一步阐释。多元统计技术要给出有意义的结果，还需要大量数据样本；否则，由于高误差，结果将毫无意义。新的多元分析方法还将层出不穷，对于统计分析方法的选择应当贴合研究需求和现实，由研究者权衡利弊。

第四节 临床心理学经典研究分析

一、英国生物银行

基于人群的"生物库"研究是将遗传和流行病学因素联系到疾病风险的有效研究手段。英国生物银行(UK Biobank，UKB)是一项长期前瞻性队列研究，其中包括与广泛的表型采集、健康相关信息收集和遗传数据分析。该项目2018年在《自然》杂志上刊文并介绍第一主要阶段的主要成果。Bycroft 等人总结了整个队列的高分辨率遗传信息和表型数据。从 2006 年到 2010 年，该项目从英国各地的评估中心招募了约 500 000 名 40～69 岁的志愿者。这些参与者提供了详细的问卷，参与了详尽的体格检查并提供了生物样本。更为可贵的是，他们同意进行重复测量，并提供了个人健康记录。这类样本量巨大而细致的研究，使各类成人疾病的研究都成为可能。

(一)UKB 研究的设计和数据分析

UKB 的生物学样本和遗传信息通过美国应用生物系统公司(Applied Biosystems)和英国生物样本库(UK Biobank Axiom)阵列储存和分析，其包括825 927 个 SNPs 和插入/缺失变异。该阵列为全基因组覆盖进行了优化，以促进欧洲人群的插补，并包括一系列等位基因频率的编码变体，包括罕见和低频。为了生成基因分型和估算数据集，开发者还研制了几种新的计算方法，最终使得可测试变异的数量增加到约 9 600 万。该团队还开发了一种新的文件格式来改进数据压缩，从而促进数据集的分布。UKB 同时提供了他们完整的数据集和既有结果，以便其他研究人员访问和使用。

在神经影像领域，UKB 也有不俗的发现。Elliott 等人报告了第一批约10 000 名 UKB 参与者的脑成像数据，为神经影像和遗传学的联合分析提供了重要的信息。该团队对 3 144 种不同的大脑结构和功能测量值进行了GWAS，包括体积、病变大小以及大脑白质的连通性和微观结构。该团队报告了遗传变异和影像特征之间的 148 个关联集群，并表明其中许多特征是可遗传的。他们还观察到与神经退行性疾病、精神心理疾病和人格特征的遗传的相关性。

更值得注意的是,UKB 还对所有参与者的健康、经济、社会、心理和行为等方面的信息进行了全面的采集。这些数据与临床心理学和社会学研究密切相关,可以说对英国社会一个时期内的人群心理和行为特征进行了全面的扫描。更为重要的是,UKB 同样对这些信息进行了数据共享。从社会阶层、种族、工作到饮食和手机使用偏好,UKB 囊括了人类行为和社会生活的方方面面,带来了巨大的科研潜力和价值。例如,有团队对来自 UKB 的约 330 000 名参与者进行了一项无假设的全表型关联研究,以检查包括重度抑郁症、双相情感障碍、精神分裂症、多动症和自闭症在内的五种精神心理疾病和行为表型之间的关系。他们发现,这些疾病的 PRS 与 294 个表型相关,其中抑郁症和精神分裂症与心理健康因素的关联最为密切。更有意义的是,该研究团队还发现这些精神心理疾病的 PRS 与首次性生活年龄、躯体虐待、神经质评分、玩电脑游戏几率、取得学士学位和红细胞分布宽度等表型均关系密切。由于 UKB 的大量调查人群并非诊断精神心理疾病的患者,这项研究给相关遗传风险影响正常人群心理、行为和生活带来了大量新的发现。

(二)UKB 研究的展望

UKB 研究为今后的临床心理学研究的开展带来了许多经验和启示。此类大规模研究不仅需要明确的科学重点,同时也需要进行广泛的数据采集、储存和处理。项目本身往往需要简化管理,同时实现学术部门和管理部门之间的有效合作。令许多个体研究者难以企及的是,它采用工业化的方法收集和处理数据和样本,甚至进行了一定程度的基础设施建设。在项目推进过程中,它与主要资助者密切合作,建立了广泛的科学顾问网络,获得了高质量、务实的法律和道德建议,并通过积极公关获得了广泛的公众支持。这些条件均为 UKB 的最终开花结果打下了坚实的基础。目前,UKB 的数据资源正在促进来自世界各地的科学家的研究,他们希望研究生活方式、个人行为、环境和基因的结合如何导致不同的疾病,从而改善预防、诊断和治疗。

二、荟萃分析增强神经成像遗传学联盟

全面取得原始数据,并进行类似 UKB 的大型数据共享是进行临床心理学研究的理想状态。事实上这并非常态,大量独立的数据往往分散在不同的研究者和中心,数据共享在政策和安全上存在相当的障碍。ENIGMA 的组织

形式为此提供了另一选项。

（一）ENIGMA 的结构和工作模式

ENIGMA 由来自 43 个国家的 1 400 多名研究人类大脑的科学家组成。该联盟始于 2009 年，在不分享原始数据的基础上，ENIGMA 通过下发标准化数据处理和分析流程并进行多中心荟萃分析的模式，实现了大规模的神经影像学遗传研究。经过十多年的发展，ENIGMA 逐渐建立了超过 50 个工作组，汇集了全球范围内的研究数据、资源和专业知识，以回答神经、精神和心理疾病相关的基本问题。其中大约 30 个工作组专注于特定的精神和神经系统疾病；4 个工作组研究发育和衰老不同方面的问题；部分工作组则聚焦在跨诊断研究；部分工作组专注影像遗传学研究。目前有 12 个工作组建立了"多维度、大样本"的工作模式，以促进使用遗传和影像学数据分析时的协调管理工作。

ENIGMA 成立以来支持了 200 多项活跃的原创研究，其主要疾病的样本量如下：精神分裂症（4 474 例）、双相情感障碍（2 447 例）、重度抑郁症（2 148 例）、创伤后应激障碍（794 例）、物质滥用（2 140 例）、强迫症（1 905 例）、注意力缺陷/多动障碍（2 246 例）、自闭症谱系障碍（1 571 例）、癫痫（2 149 例）及 22q11.2 缺失综合征（474 例）。随着首批大规模研究的完成，ENIGMA 已经识别出了多种疾病中共有和不同的神经影像模式、风险因素和临床表型。此外，ENIGMA 的遗传研究现在正在分析来自 50 000 多人的影像和遗传学数据，已发现与大脑结构和功能最密切相关的遗传标记，或与各种疾病状况相关的成像衍生的神经生物学特征。

（二）ENIGMA 的主要贡献

ENIGMA 为精神心理病的研究做出了多项开创性贡献，包括：（1）表征了各种脑疾病的可靠的神经影像学特征；（2）实现了多中心临床评估的标准化；（3）应用超越病例/对照研究的分析方法，并进一步研究与疾病风险和治疗结果相关的特定遗传和环境特征或神经生物学标记。这些分析的大规模和包容性——就人群、样本量、协调中心的数量以及成像和遗传数据的多样性而言——有助于证明临床因素与大脑改变之间的密切关联，并有助于对患有脑疾病的患者进行分层。因此，ENIGMA 代表了全球范围内全人类同时进行的脑研究的稳健模式。由于样本量大、各中心数据处理流程一致性高并进行了荟萃分析，这也保证了效应大小的估计极为稳定，不受已发表文献的数据干扰和发表偏倚造成的误差。这些数据还为评估疾病异质性的重要来源提供了独特的机会,包括关键的遗传、环境、人口统计和社会心理因素。

ENIGMA 的"大样本、标准化和尊重隐私"的组织模式解决了困扰许多精神心理疾病领域可重复性的挑战。鉴于当前文献报道中充斥着基于小样本的研究和看似无限的方法自由,ENIGMA 的神经影像学方法受到了相当多的检查和规范化,构建数据存储库也为解决可重复性带来了帮助。然而,无论参与者是否愿意完全共享数据,ENIGMA 都提供了与不同专家团队合作的机会。在 ENIGMA 大脑偏侧优势性工作组的一项研究中,研究者检查了来自全球的 99 个 MRI 数据集(17 141 例)中的大脑不对称性。他们发现,正如预期的那样,研究结果的可重复性随着效应大小和样本量的增加而增加。

具体而言,在精神心理疾病的研究中,对于 $d \geqslant 0.6$ 的效应大小,即使样本量低至 15,重复率也高达 90%;而对于 $d < 0.2$ 的小效应,即使数据量高达500,要实现 70% 重复率也相当困难。ENIGMA 分析的数据集规模空前,提高了检测疾病及其调节因子影响的统计效能。ENIGMA 的精神分裂症的发现与日本 COCORO 研究和挪威人群 16 个队列研究密切相关。在所有三项研究中,精神分裂症患者的侧脑室、苍白球、壳核和尾状核增大,而海马、杏仁核、丘脑和伏隔核体积减小。同时,UKB 的 GWAS 研究能够在两个独立的皮层下体积重复 ENIGMA 的大部分发现。因此,ENIGMA 的国际化、多中心性质可能会促进具有代表性的发现,这些发现可能具有比 UKB 更广泛的普遍性。同时,更大、更多样化的样本是理解不同研究之间异质性的宝贵资源,并为神经影像学界面临的可重复性问题提供新的见解。

ENIGMA 还提供了改变数据使用方式的新机会。在当前的研究实践中,大量数据资源仍未得到充分利用,这些通常被称为"长尾"数据:各个实验室收集的数据集经过多年和资助周期积累,由于缺乏人员和时间来分析它,许多有价值的数据仍然处于休眠状态(并且未发表),并且随着研究包括比以前更大的样本,这种情况将会增加。通过 ENIGMA 在世界各地的实验室中利用这些"长尾"或"休眠"数据至少具有三个重要优势:首先,数据共享扩大了科学的范围,增加了小样本无法进行的分析机会。其次,数据共享自然会吸引来自不同学科的科学家,这是推进临床心理学研究的关键一步。最后,全球科学合作能协助建立和加强外交纽带,还可以在高收入国家和低收入国家之间建立联系,并逐步提高后者的能力。

ENIGMA 为多站点研究的数据挖掘标准化提供了蓝图。使用 ENIGMA 标准化流程的文献已经发表了 50 余篇,充分证明了其成功性;同时还对资助机构产生了影响,比如美国国立卫生研究院。展望未来,ENIGMA 仍然是一个具有前所未有的规模和能力的平台,将不断开发和测试新的分析方法。它与 ADNI、人类连接组计划和 UKB 等多中心研究取得的成果相辅相成。最后,ENIGMA 已经取得了一些可能适用于其他领域的技术进步,包括创建、调整和广泛测试分布式分析、荟萃分析和跨站点数据集成的协调方法。

(三)挑战与展望

ENIGMA 在第一个十年中取得巨大的进步,但仍面临着重大挑战。到目前为止,ENIGMA 在很大程度上依赖于现在已经收集到的数据,这意味着在表型方面存在一定程度的异质性,包括临床评估、MR(磁共振)扫描设备和影像扫描参数的差异。此类数据的另一个限制是表型分析的深度因中心而异,这可能导致所有中心共享的临床数据和量表十分有限。ENIGMA 现在开始通过一系列新资助和计划的研究来解决这些限制。再者,ENIGMA 中的纵向数据分析较为有限。最后,ENIGMA 中使用的数据驱动方法与精心设计的、假设驱动的、具有深入表型分析的小规模前瞻性单中心或多中心研究是相辅相成的,但并非最优越的。

ENIGMA 的未来发展将包括对新数据模式的协调分析,以及对当前成像模式的更深入或更精细的分析。尤其是弥散张量 MRI 正朝着多壳通路的方向发展,该分析方法可以更好地区分细胞和微观结构的方差来源。跨影像模态的数据汇集可能会提高机器学习方法在鉴别诊断、结果预测和分型方面的准确性。应用于影像和临床数据的无监督学习也可能有助于识别疾病内部和疾病之间的亚组。从一开始,ENIGMA 就适应了跨机构和国家的不同数据共享实践,使用策略来克服其中的一些问题。目前 ENIGMA 正在与领域专家合作制定新策略(如 COINSTAC 或其他分布式分析方法),而无需在全球范围内发送和传输数据。在"组学"方面,全基因组测序有望改善我们对所有表型的因果位点的理解,囊括从血浆标记、大脑指标、环境暴露到疾病负担的临床测量。

患者亲属工作组和跨疾病工作组的建立和开展代表了 ENIGMA 另一个未来发展。患者亲属研究组主要研究精神疾病患者未受影响的一级亲属的大脑。该小组的第一项研究侧重于识别精神分裂症或双相情感障碍患者及其未受影响的亲属的大脑模式。这项研究的一个显著发现是,双相患者的一级亲属与对照组相比具有较大的颅内脑容积,而精神分裂症患者的一级亲属具有较小的颅内脑容积和较低的皮质厚度。其他新成立的工作组旨在汇总可能容易出现类似症状和结果的精神疾病谱系的数据,例如自杀意念和行为。目前,ENIGMA 内部已经形成了跨疾病倡议。

存在于低收入、中等收入和高收入国家之间的健康水平差异,也是ENIGMA 非常重视的一个议题。国家内部和国家之间的精神心理疾病患病率、治疗和获得医疗保健的机会各不相同。虽然迄今为止 ENIGMA 的分析倾向于显示各种精神疾病的大脑特征和相关基因位点的全球一致性,但更深入的表型分析可能会揭示风险因素更强烈地适用于特定种族或社会人口群体的情况,如果能以此为基础进行调整,将更符合精准公共卫生的理念并节约大量开支。

三、中国综合医院常见心身疾病患者 DCPR 综合征调查

临床心理学研究的另一个重点是心身疾病。现行的精神心理疾病诊断系统在对相关心理因素进行分类时存在局限性,特别是当躯体症状被认为是由心理社会因素引起、加重或维持时。《精神疾病诊断和统计手册第五版》(*Diagnostic and Statistical Manual of Mental Disorders*,*Fifth Edition*,DSM - 5)规范了精神心理疾病的诊断;然而,在综合医院的患者中,由 Fava 教授等人提出心身研究的诊断标准(diagnostic criteria for psychosomatic research,DCPR)可能更为适用。DCPR 的心理社会变量分类系统可以帮助理解和管理患者的痛苦和疾病行为,这种痛苦可能包括未达到精神障碍阈值的心理症状和 DSM - 5 分类系统中未包括的行为表现。

DCPR 最早提出于 1995 年,它是一项评估患者心理社会维度的心身概念框架,包括:A 型行为、述情障碍、疾病恐惧、死亡恐惧、健康焦虑、持续性躯体化、转化症状、周年反应、疾病否认、沮丧、易激惹和继发于精神障碍的功能性躯体症状。2017 年的修订版(DCPR - R)增加了适应负荷和疑病症的诊断标准,一方面弥补 DSM - 5 中不能识别的心理维度;另一方面更准确地符合在临床实践中心身医学的诊断标准。DCPR - R 将各种常见社会心理因素、异常疾病行为及躯体化症状转变为简单、可靠的半定式访谈工具,具有较好的操作

性,可用于躯体健康相关心理因素的筛查与诊断。迄今为止,DCPR已用于胃肠道、心脏、皮肤、内分泌和肿瘤疾病等心身相关障碍患者,发现了高水平的健康焦虑、躯体化症状、适应负荷等;此外,研究数据也表明,该诊断系统具有良好的信度和效度。然而,尽管这些综合征在临床上很重要,但传统的医学诊断模式却忽略了这些症状。在国内尤其是综合医院,对心身相关障碍的重视及研究还不够明确,临床各科医生对心身疾病局限于生物学因素;心身问题导致的医患沟通困难、影响患者依从性问题愈加凸显;心身相关障碍者反复就医导致卫生经济负担增加。目前,我国除了2016年和2018年台湾地区学者应用DCPR对社区人群及躯体形式障碍的患者进行研究之外,国内仍缺乏对心身疾病患者DCPR综合征的患病水平及其影响因素分析。而如果在综合医院系统地应用DCPR-R进行筛查和指导治疗,将是减少疾病负担和医疗费用的有效策略。

中国综合医院常见心身疾病患者DCPR综合征调查,是由中华医学会心身医学分会发起,国际心身医学会前任主席、国际著名心身医学顶级期刊 *Psychotherapy and Psychosomatics* 主编 Fiammetta Cosci 教授担任顾问的大样本、多中心联合研究。本研究旨在调查中国常见心身疾病患者DCPR综合征的患病率及其影响因素分析;建立和完善中国DCPR-R的规范化诊疗方案,达到实现心身障碍的早期识别、早期诊断、早期治疗、合理用药的规范化目标。该调查包括了我国30个省市自治区100家综合三级医院神经内科、风湿免疫科、消化内科、心血管科及内分泌科的门诊及病房,选择偏头痛、纤维肌痛、肠易激综合征、冠心病、2型糖尿病五种常见的心身疾病,总计纳入约10 000名研究对象。该研究的开展,填补了我国心身疾病中DCPR综合征的患病率信息空白,并对心身疾病中生物、社会、心理特征的集群的识别提供了重要基础。

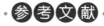 参考文献

［1］ Andreassen O A，Thompson W K，Schork A J，et al. Improved detection of common variants associated with schizophrenia and bipolar disorder using pleiotropy-informed conditional false discovery rate［J］. PLoS Genetics，2013，9（4）：e1003455.

［2］ Boedhoe P S，Schmaal L，Abe Y，et al. Distinct subcortical volume alterations in pediatric and adult OCD：A worldwide meta—and mega-analysis［J］. The American Journal of Psychiatry，2017，174（1）：60－69.

［3］ Bogdan R，Salmeron B J，Carey C E，et al. Imaging genetics and genomics in psychiatry：A critical review of progress and potential［J］. Biological Psychiatry，2017，82（3）：165－175.

［4］ Carr A，McNulty M. Handbook of adult clinical psychology：An evidence-based practiceapproach［M］. 2nd ed. New York：Routledge，2016.

［5］ Cattell R B. Handbook of multivariate experimental psychology［M］. 2nd ed. Chicago：Rand McNally，1998.

［6］ Chen J Y，Calhoun V D，Ulloa A E，et al. Parallel ICA with multiple references：A semi-blind multivariate approach［J］. Annual International Conference of the IEEE Engineering in Medicine and Biology Society IEEE Engineering in Medicine and Biology Society Annual International Conference，2014：6659－6662.

［7］ Collister J A，Liu X N，Clifton L. Calculating polygenic risk scores（PRS）in UK biobank：A practical guide for epidemiologists［J］. Frontiers in Genetics，2022，13：818574.

［8］ Cross-Disorder Group of the Psychiatric Genomics Consortium，Lee S H，Ripke S，et al. Genetic relationship between five psychiatric disorders estimated from genome-wide SNPs［J］. Nature Genetics，2013，45（9）：984－994.

［9］ Dietsche B，Kircher T，Falkenberg I. Structural brain changes in schizophrenia at different stages of the illness：A selective review of longitudinal magnetic resonance imaging studies［J］. The Australian and New Zealand Journal of Psychiatry，2017，51（5）：500－508.

［10］ Dugard P，Todman J，Staines H. Approaching multivariate analysis：A practical introduction［M］. London：Routledge，2018.

［11］ Fan C C，Smeland O B，Schork A J，et al. Beyond heritability：Improving discoverability in imaging genetics［J］. Human Molecular Genetics，2018，27（R1）：R22－R28.

［12］ Gandal M J，Haney J R，Parikshak N N，et al. Shared molecular neuropathology across major psychiatric disorders parallels polygenic overlap［J］. Science，2018，359（6376）：693 - 697.

［13］ Guan J T，Cai J J，Ji G L，et al. Commonality in dysregulated expression of gene sets in cortical brains of individuals with autism，schizophrenia，and bipolar disorder［J］. Translational Psychiatry，2019，9（1）：152.

［14］ Hashimoto R，Ohi K，Yamamori H，et al. Imaging genetics and psychiatric disorders［J］. Current Molecular Medicine，2015，15（2）：168 - 175.

［15］ Haynes S N，Smith G T，Hunsley J D. Scientific foundations of clinical assessment［M］. 2nd edition. ｜ New York：Routledge，2019.

［16］ Hoehe M R，Morris-Rosendahl D J. The role of genetics and genomics in clinical psychiatry［J］. Dialogues in Clinical Neuroscience，2018，20（3）：169 - 177.

［17］ Hoogman M，Bralten J，Hibar D P，et al. Subcortical brain volume differences in participants with attention deficit hyperactivity disorder in children and adults：A cross-sectional mega-analysis［J］. The Lancet Psychiatry，2017，4（4）：310 - 319.

［18］ Ikeda M，Takahashi A，Kamatani Y，et al. Genome-wide association study detected novel susceptibility genes for schizophrenia and shared trans-populations/diseases genetic effect［J］. Schizophrenia Bulletin，2018，45（4）：824 - 834.

［19］ Kite M，Bernard E W. Principles of research in behavioral science［M］. 4th ed. New York：Routledge，2018.

［20］ Lewis C M，Vassos E. Polygenic risk scores：From research tools to clinical instruments［J］. Genome Medicine，2020，12（1）：44.

［21］ Markota M，Coombes B J，Larrabee B R，et al. Association of schizophrenia polygenic risk score with manic and depressive psychosis in bipolar disorder［J］. Translational Psychiatry，2018，8（1）：188.

［22］ Musliner K L，Mortensen P B，McGrath J J，et al. Association of polygenic liabilities for major depression，bipolar disorder，and schizophrenia with risk for depression in the Danish population［J］. JAMA Psychiatry，2019，76（5）：516 - 525.

［23］ Nathoo F S，Kong L L，Zhu H T，et al. A review of statistical methods in imaging genetics［J］. Canadian Journal of Statistics，2019，47（1）：108 - 131.

［24］ Nurnberger J I Jr，Austin J，Berrettini W H，et al. What should a psychiatrist know about genetics? review and recommendations from the residency education committee of the international society of psychiatric genetics［J］. The Journal of Clinical Psychiatry，2018，80（1）：17nr12046.

［25］ Schmaal L，Veltman D J，van Erp T G，et al. Subcortical brain alterations in major depressive disorder：Findings from the ENIGMA Major Depressive Disorder working group［J］. Molecular Psychiatry，2016，21(6)：806－812.［LinkOut］

［26］ Schulze T，McMahon F. Psychiatric genetics：a primer for clinical and basic scientists［M］. New York：Oxford University Press，2018.

［27］ Sudlow C，Gallacher J，Allen N，et al. UK biobank：An open access resource for identifying the causes of a wide range of complex diseases of middle and old age［J］. PLoS Medicine，2015，12(3)：e1001779.

［28］ Sullivan P F，Agrawal A，Bulik C M，et al. Psychiatric genomics：An update and an agenda［J］. The American Journal of Psychiatry，2018，175(1)：15－27.

［29］ Sullivan P F，Daly M J，O'Donovan M. Genetic architectures of psychiatric disorders：The emerging picture and itsimplications［J］. Nature Reviews Genetics，2012，13(8)：537－551.

［30］ Szustakowski J D，Balasubramanian S，Kvikstad E，et al. Advancing human genetics research and drug discovery through exome sequencing of the UK Biobank［J］. Nature Genetics，2021，53(7)：942－948.

［31］ Thompson P M，Stein J L，Medland S E，et al. The ENIGMA Consortium：Large-scale collaborative analyses of neuroimaging and genetic data［J］. Brain Imaging and Behavior，2014，8(2)：153－182.

［32］ van Erp T G M，Hibar D P，Rasmussen J M，et al. Subcortical brain volume abnormalities in 2028 individuals with schizophrenia and 2540 healthy controls via the ENIGMA consortium［J］. Molecular Psychiatry，2016，21(4)：547－553.

［33］ Warland A，Kendall K M，Rees E，et al. Schizophrenia-associated genomic copy number variants and subcortical brain volumes in the UK Biobank［J］. Molecular Psychiatry，2020，25(4)：854－862.

［34］ Wray N R，Lin T，Austin J，et al. From basic science to clinical application of polygenic risk scores：Aprimer［J］. JAMA Psychiatry，2021，78(1)：101－109.

第三章　临床心理评估与诊断

心理评估是指对个体或团体的心理现象进行全面、系统的和深入分析的总称。广义心理评估是指对各种心理和行为问题的评估，可以在医学、心理学和社会学等领域运用，主要用来评估行为、认知能力、人格特质，帮助做出对人的判断、预测和决策。狭义心理评估也叫临床评估，是指在心理咨询和治疗领域，运用专业的心理学方法和技术对来访者的心理状况、人格特征和心理健康做出相应判断，在此基础上进行全面的分析和鉴定，为心理咨询与治疗提供必要的前提和保证。

第一节　心理评估概述

一、心理评估的概念

心理评估（psychological assessment）是指应用观察法、访谈法和心理学测验等多种心理学方法获得信息，对个体某一心理现象作全面、系统和深入的客观描述。心理评估在心理学、医学、教育、人力资源、军事司法等领域有广泛的应用，用于临床时则称为临床心理评估（clinical psychological assessment）。

二、心理评估的一般过程

心理评估是根据评估的目的采取多种方法收集资料，对所得资料和信息进行分析、判断的过程。心理评估的目的不同，所采取的方法也会不同，程序也会有所区别。心理评估的过程包括以下方面。

1. 确定评估目的　首先要确定来访者首要的问题是什么，进而确定评估目的，如要了解被评估者有无心理障碍，有无心理问题，或是判断来访者有无异常行为（如自伤、自杀行为）。

2. 了解被评估者的一般情况　来访者的主诉、现病史、既往史、家族史及是否有心理问题,是否需要心理方面的帮助。

3. 对重点发现问题、特殊问题进行详细、深入的了解和评估 在掌握一般情况的基础上,对来访者的具体问题进行深入了解和评估,可借助于各种方法,如焦点问题访谈、调查及心理测验等方法。

4. 将收集到的资料进行整理、分析、判断 对已获得资料进行系统整理分析,写出评估报告,得出初步结论,并对来访者或家属及有关人员进行解释,以确定问题处理的进一步方案。

三、心理评估的实施原则及注意事项

(一)实施原则

1. 动态实时原则 来访者的心理活动随着环境、问题进展等因素不断发生变化,因此,心理评估是个动态的过程,评估者需动态、实时评估来访者的心理状态及其变化。

2. 综合实际原则 对于已获得的来访者资料要综合分析,了解各种心理评估方法的局限性,不宜将评估结果绝对化,需与实际情况相结合,并结合其他评估方法综合判断。

(二)注意事项

1. 心理评估人员的要求 第一,评估者对待来访者应热情、耐心、细致,尊重来访者,同时必须采取严肃、认真和审慎的工作态度。第二,评估者具备一定的专业技能,经过心理评估、心理测量学方面的专门训练,熟悉各种评估方法的功能、适用范围及优缺点。第三,评估者还应具备心理学的专业知识,包括普通心理学、生理心理学、病理心理学、心理测量学以及心理评估学等,熟悉一般疾病特别是精神障碍的症状表现和诊断要点,以便于鉴别正常与异常的心理现象。

2. 应用心理评估方法的注意事项 心理评估可以为心理干预措施的设计、干预效果评价以及行为发展方向提供客观的指标,因此,心理评估对于临床心理干预有着重要的意义。评估者首先需要掌握各类心理评估方法的优缺点、适用范围以及该方法是否适合自己准备评估的对象;其次,要熟练运用各种心理评估方法及各种分析评估结果的方法,并对影响评估的因素有充分的认识;最后,要正确看待评估结果,联系实际情况客观解释结果。

四、心理评估的作用

心理评估的不同阶段有不同的作用。初次会面阶段的评估任务是收集来访者的相关资料,对来访者的问题状态、背景信息有初步判断,来鉴别来访者是否适合所能提供的心理咨询与治疗,特别是对于需要专业医疗机构介入的来访者,需要根据专业评估结果进行转介。

1. *初期* 在心理咨询的初期,通过初期访谈主要评估咨询者三个方面:①来访者基本情况的评估:姓名、性别、个人经历、家庭环境、受教育程度和是否正在服用精神类药物等;②来访者的主要问题、心理状态等资料的评估;③来访者的主要问题和心理状态的评估。

2. *中期* 随着心理咨询的开展,咨询中期的心理评估工作变得尤为重要。心理咨询取得成功的前提之一是咨询者要明确咨询的方向、目标和计划,在咨询的过程中,咨询师需要和来访者一起商定咨询的目标以及后期目标的调整,这些都是建立在心理评估的基础之上的。

3. *后期* 进入咨询后期,双方的咨询关系即将结束,此时心理评估能够对来访者的问题解决起到巩固作用。①咨询师需要评估咨询的目标是否已经达成,如果来访者没有发生积极的改变,需要对整个咨询过程的咨询关系和咨询目标进行反思,并做出调整。②咨询者将评估的结果告诉来访者,让来访者明确自己的改变,促进问题的巩固和解决。③咨询者评估来访者是否对咨询师有依赖感、咨询结束产生失落感。

第二节 临床心理评估基本方法

一、行为观察法

(一)行为观察法的概念

人的心理是通过其行为表现出来的,因此,对于个体行为的客观观察是心理评估的重要方法之一。行为观察法是指对个体可观察行为的过程或者结果进行有目的、有计划的观察记录,其目的是描述行为表现、评估心理活动、监测行为变化、提供客观依据。

行为观察法是心理评估常用的方法之一,评估者对来访者行为进行客观准确的观察,根据其观察结果可对来访者实施有效的心理干预。

(二)行为观察的设计

观察设计的好坏直接影响观察的结果,为确保观察结果的客观性和科学性,在设计一个观察方案时,应考虑以下几个方面:

1. 观察情境　对行为进行观察既可以在完全自然环境下进行,可以在实验室情境下进行,也可以在特殊环境下进行,在医院中对病人的密切观察大多属于特殊情境下的观察。在不同观察情境下,同一观察者可能表现出不同的行为,例如,领导者即使病得很严重,在工作单位的自然情境下仍然可以游刃有余地处理工作事宜,而当进入医院在家人的陪同下见到医生就有可能退行到任何事都需依赖别人。因此评价观察结果时,应充分考虑观察情境对于结果的影响。

2. 观察目标行为　在心理评估中,观察内容包括很多,例如仪表、言谈举止、注意力、兴趣、各种情境下的应对行为等。而在实际观察中,必须根据评估目的明确观察的目标行为,对准备进行观察的目标行为要给予明确的操作性定义,以便准确地观察和记录。

3. 观察时间　包括直接观察时间、观察次数、间隔时间及观察持续时间。直接观察的时间一般每次持续 10～30 分钟,避免因观察者疲劳对观察结果有影响;观察次数一般根据实际情况确定,如一天内进行多次观察,则应分布在不同时段,以便较全面观察来访者在不同时段、不同情境的行为表现及规律;如观察期跨越若干天,则每天数次观察的时间应保持一致。

4. 观察资料记录

(1)叙述性记录:可采用录音、录像、笔记或联合使用的方法进行客观记录,也可按观察时间顺序做简单记录表,记录重要观察指标。

(2)评定性记录:根据评定量表的要求进行观察记录,例如记录“疼痛等级 3,焦虑等级 2”。

(3)间隔性记录:也称为时间间隔样本,指在观察中有规律地每隔同样长短时间便观察和记录一次,这种记录方法能够准确反映目标行为随时间变化的特征,间隔时间根据研究需要和目标行为性质而定。

(4)事件记录:也称事件样本,记录在一次观察期间目标行为或事件的发生频率,这种记录方法常和时间间隔记录结合使用,较多在条件控制较好的观察和实验研究中应用。

(5)特殊事件记录:观察过程中,经常会出现一些特殊事件,对于那些不同程度干扰目标行为的事件,观察者应详细记录这些特殊事件,并分析这些特殊事件对目标行为产生的影响。

(三)行为观察法的注意事项

为了使行为观察结果具有良好的客观性、准确性和科学性,在进行行为观察时观察者应注意以下事项:

(1)观察者应尽可能客观、系统、全面而准确地观察目标行为,并充分意识到自己的角色,做到尽量"客观",分清是客观的描述还是自己的感觉、反应。

(2)观察者应认识到自己对被观察者的整体印象,评价自己的主观判断是否对观察结果产生影响。

(3)观察者尽量不对那些与目标行为关系不大的特殊行为和突发事件发生兴趣。

(4)对于与自己年龄、文化背景或价值观相差悬殊的人,观察者在分析结果时应尽可能从被观察者的角度而不是从自己的角度去理解他们的行为。

(5)观察结果尽量采用描述性方式记录目标行为,避免使用解释方式。

(四)行为观察法的特点

与其他心理评估方法相比,行为观察法具有自身的优势和局限性。

1. 优点

(1)行为观察法可在被观察者不知情的自然情境下进行观察,被观察者的行为表现相对真实可信。

(2)行为观察法可以在婴幼儿和某些特殊人群(如语言障碍者、发育迟缓儿童和聋哑人等)中进行,而其他评估方法却很难实施。

(3)行为观察法操作相对简便易行,不受时间、地点或实验条件的限制和制约。

2. 缺点 行为观察法观察到的只是表面的行为表现,某些现象只出现一次,无法重复观察,且观察结果还会受到观察者主观意识和自身水平的影响,且结果不易客观比较。

二、临床访谈法

临床访谈法（interview），是访谈者与来访者之间所进行的有目的的会晤，是访谈者收集信息、诊断评估和治疗干预的基本沟通手段。访谈目的明确，内容及方法围绕目标设计、实施。作为临床沟通的专门技术，临床访谈与日常交谈有本质的区别。

一般而言，访谈者需通过访谈了解被评估者的一般情况、来访目的和可能存在的问题。更重要的是，通过访谈同来访者建立良好的关系，以保证心理评估及随后的心理咨询与治疗顺利开展。

（一）访谈的内容

1. 一般性资料访谈的内容　访谈初期的目标是获得一般性资料，即来访者的一般人口学信息及基本病情资料。访谈者可以按照自己的需要设计一个半定式的访谈检查表，按照规律逐一访谈。

主要围绕以下内容进行：

（1）来访者的基本情况，包括姓名、年龄、职业、文化、经济状况等。

（2）婚姻及家庭情况，如婚姻状况、家庭成员及家庭关系等。

（3）个人习惯：有无特殊嗜好，如吸烟、酗酒等。

（4）健康情况：既往和现在的健康状况，有无遗传病史、外伤等。

（5）近期日常活动情况，如饮食、睡眠、疲劳及精神状况等。

（6）生活事件：近期是否发生有意义的生活事件，如经济状况、工作状况的突然变化等。

（7）人际关系和社会支持：与家人、同事、朋友之间的关系如何。

2. 心理评估资料访谈的内容　在一般问题和基本情况访谈后，常常要进一步对其心理状况进行检查，这是更加特殊和专业化的心理诊断性访谈。心理诊断性访谈主要围绕心理状况检查的内容及诊断需要的资料进行。在进行心理干预前，我们也必须进行心理诊断，虽然不像精神科医师和临床心理学家那样必须详细地对来访者的精神状态进行全面细致的评价，但也有必要对其主要精神状况做粗略的检查。

访谈者可根据实际情况设计提出问题：

（1）你现在存在哪些主要问题和麻烦？

（2）你能描述一下这些问题最重要的方面吗？

（3）你的这些困难是什么时候开始出现的？

（4）它经常发生吗？

（5）这些问题发生后还经常变化吗？

（6）出现这些问题后还有别的方面的相继改变吗？

在一般问题和病史访谈后，根据需要可进行心理（精神）状况检查，主要包括感知觉障碍、智力、定向、注意和记忆、情绪表现、行为方式和仪表、自知力等。

（二）访谈的策略和技巧

1. 建立良好的信任与合作关系　访谈者的目的是创造一个可接受且温暖的氛围，使来访者感到安全、被人理解且不担心受到评判。访谈的成功与否主要取决于访谈者与来访者之间能否建立良好关系。

一般而言，访谈者要耐心地倾听被评估者的表述。用友好和接纳的方式交谈，维持适当的目光接触；努力使访谈成为双方都积极参与的活动，不轻易中断来访者的谈话，对于来访者的言语和非言语行为都做出适当的反应；注意搜集来访者的情绪状态、行为举止、思维表达、逻辑性等方面的情况，鼓励、安慰他们，打消来访者的顾虑。

2. 注意倾听的技巧　耐心、专注、诚恳地倾听来访者的表述是访谈取得成效的关键。倾听时应把握四个要点：距离、姿态、举止和应答，即适宜的角度和距离，身体稍前倾的姿势，适当的点头微笑、注视，适度赞许和肯定性语言等，由此体现访谈者对来访者的接纳、肯定、关注、鼓励等感情。优秀的倾听者不但在访谈中注意到来访者说了"什么"，而且还通过他们的声音、表情和姿势注意到来访者"如何"说，通过来访者所讲出来的内容察觉到他们尚未说出的感受和问题。访谈中访谈者要不断反省自己，调整思维、感觉和行为，使访谈过程轻松融洽。常见的非言语行为及其解释见表 3-1。

表 3 - 1　非语言行为及其意义解释

非言语行为	可能表明的意义
直接的目光接触	人际交往的准备就绪或意愿、关注
注视或固定在某人或某物上	面对挑战、全神贯注、刻板或焦虑
双唇紧闭	应激、决心、愤怒、敌意
左右摇头	不同意、不允许、无信心
坐在椅子上无精打采或离开访谈者	悲观、与访谈者观点不一致、不愿意继续讨论
发抖、双手反复搓动不安	焦虑、愤怒
脚敲打地面	无耐心、焦虑
耳语	不愿泄露的秘密
沉默不语	不愿意、全神贯注
手心冷汗、呼吸浅、瞳孔扩大、脸色苍白、脸红、皮疹	害怕、正性觉醒（感兴趣）、负性觉醒（焦虑、窘迫）、药物中毒

　　良好的倾听要求访谈者不仅要注意来访者，而且也要注意自己。当访谈展开时，访谈者要时刻反省自己的价值观念是否影响自己的访谈技术以及所形成的对被评估者的印象，自己所把握的标准对判断产生了什么样的影响，对被评估者做出这种假设是否有足够的理由等等。

　　倾听的过程中访谈者用开放式提问的方式使讨论深入或推动来访者的自我剖析，提问常用"什么"（what）、"怎样"（how）、"为什么"（why），回答尽量要求详细。其次，常用封闭式提问的方式用于搜集和解释资料信息，提问常用"是不是""要不要""有没有"等词，而回答也是"是""否"式的简单答案。这种询问常用来收集资料并加以条理化、澄清事实、获取重点、缩小讨论范围。为了进一步使讨论深入，鼓励来访者继续表达想法和感受，访谈者需在来访者没有被干扰或打断的情况下，对来访者进行鼓励和重复语句，比如"嗯……""多告诉我一些"或"所以……"，即采用来访者的词语，或简短的表达形式，将主要观点和感受凝练后重复转达给被评估者，不需重复所有内容。提问的过程中，要使用来访者易于理解的语言，避免使用模棱两可的词语和专业术语；询问时应表述清晰准确、简洁易懂，避免只凭主观印象；避免使用引导式和问句式问法，以免影响回答的客观性，例如"你对手术是否感觉很紧张？"就具有引导性，若改为"手术前你最突出的感受是什么？"，这样就不具有引导性。

访谈中还需要对来访者所述的事实、信息、思想、行为反应及情感加以总结,然后经过访谈者的分析综合后反馈给来访者,包括内容和情感的反馈和总结,一段时间就需要一个简短的总结,表达访谈者认真投入的倾听,也验证访谈者对来访者所讲的内容及情感理解得是否确切。

(三)访谈法的特点

访谈法是一种开放式的、灵活性较大、弹性较大的心理评估方法,访谈者可对某一问题进行深入观察和询问,但同时存在一定的局限性:

(1)访谈法最大的问题是容易产生"偏好效应",访谈者事先或在访谈开始时所形成的对来访者的"印象",很容易影响整个访谈的结果,从而导致偏差的结论。

(2)访谈法特别是非结构式访谈的信度和效度很难确定,技术掌握的熟练程度和经验的丰富与否常会对其产生明显的影响。

(3)来访者在访谈中有可能提供不准确的信息,从而导致访谈者错误地理解他们的本意。

(4)如果访谈双方之间语言不熟悉则容易导致理解错误,同时也很难使访谈有效进行。民族习惯和文化背景差异很大时,也很容易产生访谈偏差。

(5)访谈所需时间较多,而且对环境要求也较高,因此,在进行大范围调查时,访谈法的使用会受到限制。

三、心理测验法

(一)心理测验的概念

在医院看病的时候,医生通常会对病人的一些生理指标(如血压、血红蛋白、尿蛋白含量等)进行测量。同样,人的心理现象也可以测量,心理学家常用心理测验来评估人们的某种行为,作为判断个体心理差异的方法。心理测验(psychological test)是指根据一定的心理学理论,在标准的情境下,使用一定的操作程序对个人的心理特征进行客观分析和描述的一种方法,是一种测量技术。

与其他心理评估方法相比,心理测验具有客观性、间接性、相对性等优点。客观性即测验的标准化问题,测验的刺激、反应的量化及分数的转换与解释方面都需经过标准化,结果客观可信;心理现象与生理现象、物理现象不同,看不见、摸不着,无法直接测量,只能通过一个人对测验题目的反应间接测量其心理特征,因此,心理测验具有间接性;心理测验大都是判断个人在行为样本中所处的位置,没有绝对判别标准,个体的智力高低、兴趣大小,都是与所在团体大多数人的状况比较而言的,因此,心理测验具有相对性。

(二)标准化心理测验的基本特征

一个标准化的心理测验应该满足以下几方面的要求。如果测验在这几方面没能达到要求,测验结果的客观、可信程度便难以确定。

1. 信度 信度(reliability)是指一个测验工具在对同一对象的几次测量中所得结果的一致程度,它反映了工具的可靠性和稳定性。在同样条件下,同一被评估者几次测量所得结果变化不大,说明该测验工具稳定、信度高。一个好的测验结果必须可靠、稳定,即测验结果的一致性或可信性程度高。例如,你用尺子来测量一个物体的长短,虽有少量误差,但几次测量的结果相差不会太大,而如果用橡皮筋来测量,由于橡皮筋的松紧程度不同,可导致几次测量结果相差很大,因此后者作为测量工具是不可靠的。

信度用信度系数表示,其数值在0~1之间,越接近1,表明测验结果越可靠;绝对值越接近0,表明测验结果越不可靠。此外,信度的高低往往与测验的性质有关,通常能力测验的信度要求在0.8以上,人格测验的信度要求在0.7以上。信度主要有如下几个指标:

(1)重测信度(test-retest reliability):同组被评估者在不同的时间前后两次做同一套测验,将两次测验结果进行相关分析,计算其相关系数。重测信度受两次测验间隔时间长短、是否练习和记忆能力等因素的影响,因此,不适用于难度测验。

(2)分半信度(split-half reliability):将一套测验的各项目先按难度排序,再按奇、偶序号对等分为两部分,对两部分所测结果进行相关分析,计算相关系数。分半信度说明的是测验内部各项目之间的稳定性,但当测验中存在任选题或为速度测验时,不宜采用分半信度。

(3)副本信度/平行卷信度(parallel-forms reliability):有些测验编制正副两个平行本,在性质、形式、难度上均有较高的一致性。对同组被评估者,一次做正本测验,另一次做副本测验,将两次结果进行相关分析,计算相关系数。正副本信度有两个意义,一个是不同时间的稳定性,一个是对不同项目作回答的一致性。缺点在于对于大多数测验来说,建立副本相当困难。

(4)评分者信度(scorer reliability):对于主观性题目构成的测验,随机抽取部分测验,由两个或多个评分者按评分标准打分,然后求评分者所得结果间的相关系数。

2. 效度 效度(validity)指一个测量工具能够测量出其所要测查内容的真实程度,它反映工具的有效性、正确性。一个测验无论其信度有多高,若效度很低也是无用的。效度越高则表示该测验测量的结果所能代表要测量行为的真实度越高,能够达到所要测量的目的;反之则相反。反映测验效度高低的主要有以下三种具体指标:

(1)内容效度(content-related validity):指测验项目反映所测量内容的程度,即测验的行为取样是否能代表所测量的心理功能及其代表的程度,一般通过专家评审的方法进行,主要在项目设计时用到内容效度。如一个算术测验,所选测验题目一定要能够反映被评估者的算术能力水平。

(2)效标效度(criterion-related validity):用来检验所编制的测验能否预测被评估者在特定情境中的行为表现,其关键是合理地选择效标。学业成绩常用来作为智力测验的效标,有经验的精神科医师的诊断和评定可作为人格问卷或精神科症状评定量表的效标。

(3)结构效度(construct-related validity):检验所编制的测验反映所依据理论的程度。例如,编制一个智力测验,必定依据有关智力的理论,那么该测验反映所依据的智力理论程度用结构效度检验,因素分析是结构效度检验的最常用方法。

以上的三种效度是评估心理测验有效性最常用的方法,临床应用心理测验时还应注意测验的增强效度。增强效度是指某些测验与其他测验或检查方法联合应用时,其准确性大大提高。如将精神疾病病人的临床资料与明尼苏达多项人格问卷(Minnesota multiphasic personality inventory,MMPI)的调查结果综合分析,可提高判断的准确性,提高 MMPI 的增强效度。

3. 常模 心理测验的目的有两方面:一是确定被评估者某方面心理特征在其对应的正常人群中所处的相对位置或水平;二是比较受试本人相对于正常人群心理特征之间的差异。要实现这个目的,必须有个"标准"可供比较,并用来解释测验的结果。这个标准在心理测验中称为常模(norm),所谓常模是一种可供比较的某种形式的标准量数。测验的结果只有与这一标准比较,才能确定测验结果的实际意义,而这一结果是否正确,很大程度上取决于常模样本的代表性。有了常模,一个人的测验成绩才能通过比较而得出是优是劣,是正常还是异常,当然这种比较需考虑年龄、性别、区域等复杂因素,因此,常模的建立是个非常繁琐而又复杂的工程,同一量表在不同国家、地区应用或随着时代的变迁,都要重新修订,建立新的常模。建立常模首先是选择有代表性的样本,也称为标准化样本,它是建立常模的依据。为了保证样本的代表性,抽样时要考虑影响该测验结果的主要因素,如样本的年龄范围、性别、地区、民族、教育程度、职业等。

常模有多种形式,以下是常用的几种:

(1)均数:这是常模的一种普通形式,是标准化样本的平均值,表现形式是 $\bar{x} \pm SD$,$\bar{x}$ 为样本均数,SD 为样本标准差。

某一被评估者所测成绩与标准化样本的平均值相比较时,才能确定其成绩的高低。

(2)标准分:原始分的意义非常有限,各测验成绩之间通常不具有可比性,而转换为标准分后则可以。标准分形式很多,其共同点都是基于统计学的正态分布理论衍化而来(图 4-1),因此采用标准分作为常模形式的基本条件就是测验的分数在常模样本中要呈正态分布。标准分可说明被评估者的测试成绩在标准化样本的成绩分布图上所在的位置,可提供更多的信息。

Z 分是最基本的标准分,其他形式的标准分均是在 Z 分基础上转化而成的。其公式是:

$$Z = (X - \bar{x})/SD$$

其中 X 为某被评估者在测验中所得的原始分,$\bar{x}$ 为标准化样本在该测验中的平均原始分,SD 为标准化样本在该测验中所获原始分之标准差。

Z 分实际上是某一受试在测验中的操作与标准化样本平均操作水平的离散程度。它不但可以说明被评估者的操作水平在平均水平之上(Z 分为正)还是之下(Z 分为负),也能说明他与平均水平的相差程度(以相差多少个标准差来表示)。但 Z 分的缺点是存在负分,许多测验如能力测验、人格测验中使用起来不方便,下面是经过改良后的常用标准分计算公式:

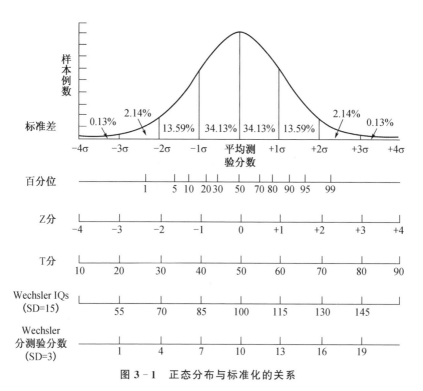

图 3-1 正态分布与标准化的关系

引自:杨艳杰,曹枫林.护理心理学(第 4 版)[M].北京:人民卫生出版社,2017 年.

$$标准分＝M＋S(Z)$$

上式中:M 为设计量表分的平均值;S 为设计量表分的标准差;Z 为 Z 分。

目前,大多数测验都采用改良后的标准分计算,如:

离差智商 $IQ＝100＋15(Z)$　　(韦氏智力量表中的智商)

T 分$＝50＋10(Z)$　　(明尼苏达多相人格测验中的 T 分)

"标准分 20"$＝10＋3(Z)$　　(韦氏智力量表中的量表分)

(3)百分位:百分位常模的优点是不需要统计学的概念便可理解。将被评估者的成绩与常模相比较,如百分位 50(P50),说明此被评估者的成绩相当于标准化样本的第 50 位。也就是说,样本中有 50％的人成绩在他之下,另 50％的人成绩比他的好。

(4)划界分:在筛选测验中常用此常模。如教育上用 100 分制时,以 60 分为合格分,此即划界分。

(5)比率:或称商数常模,如智力测验中比率智商。

4. 心理测验的标准化　　标准化是心理测验的最基本要求,这是因为在测验中测量误差的影响会极大干扰测量结果的正确性和可靠性。测量误差是指与测验目的无关的因素所引起的测验结果不稳定或不准确。心理测验所测量的是人复杂的心理现象,因此能够引起测量误差的因素较物理、化学和生理学测量更多、更复杂。为最大程度地减少误差,保证测量结果的稳定与可靠,测验的实施条件与程序、计分方法和标准必须标准化,有明确一致的要求。如果要求不同的主试采用统一测验给不同被评估者进行测验后所得结果具有可比性,那么就必须确保测验条件完全相同,如统一的指导语、测验内容、评分标准、施测环境和常模。

标准化心理测验的手册中应包含一套详细的实施程序,向使用者清楚地介绍指导语、实施步骤、时间限制(如有时间要求)、起止点、提问的变通方式、如何处理测验时出现的问题和注意事项等等。应当包括简明清晰的计分原则、详细的计分标准和有代表性的范例,以及加减分的原则与标准。最后还要包括原始分转换标准分的方法和一套方便实用的转换表,有的标准化测验为了使用者分析解释结果时的方便,甚至还附加了许多有用的统计表。

(三) 心理测验的使用原则

心理测验是一种比较严谨的科学技术手段,从理论的提出到工具的制定,都要经过大量反复的论证和修正,在最后实际应用时,也要不断修订常模和验证效度。因此在应用心理测验时,应坚持下述原则:

1. 标准化原则　　测量需采用公认的标准化工具,施测方法要严格根据测验指导手册的规定执行,计分标准、解释方法、施测环境及常模均需保持一致。

2. 保密原则　　这是心理测验的一条伦理学标准,测验的内容、答案及计分方法只有做此项工作的有关人员才能掌握,不可以随意扩散。保密原则的另一个方面是对被评估者测验结果的保护,这涉及个人的隐私权,有关工作人员应尊重被评估者的权益。

3. 客观性原则　　对心理测验结果作出评价时要遵循客观性原则,也就是要"实事求是",对结果的解释要符合被评估者的实际情况。下结论时不要草率从事,在做结果评价时应结合被评估者的生活经历、家庭、社会环境以及通过会谈、观察法所获得的各种资料全面考虑。

（四）心理测验的分类

心理测验种类繁多，根据不同的标准，可以将心理测验归纳为以下几种类型：

1. 按测验对象分类　心理测验可分为个体测验和团体测验。个体测验是指在某一时间内由一位主试者测量一位被评估者，优点是对被评估者观察仔细，提供相关信息准确，容易控制施测过程，临床上主要采取个别测试。团体测验是在某一时间内由一位或几位主试者同时测量多名或几十名被评估者，必要时可配几名助手，其优点是主试者可在短时间内搜集到大量信息，适合科学研究。

2. 按照测验方式分类　心理测验分为问卷法、作业法和投射法。

问卷法多采用结构式的提问方式，让被评估者以"是"或"否"或在有限的几种选择上做出回答。这种方法的结果评分容易，易于统一处理。一些人格测验如明尼苏达多相人格问卷（MMPI）、艾森克人格问卷（EPQ）及评定量表等都是采用问卷法的形式。

作业法的测验形式是非文字的，让被评估者进行实际操作，多用于测量感知和运动等操作能力。对于婴幼儿及受文化教育因素限制的被评估者（如文盲、语言不通的人或有语言残障的人等）进行心理测验时，也主要采用这种形式。

投射法测验材料无严谨的结构，如一些意义不明的图像、一片模糊的墨迹或一句不完整的句子。要求被评估者根据自己的理解做出回答，进而分析被评估者的经验、情绪或内心冲突。投射法多用于测量人格，如罗夏墨迹测验、主题统觉测验（TAT）等；也有用于异常思维的发现，如自由联想测验、填词测验等。

3. 按测验的目的及功能分类　心理测验可分为能力测验、人格测验、神经心理测验、临床症状评定量表、适应行为评定量表、职业咨询测验等。

（1）能力测验：包括智力测验、儿童发展量表和特殊能力测验。

临床上智力测验主要应用于儿童智力发育的鉴定或作为脑器质性损害及

退行性病变的参考,另外也有作为特殊职业或职业选择时的咨询参考。常用的工具有韦克斯勒成人和儿童智力量表,比奈-西蒙智力量表,斯坦福-比奈智力量表及瑞文智力测验等。

儿童心理发展量表主要用于评估出生后至 3 岁左右婴幼儿的心理成熟水平,因为这一阶段儿童的智力分化水平较低,一般智力测验无法应用,而及早发现婴幼儿心理发育障碍对于早期干预十分重要,发展量表就是用于这个目的。

特殊能力测验主要是为升学、职业指导以及一些特殊工种人员的筛选所使用的测验,如音乐、美术、机械技巧等方面的能力测验。

（2）人格测验:主要评估被评估者的人格特征和病理人格特征。前者如卡特尔 16 项人格因素问卷（16 personality factor questionnaire,16PFQ）,艾森克人格问卷（Eysenke personality questionnaire,EPQ）,加利福尼亚心理调查表（California psychological inventory,CPI）等。后者的代表是明尼苏达多相人格问卷,临床上被广泛应用于病理性人格测试。

（3）神经心理测验:主要用于评估脑神经功能（主要是高级神经功能）状态,既可用于评估正常人脑神经功能,脑与行为的关系,也可用于评定病人特别是脑损伤病人的神经功能。主要包括一些个别能力测验,如感知运动测验、记忆测验及联想思维测验等,还有一些成套测验,以 H－R 神经心理学测验为代表。

（4）临床症状评定量表:目的多是评定有关的心身症状,最先始于精神科症状,用于病人症状定量评估,后来逐步推广到其他临床各科,用于症状程度、疗效评估等方面,如 90 项症状评定量表（SCL－90）、焦虑自评量表（SAS）、抑郁自评量表（SDS）、心身症状量表（PSSS）等。

（5）适应行为评定量表:这类评定量表主要指个体有效地应对生活事件的能力和顺应自然及社会环境的水平,用于评估人们的社会适应技能,包括主要用于评定正常社会适应技能的量表,如 Vineland 社会适应量表、AAMD（美国智力发育迟滞协会）适应行为量表,和用于评定异常社会适应能力的量表,如 Achenback 儿童行为量表。

（6）职业咨询测验：主要用于在择业前选择适合自己特质的心理测验，常用的有职业兴趣问卷等，也常用到人格和智力测验。

第三节 临床常用心理量表的使用

一、人格测验

人格测验，是心理测验中数量最多的一类测验，也是使用最广泛的测验。评估人格的测验一般分为有结构的客观测验和无结构的投射测验两种形式。

（一）客观测验

客观测验是一种自陈式问卷，被评估者要求回答关于思想、情感和行为的一系列问题，如回答"对""错"或这个陈述对被评估者的典型性程度。最经常使用的人格客观测验是艾森克人格问卷、16项人格因素问卷和明尼苏达多相人格问卷。

1. 艾森克人格问卷（EPQ） 是由英国伦敦大学艾森克夫妇根据人格结构三个维度的理论共同编制的。含四个分量表的 EPQ 于 1975 年形成，在国际上被广为采用，它有成人问卷和青少年问卷两种。成人问卷适用于 16 岁以上的成人。我国龚耀先的修订本成人和儿童均为 88 个条目，陈仲庚修订本成人有 85 个条目。

EPQ 由三个人格维度和一个效度量表组成。

（1）E 量表（内外向维度）：艾森克认为 E 维度与中枢神经系统的兴奋、抑制的强度密切相关。该维度的两端是典型的内向和外向，二者之间是连续不断的移行状态。具有典型外向特质（E 分很高）的人往往神经系统易兴奋，且兴奋性高，常表现为爱社交、朋友多、喜冒险、易冲动，具有积极进取精神，甚至具有攻击性，回答问题迅速，乐观随和等；而典型的内向个性（E 分很低）的人则多表现为安静、深沉、常内省、保守、不喜社交，常常喜欢一人独处，好阅读和思考，做事计划性强，甚至瞻前顾后、犹豫不决，工作和生活有规律、严谨等。

（2）N量表（神经质或情绪稳定性维度）：N维度与自主神经系统的稳定性有关。典型情绪不稳（N分很高）表现为焦虑、高度紧张、情绪不稳易变，大喜或大悲快速转换，对于各种刺激的反应往往过分。典型情绪稳定（N分很低）表现为情绪反应缓慢，强度很弱，有时给人一种情感反应缺乏的感觉。但极端的情绪不稳和超稳状态都很少，大多数人均处在中间移行状态。

（3）P量表（精神质维度）：精神质维度是一种单向维度，P分过高提示精神质，常表现为孤独、不关心人、敌意、缺乏同情心、行为常怪异、捉弄人、攻击行为等。

（4）L量表（掩饰）：这是一个效度量表，高分说明被评估者过分地掩饰，这样将影响该份问卷的"真实"性。低分说明被评估者的掩饰或自我掩蔽程度低，或者说更为朴实和幼稚。

EPQ项目少，实施方便，既可个别施测，也可团体施测，在我国是临床应用最为广泛的人格测验，但由于其条目较少，反映的信息量也相对较少，故反映的人格特征类型有限。

2. 卡特尔16项人格因素问卷　卡特尔16项人格因素问卷（16PF）是卡特尔根据人格特质学说，采用因素分析法编制而成。卡特尔认为16个根源特质是构成人格的内在基础因素，只要测量出16项基础因素在个体身上的表现程度，即可知道他的人格特征。

16PF普通版本有A、B、C、D四型，A、B是平行版本，为全本，各有187项；C、D是平行版本，为缩减本，各105项。普通版适用于16岁以上并有小学以上文化程度者；E和F也是平行版本，128项，适用于阅读水平低的人。16PF主要用于确定和测量正常人的基本人格特征，并进一步评估某些次级人格因素，我国已有相关修订本及全国常模。

16PF结果采用标准分（Z分），通常认为<4分为低分（1～3分），>7分为高分（8～10分）。高低分结果均有相应的人格特征说明，16个因素的名称、特质简介和得高低分所表示的人格特征见表3-2。

表 3 - 2　16PF 的因素、名称、特征简介

因素	名称	低分特征	高分特征
A	乐群性	缄默,孤独,冷淡	外向,热情,乐群
B	聪慧性	思想迟钝,学识浅,抽象思考力弱	聪明,富有才识,善于抽象思考
C	稳定性	情绪激动,易烦恼	情绪稳定而成熟,能面对现实
E	恃强性	谦逊,顺从,通融,恭顺	好强,固执,独立,积极
F	兴奋性	严谨,审慎,冷静,寡言	轻松兴奋,随遇而安
G	有恒性	苟且敷衍,缺乏奉公守法的精神	有恒负责,做事尽职
H	敢为性	畏怯退缩,缺乏自信心	冒险敢为,少有顾虑
I	敏感性	理智的,着重现实,自食其力	敏感,感情用事
L	怀疑性	信赖随和,易与人相处	怀疑,刚愎,固执己见
M	幻想性	现实,合乎陈规,力求妥善合理	幻想的,狂放任性
N	世故性	坦白,直率,天真	精明强干,世故
O	忧虑性	安详,沉着,通常有自信心	忧虑抑郁,烦恼自扰
Q1	实验性	保守的,尊重传统观念与行为标准	自由的,批评激进,不拘泥于陈规
Q2	独立性	依赖,随群附和	自立自强,当机立断
Q3	自律性	矛盾冲突,不顾大体	知己知彼,自律严谨
Q4	紧张性	心平气和,闲散宁静	紧张困扰,激动挣扎

3. 明尼苏达多相人格问卷　明尼苏达多相人格问卷(MMPI)产生于 1943 年,最初主要目的是根据精神病学的经验校标来对个体进行诊断,后来发展为人格测验。MMPI 适用于 16 岁以上且至少有 6 年以上教育年限者,既可个别施测,也可团体施测。我国宋维真等于 1980 年初完成了 MMPI 修订工作,并已制定了全国常模。

MMPI 共有 566 个自我陈述语形式的题目,题目内容包括身体各方面的情况、精神状态、家庭、婚姻、宗教、政治、法律、社会等方面的态度和看法。被评估者根据自己的实际情况对每个题目做出"是"与"否"的回答,若确实不能判定则不作答。然后,根据被评估者的答案计算分数并进行分析,每一个被评估者均可从各量表的得分获得一个人格剖面图。在临床工作中,MMPI 常用 4 个效度量表和 10 个临床量表。

各量表结果采用 T 分形式,可在 MMPI 剖析图上标出。一般某量表 T 分

高于 70 则认为该量表存在所反映的精神病理症状,但在具体分析时应综合各量表 T 分高低来解释。

MMPI 应用十分广泛,主要用于病理心理的研究。在 20 世纪 80 年代中期,MMPI 进行了一次主要修订,这就是 MMPI-2。MMPI-2 提供了成人和青少年常模,可用于 13 岁以上青少年和成人,它在言语和内容上都有了更新,还增加了 15 个内容量表,其优点在于施测经济和轻松,也可用于心理病理诊断。

4. 大五人格因素测定量表(NEO-PI-R)　近年来,研究者们从现代特质理论角度,提出了人格的大五因素模式(big five factors model)。Goldberg 称之为人格心理学中的一场革命,研究者通过词汇学的方法,发现大约有五种特质可以涵盖人格描述的所有方面。

外倾性(extraversion):好交际对不好交际,爱娱乐对严肃,感情丰富对含蓄;表现出热情、社交、果断、活跃、冒险、乐观等特点。

神经质或情绪稳定性(neuroticism):烦恼对平静,不安全感对安全感,自怜对自我满意,包括焦虑、敌对、压抑、自我意识、冲动、脆弱等特质。

开放性(openness):富于想象对务实,寻求变化对遵守惯例,自主对顺从,具有想象、审美、情感丰富、求异、创造、智慧等特征。

随和性(agreeableness):热心对无情,信赖对怀疑,乐于助人对不合作,包括信任、利他、直率、谦虚、移情等品质。

尽责性(conscientiousness):有序对无序,谨慎细心对粗心大意,自律对意志薄弱,包括胜任、公正、条理、尽职、成就、自律、谨慎、克制等特点。

大五人格(OCEAN),也被称为人格的海洋,可以通过大五人格因素测定量表(NEO-PI-R)评定。

(二)投射测验

投射测验(project test)是指观察个体对一些模糊的或者无结构材料所做出的反应,通过被评估者的想象而将其心理活动从内心深处暴露或透射出来的一种测验,从而使检查者得以了解被评估者的人格特征和心理冲突。最常用的两个投射测验是罗夏测验和主题统觉测验。

1. 罗夏测验(Rorschach test)　是由瑞士精神病学家赫尔曼·罗夏在 1921 年创立,目的是为了临床诊断,对精神分裂症与其他精神病做出鉴别,也用于研究感知觉和想象能力。1940 年罗夏测验才作为人格测验在临床上得到广泛应用。1990 年龚耀先完成了该测验修订工作,现在已有我国成人的常模。

罗夏测验的材料为 10 张纯灰至黑和浓淡不匀的彩色墨迹图(图 4 - 2)。每次呈现一张给被评估者,告诉他在这些墨迹中看到像什么便说出来。在看完 10 张图后,要与被评估者证实一下,他说出的每一个物品是指全图还是某一局部,并说明何故使自己看它像某物品。在此测验中将前一个回答阶段称联想期,后一个阶段称询问期。这两个阶段与被评估者共同进行,然后将所指部位和回答的原因均记录下来,进行结果分析和评分。罗夏测验的结果处理不是计分,而是编码,不过此编码也同计分意义一样,把这套计分或编码方法叫作计分系统,美国的 Exner J 于 1974 年建立了罗夏测验结果综合分析系统,目前常用于正常和病理人格的理论和临床研究。

罗夏测验在临床上是一个很有价值的测验,但其计分和解释方法复杂,经验成分多,主试者需要长期的训练和经验才能逐渐正确掌握。

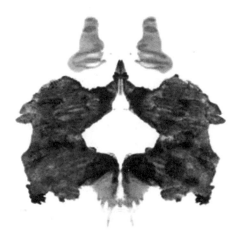

图 3 - 2　罗夏墨迹例图

引自:杨艳杰,曹枫林.护理心理学(第 4 版)[M].人民卫生出版社,2017 年.

2. 主题统觉测验(thematic apperception test,TAT)　是美国心理学家亨利·默瑞于 1935 年创立的。主试者向被评估者呈现情景图片,要求被评估者根据这张图片讲述一个故事,包括情景中的人在干什么,想什么,故事是怎么开始的,而每个故事又是怎么结尾的。全套测验有 30 张黑白图片和 1 张空白卡片。图片内容多为一个或多个人物处在模糊背景中,但意义隐晦。施测时根据被评估者的性别以及是儿童还是成人(以 14 岁为界),取统一规定的 19 张图片和一张空白卡片进行测试。主试者评价故事的结构和内容,评价被评估者描述的个体行为,试图发现被评估者关心的问题、动机和人格特点(见图 4 - 3)。主题统觉测验还经常用来揭示个体在支配需要上的差异,诸如权利、领导和成就动机,经实践证实,主题统觉测验是测量个体成就动机的有效工具。

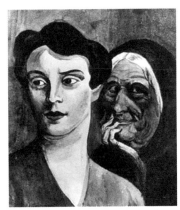

图 3 - 3　主题统觉测验例图

引自:杨艳杰,曹枫林.护理心理学(第 4 版)[M].人民卫生出版社,2017 年.

二、智力测验

智力测验(intelligence test)是评估个人一般能力的方法,是根据相关智力概念和理论经过标准化过程编制而成。智力测验是心理测验中最重要的一类测验,也是临床工作中最常用的心理测验,智力测验不仅在研究智力水平,而且在研究其他病理情况时都是不可缺少的工具。

(一)智商

1. 智商的提出　谈到智商必须先谈智力年龄或称心理年龄(mental age,MA,简称智龄或心龄)。智龄是比奈(A. Binet,1857—1911)首先提出来的,表示实际达到的智力水平。比奈于 1908 年对其编制的智力量表进行第一次修订,修订后的量表首次采用了智龄的概念,通过智龄与实际年龄(chronological age,CA,简称实龄)比较来衡量儿童的智力水平高低,说明儿童的聪慧程度。凡是智龄大于实龄的儿童即被认为是一个聪明的小孩,等于实龄的则被认为智力中等,小于实龄的被认为智力低下(愚笨)。虽然智龄不能进行不同儿童间的比较,只能表示一名儿童智力的绝对水平,但是,比奈的成就在于为提出智商的概念奠定了基础。

2. 比率智商和离差智商

(1)比率智商:1905 年,法国心理学家比奈与他的助手西蒙(T. Simon, 1873—1961)编制了世界上第一个科学的智力测验,称为比奈-西蒙智力量表。此量表迅速传到许多国家,并按所在国家的实际情况加以修订。其中修订成绩最大的当属美国心理学家斯坦福大学教授特曼(L. M. Terman),他花了 5 年时间,于 1916 年发表了斯坦福-比奈智力量表。之后在 1937 年、1962 年、1972 年、1986 年分别对这个量表做了进一步的修订。1916 年版的突出进步是引入智商这个概念,即其结果用智商来报告。其实,IQ 是由德国汉堡大学斯腾(L. W. Stern)教授首先提出,是一个人的智龄与实龄的比值,称为比率商数。特曼的贡献在于把智商加以改进,推广至全世界。为了去掉商数的小数,将商数乘以 100,用 IQ 代表智商,公式如下:

$$IQ = MA/CA \times 100$$

比率智商虽然可以对不同年龄者的智力水平进行相互比较,也可以表示一个人的聪明程度,但是它的局限性也显而易见。因为,人的实龄与年俱增,而智力发展不是直线而是曲线,即智龄达到了一定年龄之后会稳定不前,甚至有逐渐下降的趋势,而使 IQ 分数降低,不能正确地反映出实际的智力水平。此外,人与人之间的智力存在个体差异,因此,比率智商存在缺陷,不适用于 20 岁以上的成年人,客观上要求对智商的计算方法进行改革。目前比率智商已很少使用。

(2)离差智商:1949 年韦克斯勒(D. Wechsler)首次在他编制的儿童智力量表中提出了一种新的智商计算方法。其特点是放弃了智龄的概念,采用了离差智商,用离差智商代替比率智商,克服了比率智商计算受年龄限制的缺点,这是计算智力测验结果的一次革命。

离差智商是采用统计学的均数和标准差计算出来的,表示被评估者的成绩偏离同年龄组平均成绩的距离(以标准差为单位),每个年龄组 IQ 均值为 100,标准差为 15。计算公式为:

$$IQ = 100 + 15(X - \bar{x})/SD$$

其中 $\bar{x}$ 为样本成绩的均数,X 为被评估者的成绩,SD 为样本成绩的标准差,$(X - \bar{x})/SD$ 是标准分(Z)的计算公式。

其实,离差智商已不是一个商数。当被评估者的 IQ 为 100 时,表示他的智力水平恰好处于平均位置,属于中等;如果 IQ 为 120,则高于一般人的智力;而 IQ 为 70 以下时,则表示明显低于一般人的智力。

3. 智商的分布与分类标准　特曼曾应用智力量表进行大量的测试,他发现智商为 100 左右的人约占全部测试者的 46%,130 以上的人则少于 3%,70 以下的人也少于 3%。其他人的研究结果与之基本相同,也就是说,人的智商分布呈钟型常态曲线,与理论常态分布吻合。实际的样本虽然有一些变化,但大致上出入不大。目前国际常用的智力分类方法是采用 IQ 分类方法,最具有代表性的是韦克斯勒的智力分类,见表 3-3。

表 3-3　韦克斯勒的智力分类

智力等级	智　商	百分比(理论)(%)
极超常	130 以上	2.2
超常	120～129	6.7
中上	110～119	16.1
中等(平常)	90～109	50.0
中下	80～89	16.1
边缘(临界)	70～79	6.7
智能缺损	69 以下	2.2

(二) 常用的智力量表

1. 斯坦福-比奈测验　1905 年比奈和西蒙编制的比奈测验(B-S),是世界上第一个智力测验。1916 年美国的特曼根据 B-S 提出比率智商的概念,并在 1916 年发表了比奈测验的斯坦福版本,通常被称为斯坦福-比奈量表(Stanford Binet Scale,S-B)。

新的斯坦福-比奈量表很快成为临床心理学、精神病学和教育咨询中的标准工具。该测验包括一系列的分测验,每一个分测验适合一个特定的心理年龄。测验项目沿用 S-B 方法,难度按年龄组排列,每一年龄组包括 6 个项目,每通过一项计月龄 2 个月,6 项全部通过,说明被评估者的智力达到这个年龄水平。在 1937 年、1960 年和 1972 年,研究者对这些分测验进行了一系列的改动,以达到三个目的:①扩大施测范围,以便可以测定很小的孩子和很聪明的成年人的 IQ 值;②更新已不适应社会发展的词语项目;③更新常模或与年龄相适应的平均分。

1986 年斯坦福-比奈测验的第四版进一步提高测验的信度。最新的斯坦福-比奈测验共有 15 个分测验,组成四个领域,即词语推理、数量推理、抽象/视觉推理及短时记忆,它对正常人群、发育迟滞和天才人群都提供了准确的 IQ 估计。

我国陆志韦于 1937 年修订了 S-B 1916 年的版本,1981 年吴天敏根据陆氏修订版再做修改,编制了《中国比奈测验》,测验对象扩大到 2~18 岁。

2. 韦克斯勒智力量表 韦克斯勒于 1939 年编制了 Wechsler-Bellevue 量表(简称 W-BI),1995 年 W-BI 经修订后成为目前使用的韦克斯勒成人智力量表(WAIS)。按照 WAIS 的格局,韦克斯勒于 1949 年和 1967 年先后编制了韦克斯勒儿童智力量表(WISC)和韦克斯勒学龄前儿童智力量表(WPPSI)。这样,三个量表相互衔接,可以对一个人从幼年到老年的智力进行测量,便于前后比较。1981 年以后,我国龚耀先、林传鼎、张厚粲等先后对上述三个量表进行了修订,产生了适用于我国文化背景的韦克斯勒量表。

韦克斯勒智力量表包括言语和操作两个分量表,而每个分量表又含 5~6 个分测验,每一分测验集中测量一种智力功能。这与比奈量表将测查不同智力功能的混合排列是不同的。言语分量表包括常识、领悟(对一些问题的理解)、算术、相似性(测抽象概括能力)、词汇和数字广度等一些分测验,这些方面构成了一个人的言语能力,根据测验结果可以得出言语智商。操作分量表包括数字符号(译码)、图画补缺、木块图形、图片排列、物体拼凑、迷津等分测验,测验结果可以得出操作智商,而两个分量表合并还可以得出总智商。

韦克斯勒智力量表与比奈量表一样也是一种个别测验,测验程序比较复杂,但因量表的分类较细,较好地反映了一个人智力全貌和各个侧面,临床上对于鉴别脑器质性障碍与功能性障碍的病人也有一定作用。此外,一些分测验(如数字广度、数字符号、木块图等)成绩随人的衰老而降低,可作为脑功能退化的参数。

(三)智力测验的临床应用

智力测验是目前临床应用中使用最广泛的一类测验,概括起来有以下几个方面。

1. 用于儿童保健 智商低于 70 只是诊断智力发育迟滞的客观标准之

一,还应评定儿童社会适应能力是否有明显缺损才能作出准确的诊断。

2. 用于老年医学　早老痴呆和老年痴呆是老年医学中的常见疾病,并严重影响病人及其家属的生活质量。智力损害是早老和老年痴呆的一个最重要的特征,同时病人还可能伴有记忆和神经心理障碍以及人格方面的改变。

3. 用于法医学　主要包括用于罪犯的智力评价,以便在量刑时作为参考,也用于对受害人的智力损伤进行客观评价。

4. 临床心理咨询　心理咨询遇到儿童学习问题、行为问题和初高中毕业生的择业问题时,智力测验结果可为鉴别诊断和咨询策略提供有效的参考依据。

三、评定量表

评定量表(rating scale)是从心理计量学中衍化出来,用于对观察结果和印象进行量化的测量工具,它的应用范围已经从心理学扩展到精神病学乃至临床医学和社会学等领域。评定量表可分为自评量表和他评量表,前者评定者和被评定者为同一主体,评定者根据量表内容对自己进行评估;后者评定者和被评定对象为不同主体,由了解被评者情况的人根据他们的观察按量表内容对评定对象进行评估。从本质上来说,除了形式方面的差异外,评定量表与心理测验特别是人格问卷没有区别。但一般而言,评定量表结构常较简单、易于操作,其评估结果的准确性像心理测验一样取决于量表项目的适合性、常模的代表性、信度效度的好坏以及使用者的专业知识和经验。

目前,国内外在临床诊疗护理过程中应用的评定量表有很多,其中常用的有以下几种:

(一) 情绪相关评定量表

1. 90 项症状自评量表(symptom check list 90，SCL - 90)　该量表由Parloff 等编制,标准版本因有 90 题而得名。该量表测查 10 个因子的内容:躯体化、强迫症状、人际关系敏感、抑郁、焦虑、敌意、恐怖、偏执和精神质。此外,还有一个附加因子,用于反映有无各种心理症状及其严重程度。每个项目后按"没有、很轻、中等、偏重、严重"5 个等级以 0～4 分选择评分,由被评估者根据自己最近的情况和体会对各项目选择恰当的评分。最后评定以总平均水平、各范畴的水平以及表现突出的范畴为依据,借以了解来访者问题的范围、表现以及严重程度等。SCL-90可前后几次测查以观察病情发展或评估治疗效果。

SCL-90的具体评分标准如下:

总分:将所有项目评分相加,即得到总分。

阳性项目数:大于或等于2(或1)的项目数。

因子数:将各因子的项目评分相加得因子粗分,再将因子粗分除以因子项目数,即得到因子分。

根据总分、阳性项目数、因子分等评分结果情况,判定是否有阳性症状、心理障碍,或是否需进一步检查。因子分越高,反映症状越多,障碍越明显。

2. 抑郁自评量表(self-rating depression scale,SDS) SDS由Zung于1965年编制。量表各包含20个项目,分四级评分,特点是使用简便,能相当直观地反映病人抑郁的主观感受及严重程度。使用者也不需经特殊训练。目前多用于门诊病人的粗筛、情绪状态评定以及调查、科研等。

评分:每项问题后有1~4四级评分选择。①很少有该项症状;②有时有该项症状;③大部分时间有该项症状;④绝大部分时间有该项症状。但项目2、5、6、11、12、14、16、17、18、20为反向评分条目,按4~1计分。由被评估者按照量表说明进行自我评定,依次回答每个条目。

总分:将所有项目得分相加,即得到总分。部分超过41分可考虑筛查阳性,即可能有抑郁存在,需进一步检查。抑郁严重指数:抑郁严重指数=总分/80。指数范围为0.25~1.0,指数越高,抑郁程度越重。

3. 贝克抑郁量表(Beck depression inventory,BDI) 贝克抑郁量表是调查个体抑郁症状的自评量表,美国临床心理学家A. T. 贝克1967年编制,在60年代完成。我国在80年代引进,目前King-May引进的BDI-Ⅱ(贝克抑郁量表第二版)是由美国Harcourt公司1996年修订的。他把抑郁分为三个维度:①消极态度或自杀,即悲观和无助等消极情感;②躯体症状,即表现为易疲劳、睡眠不好等;③操作困难,即感到工作比以前困难。量表由21项抑郁症病人常见症状和态度构成,如抑郁、失败感和自杀想法等,由受测者根据有无症状及症状严重程度选择回答(0~3评分),各项目评分相加得总分,根据总分高低评定有无抑郁和抑郁严重程度。本量表具有简洁、有效等特点,在国内外广泛应用,翻译成了30多种语言文字,具有良好的信度和效度,既可用于筛查抑郁症,也可用于病人抑郁严重程度的评价。贝克抑郁量表是目前应用较为广泛的测量抑郁水平的工具,它操作比较简单,用时仅需 5 分钟,可用于临床诊断,而且符合美国 DSM-Ⅳ 对抑郁症的诊断标准。相比以往的贝克抑郁量表(BDI),BDI-Ⅱ 的信度更高,达到了 0.92。

BDI 只有单项分和总分两项统计指标。贝克指出,可以用总分来区分抑郁症状的有无及其严重程度:0～4(基本上)为无抑郁症状,5～7 为轻度,8～15 为中度,16 以上为严重。

4. 焦虑自评量表(self-rating anxiety scale,SAS) SAS 由 Zung 于 1971 年编制,由 20 个与焦虑症状有关的条目组成,用于反映有无焦虑症状及其严重程度,适用于有焦虑症状的成人,也可用于流行病学调查。

SAS 为自评量表,施测对象是有焦虑症状的成年人,由被评估者自己填写。评定时间范围为最近一周。

SAS 每项问题后有 1～4 四级评分,主要评定项目为所定义的症状出现的频度。①很少有该项症状;②有时有该项症状;③大部分时间有该项症状;④绝大部分时间有该项症状。项目 5、9、13、17、19 为反向评分条目,按 4～1 计分。其主要统计指标为总分。将各项得分相加得总粗分,总粗分的正常上限为 40 分,还可以转换为标准分,标准分正常上限为 50 分,超过上限说明存在焦虑状态。

5. 汉密尔顿焦虑量表(Hamilton anxiety scale,HAMA) 汉密尔顿焦虑量表是由汉密尔顿(Hamilton)于 1959 年编制。主要用于评定神经症及其他病人的焦虑严重程度,是一种医用的焦虑量表,也是最经典的焦虑量表之一。HAMA 是精神科中应用较为广泛的由医生评定的量表之一。评定时由 2 名经过训练的评定人员进行联合检查,采用交谈和观察的方式,各自独立评分。一次评定需 10～15 分钟。

HAMA 有 14 个项目,由肌肉系统、感觉系统、心血管系统症状、呼吸系统症状、胃肠道症状、生殖泌尿系统、植物审计系统症状、焦虑心境、紧张、害怕、失眠、认知功能、抑郁心境及会谈时的表现组成。

HAMA 采用 5 级评分,0 表示无症状;1 表示症状轻微;2 表示有肯定的症状,但不影响生活和活动;3 表示症状重,需处理,或已影响生活和活动;4 表示症状极重,严重影响其生活。总分超过 29 分,可能为严重焦虑;超过 21 分,肯定有明显焦虑;超过 14 分,肯定有焦虑;超过 7 分,可能有焦虑;小于 7 分,没有焦虑症状。

6. 正性负性情绪量表-扩展版(positive and negative affect schedule-expanded，PANAS-X) 正性负性情绪量表-扩展版中文版由 2 名北京大学心理学和 3 名英文专业人士对 PANAS-X 的 11 个分量表的 55 题进行严格的返回翻译。由 55 个描述具体情绪的词语构成，分为 11 个维度：害怕、敌意、有罪感、悲伤、高兴、自信、注意、羞怯、疲乏、平静、惊讶。量表采用 1(几乎没有)～5(极其多)来评定。每个维度包含的项目数量为 3～8 个，如敌意包含生气的、有敌意的、易怒的、藐视的、厌恶的、憎恶的 6 个条目，让受试根据其近 1 个星期内的实际情况作答。

正性负性情绪量表-扩展版不仅可以作为测量情绪状态的问卷，探测到经历某些事件时的情绪变化，还可以作为一种特质的问卷，测量受试的一种情绪特质。该量表包括害怕、敌意、有罪感、悲伤、高兴、自信、注意、羞怯、疲乏、平静、惊讶 11 个具体情绪维度，前 4 个归属于消极情绪部分，中间 3 个为积极情绪部分，后 4 个归属于其他情绪部分。

7. 心身症状量表(psychosomatic symptoms scale，PSSS) 抑郁症、广泛性焦虑障碍、双相情感障碍等是综合性医院心理精神科的常见疾病，其症状不仅仅表现为情绪、智能、思维以及行为方面的障碍，还常常伴随着心悸、胸闷、疼痛、乏力等躯体症状。躯体症状的存在大大增加了心理相关障碍患者的临床识别和诊治难度。

心身症状量表是由中华医学会心身医学分会组织开发的一套评估心身健康状况的自评问卷。该量表包括 26 个条目，用于评估患者近 1 个月来心身症状的严重程度，识别可能的心身相关障碍。被调查者需要评价自己近 1 个月来各项症状的频率("没有"、"小部分时间"、"相当多时间"和"绝大部分时间或全部时间")。量表分为两个因子，分别为心理(psychological，P)因子和躯体(somatic，S)因子。其中，P 因子包含条目 5、10、11、12、17、21 和 25；S 因子包含其他剩余条目。因子分为该因子所包含所有条目得分的和，总分为 26 个条目得分的总和。若男性患者 PSSS 总分大于等于 10 分、女性大于等于 11 分，提示可能存在心身相关障碍。

(二) 积极心理学的相关评定量表

国内外学术界对积极心理学研究起步较晚,但随着积极心理学的研究越来越多,对积极心理学的相关评定量表,国内目前有如下应用和开发。

1. 心理弹性问卷 心理弹性(psychological resilience)是指个体面临困难或处于逆境时可成功应对并适应良好的能力,又称"心理韧性"。研究表明,拥有心理弹性特质的个体更容易产生积极体验,能更好地采用积极策略应对消极情绪和事件。评估心理弹性的常用工具是 Connor - Davidson 弹性量表(Connor - Davidson resilience scale,CD - RISC)。该量表由 Connor 和 Davidson 于 2003 年编制而成,共有 25 个条目,包含能力、忍受消极情感、接受变化、控制、精神影响等 5 个维度。采用 Likert 5 级评分法,从"1"很不符合到"5"很符合,得分越高表明心理弹性越好。

中文版 CD - RISC 是由肖楠等于 2007 年翻译、修订而成,并结合中国文化背景对量表结构进行了调整,量表包含坚韧、自强、乐观等 3 个维度。CD - RISC 一经提出,就受到心理学界的普遍关注。Vaishnavi 等修订形成了 CD - RISC 2,并证明新量表是 CD - RISC 的有效代表,可被推广应用。

2. 乐观人格倾向的测量 Scheier 等首次提出了乐观人格倾向(气质性乐观)的概念,认为气质性乐观是对未来好结果的总体期望,更侧重于将乐观看作是一种稳定的人格特质。目前,在关于乐观人格倾向的研究中,使用最为广泛的是 Scheier 等编制和修订的生活定向测验问卷(1ife orientation test,LOT)及其修订版(LOT - R)。相关研究提示,在中国文化背景下,乐观和悲观很可能是一个维度的两极,故单维度的 LOT 或 LOT - R 在施测过程中一直存在信效度不高的问题。相比之下,国内学者自行编制的乐观问卷能有效地预测生活满意度和抑郁,更适用于测量国人的乐观人格倾向。吴雨晨等于 2007 年编制乐观人格倾向问卷(dispositional optimism questionnaire,DOQ)。

3. 积极心理资本问卷 积极心理资本(positive psychological capital,PsyCap)是指个体在成长和发展过程中表现出来的积极心理状态和心理能量。研究表明,PsyCap 和人力资本、社会资本一脉相承,也是影响个体和组织的绩效、适应及成功的重要因素。

目前学术界比较公认的心理资本测量工具是由 Luthans 等于 2005 年开

发的心理资本问卷(PsyCap questionnaire,PCQ),该量表共有 24 个条目,包含自我效能(self-efficacy)、韧性(resilience)、乐观(optimism)、希望(hope)4 个维度。采用 Likert 6 级评分法,要求受测者结合当前自身的境况和想法做出选择。中文译本已由国内学者李超平完成,但 PCQ 多适用于管理者,且目前尚缺乏充分的效度验证。

心理积极力量评定量表的作用是使积极的个体心理品质或群体现象数量化,目前国内对积极心理学的研究正处于起步阶段,积极力量测评工具尚缺乏实证科学的累积,因此更需要研究者们进一步的开发和应用。

(三)其他评定量表

1. 生活事件量表　国内外有多种生活事件量表,这里简单介绍由杨德森、张亚林编制的生活事件量表(life event scale,LES)。由 48 条我国较常见的生活事件组成,包括三个方面的问题,即家庭生活方面(28 条)、工作学习方面(13 条)、社交及其他方面(7 条),另外有 2 条空白项目,供填写被评估者已经经历而表中并未列出的某些事件。LES 是自评量表,由被评估者自己填写。填写者仔细阅读和领会指导语,然后逐条一一过目。根据调查者的要求,将某一时间范围内(通常为一年内)的事件记录。对于表上已列出但并未经历的事件应一一注明"未经历",不留空白,以防遗漏。然后,让填写者根据自身的实际感受而不是按常理或伦理观念去判断那些经历过的事件对本人来说是好事或是坏事,影响程度如何,影响持续的时间有多久。影响程度分为 5 级,从毫无影响到影响极重分别记 0、1、2、3、4 分。影响持续时间分三个月内、半年内、一年内、一年以上共 4 个等级,分别记 1、2、3、4 分。

生活事件刺激量越高,反映个体承受的精神压力越大。

2. 特质应对方式问卷　应对是心理应激过程的重要中介因素,与应激事件性质以及应激结果均有关系。近十年来应对方式受到广泛的重视,出现许多应对方式量表,特质应对方问卷(trait coping style questionnaire,TCSQ)是其中之一。

特质应对方式问卷是自评量表,由 20 条反映应对特点的项目组成,包括两个方面:积极应对与消极应对(各含 10 个条目),用于反映被评估者面对困难挫折时的积极与消极的态度和行为特征。被评估者根据自己大多数情况时的表现逐项填写。各项目答案从"肯定是"到"肯定不是"采用 5、4、3、2、1 五级评分。

3. 社会支持评定量表 近二十年来的许多研究发现,人们所获得的社会支持与人们的心身健康之间存在着相互关系。良好的社会支持能为个体在应激状态时提供保护作用,另外对于维持一般良好的情绪体验也具有重要意义。20 世纪 80 年代中期肖水源编制了社会支持评定量表。该量表结构分三个维度:客观支持,指个体所得到的、客观实际的、可见的社会支持;主观支持,指个体主观体验到的社会支持,对所获支持的满意程度;对支持的利用度,指个体对社会支持的主动利用程度。

量表共有 10 个题目,大多数为 1～4 级评分,要求被评估者根据实际情况进行自我评价。

计分方法:①第 1～4 项和第 8～10 项,每项只能选一个答案,选择 1、2、3、4 项分别计 1、2、3、4 分;②第 5 项又分为 A、B、C、D 四条,每条从无至全力支持分 4 等,分别记 1～4 分,该项总分为 4 条计分之和;③第 6、7 项如回答为"无任何来源"记 0 分,如回答"有来源"则按来源项目计分,每一来源计 1 分,加起来则为该项目分数。

量表分析方法:总分——10 个条目计分之和。客观支持分——2、6、7 条评分之和。主观支持分——1、3、4、5 条评分之和。对支持的利用度——第 8、9、10 条评分之和。

GAD - 7 和 PHQ - 9 是目前最为简洁的焦虑和抑郁筛查工具;SAS 和 SDS 是最为经典的评估焦虑和抑郁程度的自评量表;PSSS 是我国最新研发的一套简洁的心身健康状况自评问卷。心理弹性是由逆境激发出来的潜能和建设性力量;心理资本是个人成长的心理资源,这两个问卷从积极心理学的视角来探讨人的发展。本书附录中选取了上述临床常用的负性情绪筛查和负性情绪程度的经典测量量表,及常用的心理保护因素调查问卷、心理资本问卷和心理弹性问卷作为示例,以帮助大家掌握评定量表。

第四节 心理诊断

一、心理诊断的界定

广义的心理诊断既涉及临床心理学中的心理问题与心理障碍的诊断,也涉及临床精神病学的辅助诊断、疗效和预后评定问题。狭义的心理诊断则是专指临床心理学中对各类心理紊乱的定性区分与评估,严格地说,狭义的心理诊断更加确切。

心理诊断的目标是以个体为目标,探寻某一个体在群体中的位置,确定个体行为与常模偏离的程度和距离。例:测定某一个体接受暗示的水平,确定它在自然分布中的位置以及与常模的距离,从而断定是否为致病的原因。

(1)区分正常精神活动和异常精神活动;

(2)寻找心理紊乱的原因;

(3)对心理紊乱状态进行分类诊断。

2018 年 6 月 18 日,世界卫生组织发布新版《国际疾病分类》,"游戏障碍",即通常所说的游戏成瘾,被列为疾病。2019 年 5 月 25 日,在瑞士日内瓦召开的第 72 届世界卫生大会审议通过了《国际疾病分类第 11 次修订本(ICD - 11)》,ICD - 11 于 2022 年生效。

中国精神障碍分类与诊断标准(Chinese classification and diagnostic criteria of mental disorders),简称 CCMD,是中国用于分类和诊断各类精神疾病的工作系统。1958 年第一次制定分类方案,即精神疾病分类。先后经过 1995 年和 2001 年的修订和出版,目前版本为 CCMD - 3。CCMD - 3 将精神疾病分为 10 个类型,包括:器质性精神障碍;精神活性物质与非成瘾物质所致精神障碍;精神分裂症和其他精神病性障碍;心境障碍;癔症、应激相关障碍、神经症;心理因素相关的生理障碍;人格障碍、习惯和冲动控制障碍、性心理障碍;精神发育迟滞、童年和少年期心理发育障碍;童年和少年期的多动障碍、品行障碍、情绪障碍;其他精神障碍和心理卫生情况。

因 ICD 诊断系统为国际标准,在世界上得到广泛应用,本节心理诊断内容以 ICD - 11 内容为主。

二、心理诊断标准

（一）心境障碍的诊断

1. ICD-11心境障碍诊断与ICD-10的区别 ICD-11取消"心境发作"这一诊断类别，取消"持续性心境障碍"诊断，将"恶劣心境"归入抑郁障碍，将"环性心境障碍"归入双相障碍。在诊断"抑郁障碍"时，病情严重程度评估由原来的注重症状数量和功能更改为更加注重功能。在ICD-11的诊断标准中，"抑郁障碍"核心症状去除ICD-10要求的"导致疲乏和活动减少的精力减退"；在其他症状方面，所列条目增加，症状范围更广，至少需要所列10种症状中的5种，而ICD-10需要所列9种症状中的5种。

"双相障碍"分为双相Ⅰ型、双相Ⅱ型和环性心境障碍。ICD-11对双相障碍Ⅰ和Ⅱ型的"目前发作"做了明确描述，躁狂发作的核心症状增加"与情绪一致的精力或活动增加"，以便更好地描述情绪波动。

2. 心境障碍ICD-11诊断标准

（1）心境发作：

①抑郁发作：要求至少具备2条情感性症状群中的至少1条，包括抑郁心境或兴趣/愉快感缺失。②躁狂和轻躁狂发作：对于躁狂发作的定义，基本特征中除情感高涨和易激惹之外，加入了与情绪一致的精力或活动增加。对于轻躁狂发作的定义，其核心症状与躁狂发作一致，不同之处在于程度较轻，不会导致显著的功能损害或导致入院治疗，并且强调不能伴有精神病性症状。③混合发作：定义为满足躁狂/轻躁狂发作和抑郁发作标准的显著躁狂症状群和抑郁症状群，在至少连续的2周内同时并存或快速转换（每天或1天之内）。当抑郁症状在混合发作中占主导地位时，躁狂发作的表现常常为易激惹、思维奔逸、语速增快，以及精神运动性激越。反之，当躁狂症状在混合发作中占主导地位时，抑郁发作的表现常常为烦躁情绪、无价值感、无望感或无助感，以及自杀观念。

（2）心境障碍：

①抑郁障碍：抑郁障碍的诊断需基于1次或多次的抑郁发作，并且没有躁狂、混合或轻躁狂发作史，可分为单次发作的抑郁障碍和复发性抑郁障碍。在抑郁障碍目前发作中还可进行附加限制条件描述，包括伴有显著的焦虑症状、伴有忧郁特征、围产期内的发作，以及伴有季节性发作。②其他抑郁障碍：主

要包括两类,心境恶劣障碍、混合性抑郁和焦虑障碍。心境恶劣障碍替代了
ICD-10 中的恶劣心境,指的是慢性的(>2 年)、阈下的抑郁症状。如果在心
境恶劣障碍仍然存在的背景下,症状的数量及严重程度达到抑郁发作的诊断
阈值,则应同时诊断为心境恶劣障碍和单次发作抑郁障碍或复发性抑郁障碍。
混合性抑郁和焦虑障碍的基本特征要求在 2 周及以上时期的大部分时间同时
出现抑郁和焦虑症状,但无论抑郁或焦虑症状的严重程度、数量或持续时间,
均不足以诊断为其他抑郁障碍或焦虑及恐惧相关障碍。③双相障碍:双相障
碍Ⅰ型的定义要求至少有过 1 次躁狂或混合发作,如果患者表现出了躁狂或
混合发作,就应当归类为双相障碍Ⅰ型。如果患者具备了至少 1 次轻躁狂发
作和至少 1 次抑郁发作,就应当诊断为双相障碍Ⅱ型。

(二)焦虑及恐惧相关障碍的诊断

1. ICD-11 焦虑及恐惧相关障碍的诊断与 ICD-10 的区别

(1)组织结构变化:① ICD-10 中焦虑障碍归属于"神经症性、应激相关
的及躯体形式障碍",与此不同,ICD-11 将以焦虑或恐惧为基础的障碍设为
一个新的独立分组,称为"焦虑及恐惧相关障碍",改善了 ICD-10 采用小数编
码结构(需要把所有精神障碍分配到 10 个分组中)导致的人为不直观分组;
② ICD-11 摒除了 ICD-10 中"恐怖性焦虑障碍"与"其他焦虑障碍"的亚组
分类方式;③在 ICD-11 中,亚分类标题由"恐惧(fear)"代替"恐怖性
(phobic)";④基于 ICD-11 对于疾病终身发展的强调,"焦虑及恐惧相关障
碍"部分也包含了多个年龄段的诊断标准,每种疾病均描述了不同年龄段的差
异性,如"选择性缄默症"被认为是"焦虑及恐惧相关障碍"在童年期的疾病表
现,因此 ICD-11 将"选择性缄默症"归类于"焦虑及恐惧相关障碍"中,而"混
合性焦虑及抑郁障碍"被重命名为"混合性抑郁与焦虑障碍",并移入抑郁症分
组,因为这一分类主要强调阈下抑郁综合征也有焦虑的特点。

(2)诊断原则变化及鉴别诊断:① ICD-10 更多的是将广泛性焦虑障碍
(GAD)作为排除性诊断,ICD-11 规定 GAD 与其他焦虑及恐惧相关障碍及
强迫症可以共存,但鉴于 GAD 与抑郁症存在广泛的症状重叠,仅当超出抑郁
发作或其他明显抑郁症状、足以满足 GAD 诊断需求的焦虑症状出现时,才可
以作出 GAD 的附加诊断;②在惊恐发作、惊恐障碍与其他焦虑障碍的相互关
系方面,ICD-10 给出的指导是复杂甚至矛盾的。ICD-11 中表述为惊恐发

作是患者暴露于忧惧焦点刺激时发生的反应,发生惊恐发作的疾病包括但不限于大多数的焦虑及相关障碍(如强迫症、躯体形式障碍)及某些压力相关障碍(如创伤后应激障碍)。

(3)特定疾病具体诊断标准的主要变化:

表 3-4 ICD-10 与 ICD-11 焦虑及恐惧相关障碍分类的主要差异

ICD-11 类别名称	ICD-10 类别名称	变化要点及依据
广泛性焦虑障碍	广泛性焦虑障碍	根据现有证据进行重新定义;基本特征增加了对日常生活多方面的担忧及可能的生理表现,同时增加对症状持续时间的要求;可与其他精神与行为障碍共存
惊恐障碍	惊恐障碍(间歇发作性焦虑)	惊恐发作概念与 ICD-10 相似;可独自发病或与场所恐惧症共存
场所恐惧症	广场恐怖 限定词: 不伴惊恐发作 伴惊恐发作	中文译文用"场所"替代"广场",是基于 ICD-11 对多种恐惧情境的涵盖;取消场所恐怖症和惊恐障碍的等级限定;在 ICD-11 中此两种疾病可同时存在,取消 ICD-10"伴/不伴惊恐发作"的限定
特定恐惧症	特定的(孤立的)恐怖	概念基本未变;在 ICD-11 中,除主动回避,忍受接触恐惧刺激而产生的强烈焦虑也是一种行为结果
社交焦虑障碍	社交恐怖	概念基本未变
分离性焦虑障碍	童年离别焦虑障碍:归类于"通常起病于童年与少年期的行为与情绪障碍"	ICD-11 将该诊断归类于焦虑及恐惧相关障碍;当忧虑的焦点主要集中于孩子或伴侣时,该诊断可在成年人中做出
选择性缄默症	选择性缄默症:归类于"通常起病于童年与少年期的行为与情绪障碍"	ICD-11 将该诊断归类于焦虑及恐惧相关障碍;概念与 ICD-10 相似
混合性抑郁和焦虑障碍:归类于心境障碍分组	混合性焦虑与抑郁障碍	归类于心境障碍分组,强调与抑郁障碍有更大的症状关联,也可在焦虑与恐惧相关障碍分组中交叉引用

[马华舰,李春波,Cary Kogan,等.ICD-11 精神与行为障碍(草案)关于焦虑障碍诊断标准的进展[J].中华精神科杂志,2017,50(5):348-351.]

2. 焦虑及恐惧相关障碍ICD-11诊断标准

(1)广泛性焦虑障碍(GAD):ICD-11保留了ICD-10的运动性紧张和植物神经活动亢进,因为这些症状在GAD中相当普遍且具有典型性;ICD-11还包括主观紧张、注意力集中困难、易激惹及睡眠障碍。

(2)特定恐惧症:特定恐惧症与场所恐惧症均包括极度恐惧、焦虑及对多种情境的回避,二者的主要鉴别点在于忧惧的焦点所在,特定恐惧症与恐惧刺激(如被狗咬)直接相关,而场所恐惧症的忧惧焦点则包括对难以逃离或难以获得帮助(即无助后果)的恐惧;面对恐惧对象或情境时,对强烈恐惧或焦虑的忍受成为ICD-11特定恐惧症主动回避的行为表现之一;而儿童特定恐惧症则较为常见,具有典型年龄特征,且通常在几个月内消失。

(3)社交焦虑障碍:社交焦虑障碍忧惧的焦点是个体的行为方式或表现出焦虑症状时会被他人作出负性评价,而包含特定示例可广泛反映多种文化中此现象的表达。

(4)分离性焦虑障碍:ICD-11将该疾病重命名为"分离性焦虑障碍",并归于"焦虑及恐惧相关障碍"分组中。ICD-11指南明确了该疾病忧惧的焦点是与个人有很深情感联系的依恋对象发生分离:对于儿童和青少年来说,分离焦虑的焦点最常见的是父母、照料者以及其他家庭成员;而对于成年人来说,分离焦虑最常见的焦点包括浪漫的伴侣或孩子。

(5)选择性缄默症:该诊断ICD-11的概念基本与ICD-10保持一致,但与分离焦虑障碍相似,均由ICD-10中"通常起病于童年与少年期的行为与情绪障碍"分组进行重新归类。

(三)强迫及相关障碍的诊断

1. ICD-11强迫及相关障碍的诊断与ICD-10的区别 ICD-11将"强迫行为"重新定义为"反复的行为(如反复清洁、反复检查)或精神活动(如反复默念词语)",将精神活动纳入其中,这有助于增加精神量表的可靠性,以及实施认知行为治疗。ICD-11删除ICD-10中强迫性障碍的亚型,因为临床上强迫思维与强迫动作常常并存。更值得注意的是ICD-11取消不能同时诊断强迫症和抑郁症的限制,这体现了当前临床中两种疾病的共患率较高且均具有治疗需求。

2. ICD-11 强迫及相关障碍的诊断与 DSM-5 的区别　ICD-11 与 DSM-5 疾病分类大部分一致,且概念方面也较为相似,不同的是:ICD-11 将嗅觉牵涉障碍及疑病症纳入 OCRD,而 DSM-5 则加入物质/药物所致的强迫及相关障碍,两者在对疾病的描述上也各有侧重。

以强迫障碍为例,DSM-5 对强迫障碍的诊断要点中,对强迫行为进行了更为严格及细化的规定,强调强迫行为的目的是为了减少焦虑或痛苦,或防止某些可怕的事件或情况,且这些重复行为或精神活动与所涉及的或预防的事件或情况缺乏现实的连接,或者明显为过度的,并强调了强迫症状不能归因于某种物质的生理效应或其他躯体疾病,而 ICD-11(草案)则将此部分内容融合在疾病的鉴别诊断部分。

3. ICD-11 强迫及相关障碍诊断标准

(1)强迫障碍:ICD-11 中强迫障碍的诊断要点保留了 ICD-10 的主要特点,即存在强迫思维和(或)强迫动作,并将强迫思维定义为反复的、持续的、侵入性和不必要的想法(如与污染相关)、表象(如暴力场景)或冲动/渴望(如想刺伤某人),通常伴有明显焦虑;将强迫动作定义为反复的行为(如清洁、检查)或精神活动(如反复默念词语),个体往往感觉强迫动作是为应对强迫思维而被迫根据严格规则执行,或需要达到"完美"的感觉。

(2)躯体变形障碍:如果此类观念仅局限于个体害怕或坚信躯体或外表的缺陷,并无其他妄想既往史或缺乏其他精神分裂症的特征,且与躯体变形障碍的其他临床特征完全一致,那么则应该诊断为躯体变形障碍而不是妄想性障碍。

(3)嗅觉牵涉障碍:其特征包括患者对自身感觉到的臭味或冒犯他人的体味或口臭存在持续关注,而这些气味在他人看来微不足道。患者通常认为这些气味来源于嘴巴、生殖器、肛门、脚、腋下、尿、汗等,并且害怕或坚信那些注意到这些气味的人会因此而拒绝或侮辱他们。与躯体变形障碍相似,嗅觉牵涉障碍的诊断强调,这种持续的关注必须伴随相关的重复行为(例如试图根除气味或确保其他人无法闻到气味),或存在回避行为。

(4)疑病障碍:其特点包括患者存在持续的先占观念或担心,认为自己患有一种或多种严重的、预后差的或威胁生命的疾病,此外,ICD-11 还强调疑病障碍的诊断必须存在与健康相关的重复的、过度的行为或适应不良性回避。

(5)囤积障碍:囤积障碍的特点包括过度积攒物品,不管其实际价值如何;与购买、偷窃或积攒相关的反复的冲动或行为;因物品可能会用到而难以丢弃,且丢弃时感到非常痛苦或导致个体的社会功能损害。

(四) 应激相关障碍的诊断

1. ICD-11 应激相关障碍的诊断与 ICD-10 的区别　ICD-11 该部分删除"急性应激反应",将"急性应激反应"归类于"列出原因的非疾病或非障碍性临床状况"。"复合性创伤后应激障碍"来自 ICD-10 中"灾难性经历后持久的人格改变",将其纳入 ICD-11 是因为其预后比"创伤后应激障碍"更差。ICD-11 对"创伤后应激障碍"核心症状定义更加明确,强调"再体验"不仅仅是回想起创伤事件,更是当下能体验到创伤事件发生时的感受,"刻意回避"的定义也更具体,指出个体可能会为了避免接触创伤相关提示而搬离现在的环境。

2. ICD-11 应激相关障碍的诊断与 DSM-5 的区别

(1) 急性应激障碍的诊断仅在 DSM-5 中存在:DSM-5 中存在急性应激障碍的诊断,定义是 3 天至 1 个月之内发生的侵入性、负性心境、分离、回避和高唤起等症状。除了病程较短之外,急性应激障碍的核心症状与 DSM-5 中 PTSD(创伤后应激障碍)的核心症状基本一致。而 ICD-11 中并没有急性应激障碍这一诊断,而将 PTSD 的病程定义为几周(而非 DSM-5 中明确要求 PTSD 的病程是 1 个月以上),其实是把急性应激障碍合并于 PTSD 的诊断中。

(2) 与丧痛相关的应激障碍在两套诊断系统中的诊断名称及病程要求有差异:持续性复杂丧痛障碍在 DSM-5 中被归类为其他特定的应激及相关障碍。DSM-5 认为,持续性复杂丧痛障碍只有在与丧痛者存在密切关系的人死亡 12 个月(儿童为 6 个月)以上才能诊断。该状况通常包括对死者的持续性思念,可能伴有强烈的悲伤和频繁的哭泣或沉湎于怀念死者。个体可能有自杀风险,因为他们希望与死者在一起,相信如果没有死者,生活就没有意义。持续性复杂丧痛障碍需要有临床意义的痛苦或社会功能的损害,且悲痛的性质和严重程度必须超出相关的文化、宗教背景或发育阶段的预期常模。在 ICD-11 中,类似的诊断被称为延长哀伤障碍,作为一种正式的独立诊断而存在。两者诊断定义基本一致,但病程的要求有差别,延长哀伤障碍要求达到 6 个月以上即可诊断。

(3) 复杂性创伤后应激障碍的诊断仅在 ICD-11 中存在:复杂性创伤后应激障碍是 ICD-11 中独有的诊断,该障碍的患者所遭受的创伤性应激事件是长期的、反复的和难以逃脱的,包括虐待、奴役、种族灭绝活动、长期的家庭暴力、儿童反复遭受的性虐待或躯体虐待等情况。这种障碍满足 PTSD 的核心诊断条目,但情绪和人际关系受损更广泛,对自我存在明显的负性认知。在DSM-5 中,这种类型属于 PTSD 的诊断。

3. ICD-11 应激相关障碍诊断标准 关于起病时间,ICD-11 强调发生在暴露于创伤事件或情景后,没有强调 6 个月内;关于病程,ICD-11 未强调具体病程,只说至少持续几周;关于社会功能,ICD-11 将社会功能受损列为诊断要素之一。

(1) PTSD:

①再体验创伤性事件:ICD-11 则指出"再体验"并不仅仅是回想起创伤事件,而是此时此地体验到创伤事件再次发生。②刻意回避:ICD-11 中明确将回避的对象归纳为两类:内在回避(对关于创伤事件或与其高度相关的思想、记忆等的主动回避)和外在回避(对引起创伤事件联想的人群、谈话、活动或情景等的回避)。③过高警觉:个体持续感受到过高的现实威胁,例如对突发的噪音等刺激表现出过分的惊跳反应。④其他特征:广泛的烦躁不安,分离性症状,躯体化不适主诉,消极意念及行为,社交退缩,为避免再体验到创伤事件或为缓解自己创伤相关情感体验而过度使用酒精或药物,遇到创伤相关的提示或记忆时表现出明显的焦虑症状(包括惊恐发作和强迫思维或强迫动作)。情绪体验通常包含有愤怒、羞愧、悲伤、屈辱或内疚(包含幸存者负疚感)。⑤起病时间:ICD-11 强调 PTSD 发生在暴露于创伤事件或情境后。⑥病程规定:规定产生特征性的症状且至少持续几周,不再限定具体病程。⑦严重程度标准:ICD-11 中明确指出这种障碍导致个体的人际、家庭、社会、教育、工作或其他重要方面的功能明显受损,只有通过很多额外的努力才可能使功能得以保持。

(2) 复合性创伤后应激障碍(CPTSD):CPTSD 的诊断要点不仅包含PTSD 所有的临床特征(再体验、刻意回避、过高警觉),还包含其他特征,如严重且广泛的情绪调节问题,对自身的持续负性评价及持续难以维持的关系。

(3) 延长哀伤障碍:①在配偶、父母亲、孩子或关系亲密的人去世后极度哀痛。②持续的广泛的哀伤反应,特征为渴望再见到已故者,持续地关注已故者并伴随有强烈的痛苦情感。主要表现为悲伤、内疚、气愤、否认、责怪,难以接受死亡事实,感觉失去了自身的一部分,无法体验到积极的情绪,情感麻木,难以参与到社交或其他活动中去。③哀伤反应至少持续 6 个月（在一些特定的文化背景下可能会更长）才有可能被诊断为延长哀伤障碍。④这种障碍导致个体的人际、家庭、社会、教育、工作或其他重要方面的功能明显受损，只有通过很多额外的努力才可使功能得以保持。

（4）适应障碍：①个体对一种可确定的社会心理应激源或多重应激源表现出的非适应性反应，通常发生在应激源出现后的一个月之内。②对应激源的非适应性反应主要表现为过分关注应激源或其导致的后果，包括过度地担心，反复痛苦地思考应激源或反思其带来的后果。③对应激源的非适应性反应导致个体的人际、家庭、社会、教育、工作或其他重要方面的功能明显受损。如果功能保持，肯定是额外付出了显著的努力。④一旦应激源及其带来的后果终止，这些症状将在之后的 6 个月内消失。

（5）童年反应性依恋障碍与童年去抑制性社会参与障碍：①童年反应性依恋障碍的核心特征是童年期缺乏关爱所导致的童年早期异常的依恋行为，即使重新得到足够的抚养和照顾，儿童仍不会向主要照顾者寻求安慰、支持、营养，与成人相处很少有安全感，即使得到爱抚也没有相应的反应。②童年去抑制性社会参与障碍的核心特征是童年期缺乏关爱所导致的异常的社交行为。儿童在与陌生成年人接触时缺少含蓄，会和陌生成年人离开，并对陌生人表现出非常熟悉的行为。

知识链接 Box ▶ ▶ ▶ ▶ ▶ ▷

评估面谈的主要内容

临床评估包括对来访者个人及家庭的优缺点的全面评估、对重点问题的概念化及一些缓解问题的方法，这些内容会让评估者更好地了解来访者。评估不是一蹴而就的，它是一个持续的过程，甚至是一个日常过程。无论是在做决策还是解决问题，临床评估都是能达到目的的好方法。评估并不是一套完全标准化的程序，并不是所有的来访者都被给予相同的测试或被问到相同的问题。

评估面谈是临床心理学家使用的最基本、最实用的方法。在熟练的临床心理医生手中,它的广泛应用和适应性使其成为临床决策、理解和预测的主要工具,但面谈的临床效果依靠使用它的临床心理医生的技能和敏感度。

面谈的性质介于普通谈话和心理测试之间。面谈比普通对话更有目的和条理,但不如心理测试那么正式或标准化。

心理测试的特点是通过明确的程序在标准化条件下收集数据,但大多数面谈的形式都相对灵活。因此,面谈提供了一种个性化的方法,这种方法能更有效地从特定的来访者那里获得数据。这种灵活既是优点,也是缺点。虽然人们似乎可以通过最适合某来访者的方式寻找信息,但这存在明显的不可靠和错误的可能性。在谈话过程中,医生必须保持专注。然而,保持客观不一定就意味着冷淡或冷漠。相反,它是让临床医生必须足够稳妥,保持冷静,不要忽视采访的目的。例如,如果病人变得非常愤怒,并攻击临床医生的能力或者为人,医生必须记住,第一义务是理解。医生应该足够沉着,能够区分现实和患者的病症引发的行为。

根据面谈的目的,医生在面谈结束时也应该为病人提供建议。也就是说,随着访谈的进行,临床医生就需要有初步制定的假设和建议。谈话结束时,一个自信而神秘的微笑,再加上一句"我们会再联系",这对于病人而言是不够的。临床医生应该准备好转诊或者安排另一次预约,向病人提供一些反馈。

无论谈话的目的或类型是什么样的,都需要相同的技能。融洽的关系、良好的沟通能力、适当的跟进问题和良好的观察能力都是必要的,即使是在一次有组织的谈话中也是如此。此外,还应该记住任何评估面谈都会有强烈的治疗色彩。

医生要依据谈话的目的来组织语言,医生通常会对病人进行心理状态检查,以评估他是否存在认知、情绪或行为问题。心理状态面谈的一个主要局限性是它们的不可靠性,因为它们在执行过程中往往非常杂乱无章。为了解决这个问题,一般设计结构化的心理状态检查面试。对于临床心理学家来说,熟练进行心理状态检查是很重要的,因为这些访谈是各种心理健康服务从业人员进行临床评估的主要方式之一。

结构化访谈提纲示例

个体化心理治疗——抑郁症的认知行为疗法。

1. 基本信息，包括姓名、性别、职业、地址、出生日期和地点、宗教和教育。

2. 来该机构的原因和对服务的期望。

3. 当前情况，例如对日常行为的描述以及任何最近或即将发生的变化。

4. 家庭情况，包括对母亲、父亲和其他家庭成员的描述，以及被调查者在其成长家庭中的角色。

5. 早期回忆，对最早的明确事件及其周围环境的描述。

6. 出生和发展，包括走路和说话的年龄，与其他孩子相比的问题，以及个人对自己早年经历的看法。

7. 健康，包括童年和后来的疾病和伤害、药物或酒精问题，以及个人身体与他人的比较。

8. 教育和培训，包括特别感兴趣和取得成就的科目。

9. 工作记录，包括换工作的原因和工作态度。

10. 娱乐和兴趣，包括志愿工作、阅读和答辩人关于充分表达自我和快乐的报告。

11. 性发展，包括第一次性意识、各种性活动和对性表达的适当性的看法。

12. 婚姻和家庭信息，包括重大事件和导致这些事件的原因，以及目前现有的和理想家庭的比较。

13. 自我描述，包括优点、缺点和理想。

14. 生活中的选择和转折点，回顾受访者最重要的决定和变化，包括最重要的一次事件的发生。

15. 对未来的展望，包括受试者希望在明年和五年或十年后发生什么，以及这些事件需要什么。

16. 回答的人可能认为从历史中遗漏的任何进一步的材料。

◆ **心理状态检查概论**

1. 一般陈述：外表、行为、态度。

2. 意识状态：警觉、高度警觉、昏昏欲睡。

3．注意力和专注力。

4．语言：清晰度、目标导向、语言缺陷。

5．定向：对人、地点、时间。

6．情绪和情感。

7．思维形式：正式思维障碍。

8．思维内容：全神贯注、痴迷、妄想。

9．抽象思维能力。

10．知觉：幻觉。

11．记忆：即时、最近、远程。

12．智力功能。

13．洞察和判断能力。

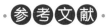

参考文献

［1］ 姚树桥,杨艳杰.医学心理学［M］.7 版.北京：人民卫生出版社,2018.

［2］ 杨艳杰,曹枫林.护理心理学［M］.4 版.北京：人民卫生出版社,2017.

［3］ 童辉杰.心理测量学［M］.上海：上海教育出版社,2020.

［4］ 郑日昌,蔡永红,周益群.心理测量学［M］.北京：人民教育出版社,1999.

［5］ 姚树桥.心理评估［M］.北京：人民卫生出版社,2007.

［6］ 洪炜.心理评估［M］.天津：南开大学出版社,2006

［7］ 马华舰,李春波,Cary Kogan,等.ICD－11 精神与行为障碍（草案）关于焦虑障碍诊断标准
的进展［J］.中华精神科杂志,2017,50(5)：348－351.

［8］ 赵青,Dan Stein,王振.ICD－11 精神与行为障碍（草案）关于强迫及相关障碍诊断标准的
进展［J］.中华精神科杂志,2017,50(6)：420－424.

［9］ 陈俊,吴志国,苑成梅,等.ICD－11 精神与行为障碍（草案）关于心境障碍诊断标准的进
展［J］.中华精神科杂志,2017,50(6)：417－419.

［10］ 苏珊珊,黄晶晶,王振,等.ICD－11 精神与行为障碍（草案）关于应激相关障碍更新进
展［J］.中华精神科杂志,2018,51(1)：9－12.

［11］ 肖茜,张道龙.ICD－11 与 DSM－5 关于焦虑障碍诊断标准的异同［J］.四川精神卫生,
2020,33(1)：79－83.

［12］ 肖茜,张道龙.ICD－11 与 DSM－5 关于强迫及相关障碍诊断标准的异同［J］.四川精神
卫生,2020,33(3)：277－281.

［13］ 肖茜,张道龙.ICD-11 与 DSM-5 关于双相障碍诊断标准的异同[J].四川精神卫生,2019,32(5):456-459.

［14］ 肖茜,张道龙.ICD-11 与 DSM-5 关于抑郁障碍诊断标准的异同[J].四川精神卫生,2019,32(6):543-547.

［15］ 肖茜,张道龙.ICD-11 与 DSM-5 关于应激相关障碍诊断标准的异同[J].四川精神卫生,2020,33(4):368-372.

［16］ Davey G，Lake N，Whittington A. Clinical Psychology[M]. Second Edition. London：Routledge，2015.

［17］ Trull T J，Prinstein M J. Clinical Psychology[M]. Eighth Edition. Boston：Wadsworth Cengage Learning，2013.

第四章　医患心理和医患沟通

第一节　患者心理特点和求医行为

患者角色(role of patients)又称患者身份,是与医疗卫生系统发生关系的那些有疾病行为、求医行为和治疗行为的社会人群。在现代医学模式下,患者可以通过多种信息渠道掌握越来越多的健康相关知识,对自身健康状况的关注度也在不断提高,因此患者身份通常由医患双方共同确认。社会普遍认为医生角色的专业性较强,且因技术水平高临床经验丰富而更具有权威性。

一、患者心理特点

美国社会学家帕森斯(Talcott Parsons)1951 年在《社会系统》(*The Social System*)一书中强调患者不仅仅只是患病的个体,也应该被认为是一种社会角色。社会表现出对此社会角色的期待,并运用社会规定体现患者的社会位置、权利与义务。患者角色本身也是一个角色丛,也就是说一个人担当了两个人以上的角色。医务工作者应加强对患者角色的理解和认识,这将直接关系到治疗过程中是否能够以患者为中心。患者的心理特点受到不同的社会地位和文化背景等因素的影响,有较大个体差异的同时也存在许多共通点。根据马斯洛(Maslow)需要层次理论,对患者角色来说,生存需要是最重要、最基本的需要。在临床工作中,医务工作者要特别关注患者以下各种心理需要。

(一) 安全的需要

患者担心疾病会威胁生命或治疗效果不显著,焦虑的同时甚至会对医务人员的职业道德和技术水平产生怀疑。如果安全需要得不到满足,患者容易出现焦虑、恐惧等不良情绪,其中危重患者尤为明显。患者希望充分清晰地了解自身的病情、诊断和治疗以及疾病的预后等问题。当满足了患者的安全需求后,患者对于治疗疾病的自信心大大提高,有利于其遵循医嘱、自觉地配合治疗和护理。

（二）尊重的需要

患者比平时更希望被认识和尊重，在患者身份确认之后，不论其原有的社会地位如何，都希望医护人员对自己的基本情况和病情能够细致地了解并得到尊重和照顾、受到重视并接受更好的治疗和护理。

（三）归属与爱的需要

归属与爱的需要，又称社会交往需要，个体在患病后总是希望得到别人的关爱与体贴。由于日常的相处对象变成了医护人员和其他患者，每位患者都希望自己能够适应新环境并在群体中受到接纳，成为同情和爱护的对象。如果这种需要没有得到满足，患者可能会产生失落、孤独感和遗弃感。

（四）自我实现的需要

患者作为一种社会角色，同样也受到社会的期待。在认识到自身无法承担原有角色的责任和无法完成正常任务后，患者倾向于履行新的义务——尽快从疾病状态恢复至健康状态。因此会积极参与一些力所能及的活动与运动，并把这些活动作为治愈后重新参与社会生活的准备。

总之，不同患者常常怀着复杂的心情前来就医，往往希望得到更多与病情相关的信息。医务工作者要根据不同文化、社会背景，分析其心理特点，尽量满足患者的心理需要。在与患者交流的过程中应注意沟通的技巧与方法，促进患者积极合理地参与医疗决策。

二、求医行为模式

求医行为（health seeking behavior）是指个体本着预防疾病或在疾病早期及早发现问题，以治疗为目的采取的寻求医疗帮助的行为。梅凯尼克（Mechanic）等人曾用患病行为这一概念来表示个体出现疼痛、不适及机体障碍等疾病症状时个体的自我感知、评价和处理行为。求医行为就属于患病行为。结合主观和客观因素分析、理解患者的求医行为，将有利于提高卫生服务质量。

（一）求医行为的类型

求医行为的类型大致有三种：

1. **主动求医型**　当个体产生不适感觉时，自觉地做出求医决定，见于大多数患者。

2. 被动就医型　受智力低下、意识障碍等因素影响,或其他限制行为能力人,无法自主判断病情,由患者的家长、亲属或者其他人做出求医的决定,如儿童或者昏迷患者。

3. 强制求医型　自己不承认有病,但由于对本身或社会可以构成危害而由他人强制求医,多见于无自知力的精神障碍患者。

(二)疾病行为阶段模式

1965年萨奇曼(Suchman)提出疾病行为的阶段模式(stage of illness medical care)。认为个体的求医行为共包括五个阶段:(1)症状体验阶段:此阶段患者感受到自身不适,并判断是否存在疾病、是否就医。(2)患者角色认同阶段:此阶段患者试图从周围环境和社交网络中搜寻相关资料和信息,开始接受非专业的治疗组织系统。(3)接受医疗照顾阶段:在此阶段患者是否能选择接受专业的治疗将受到患者对患病的态度、受教育程度和医疗资源的影响。(4)患者角色依赖阶段:只有真正接受了专业医疗机构的治疗才能进入角色依赖阶段,同时患者感受到约束与控制。(5)痊愈和康复阶段:此阶段患者通过接受科学的医学治疗,改善疾病症状、减轻痛苦,逐渐脱离患者角色,回归至正常社会生活。

(三)医疗服务利用模式

1968年安德森(Ronald Andersen)提出了医疗服务利用模式(a behavioral model of families' use of health services),认为患者及家庭是否选择利用卫生服务和利用的程度受到预置因素、能力因素、需要因素三方面的影响。(1)预置因素包括个体的人口学特征和健康信念等,可预测一定时期内求医倾向,较为稳定,不与卫生服务利用直接相关。(2)能力因素指个体确保自己能接受医疗服务的程度,如经济收入和医疗机构可及性,相对可以改变,属于影响卫生服务利用的间接因素。(3)需要因素包括个人对卫生服务的认知、对自身疾病状态和健康状况的主观判断和医生对患者健康状况的客观测量与专业评估。需要因素是个人决定是否利用卫生服务最直接的原因。而修正后的安德森医疗服务利用行为模型则总结了环境因素(environment)、个人特征(population characteristic)、医疗行为(health behavior)、医疗结果(health outcome)四个重要维度。环境因素和个人特征共同影响医疗行为,进一步影响医疗结果。

（四）寻求协助整体模式

1978 年麦肯尼克（Mechanic）在社会心理因素基础上提出了求医行为的寻求协助整体模式理论（social psychological model of seeking assistance），也从人群对疾病的认知角度解释患者的求医行为。该理论的核心是认为患病行为是一种文化和社会的习得反应。一个人对症状的反应将根据他对情景的定义产生，虽然这种定义可能同时受到他人定义的影响，但其自身在特定社会和文化环境下形成的知识和经验对求医行为的影响更大。

三、求医行为影响因素

（一）生理因素

1. 年龄　通常老年人和儿童的求医行为较多，一方面此年龄段的群体更倾向于关注自身的健康状况，求医需求较高，另一方面也反映出他们得到更多来自家庭其他成员、监护人或主要照料者的重视，因此将获得更多的卫生资源投入。

2. 性别　女性的求医需要通常高于男性，但有研究表明最后实施求医行为的更多是男性。性别的社会属性对就医行为的影响可能高于求医需要。因此要减轻患者对于疾病污名的焦虑或恐惧，将求医需要作为动力，促进其产生积极的求医行为。

（二）心理因素

1. 对疾病症状的感知　个体对自身健康的主观性评价是求医行为的重要决定性因素，患者对疾病症状性质和严重程度的感知通常是影响求医行为的主要因素，该症状给患者的身心健康或正常生活带来的影响是影响求医行为的重要因素。

2. 性格特征　性格是受到社会环境影响、具有可塑性、影响态度和行为的心理特点。患者的求医行为很大程度受自身性格的直接影响，外向型的患者可能夸大疾病的痛苦程度，内向型的患者较少直接表达疾病带来的痛苦，依赖外部环境的患者倾向于更多求助医疗卫生服务，性格坚强的患者可能讳疾忌医。患者的性格特征存在个体差异，因此临床工作中需要了解患者的性格特征,促进其积极配合完成治疗。

3. 家庭关系与社交网络 家庭是个体长期生活的客观环境、人生观、价值观的发源地。家庭中各成员有关疾病的知识及家庭权威是患者就医的关键,缺乏疾病知识或缺乏家庭权威可能阻碍人们获得专业的医疗服务。个体与社交网络中其他重要他人进行交流沟通,形成了独特的态度、价值观和文化背景,接受来自他人的合理建议对于主动积极求医行为同样十分重要。

4. 受教育程度 现代社会个体通过许多新兴渠道获取健康医疗知识。具有较高文化程度或经常关注医疗的患者或家属,其求医行为通常是积极主动且目的性明确的;反之,求医行为常常是被动或盲目的。

5. 宗教信仰 宗教信仰指个体或群体对某种精神信念的追求与向往,通常影响个体的认知、情感与行为。拥有不同宗教信仰的患者对自身健康状况的理解和认知存在差异,形成不同的健康因果观和健康信念,进而影响求医行为。

(三)社会因素

1. 社会期待 患者接收到来自社会的期待和他人评价是影响求医行为的重要因素。病耻感(stigma)和许多社会偏见相关,尤其认为被诊断为精神疾病或传染性疾病可能意味着遭人排斥、与不良的人际关系相联系。例如对于精神科的误解导致患者求助于非精神科,降低疗效等。因此,缓解患者及家属对于疾病污名的恐惧有利于促进其主动就医,真实地陈述病史,积极配合治疗。

2. 经济收入 不同的社会经济地位是影响个体健康状况的重要因素。经济状况成为求医行为较强的约束力,医疗服务的成本过高使部分居民不能支付医疗费用,间接地影响了患者及其家属的求医行为。

3. 医疗保险 随着社会保障体系、医疗保障制度的完善,医疗保险越来越有利于促进卫生服务的利用。尤其体现在患者对正规和非正规医疗卫生机构的选择上。参保者在患病后更多地选择前往正规医疗卫生机构就医,医疗保险降低了较高的医疗成本对家庭经济状况的影响,使患者感知到疾病症状后能更主动和更放心地就医。

4. 医疗卫生服务可及性　居住地、卫生服务设施等硬环境对求医行为的影响明显,其中交通便捷程度和到医疗服务机构的距离一般决定了患者求医的半径。患者可能因为医疗卫生服务机构数量少或交通不便而减少就医次数,降低求医行为积极性。

四、促进正确的求医行为

求医行为背后有复杂的生理、心理、社会因素,因此在现代医学模式下,健康促进的范围应当包括建立健康的求医行为。促进正确的求医行为是降低患病率和对疾病及时治疗的重要措施之一,也是预防重要疾病和控制其传播的有效手段。因此,为促进积极求医行为,可从下述几个方面进行。

(一)促进患者对自身疾病症状的合理认知,树立正确的健康观

对自身症状的因果有客观的、科学的认识,有利于患者对疾病症状正确识别、作出评估判断并及时就医。

(二)形成良好家庭关系、健康支持性的社交网络

社会支持缓冲模型认为,社会支持可以适当缓解压力,因此可减轻患者因感知到疾病症状而产生的焦虑。处于良好家庭关系和健康社交网络中的患者,能够在领悟社会支持下对自身的患病情况采取积极的应对方式,有利于主动积极就医。

(三)普及疾病预防和健康相关知识

积极求医行为的一项重要意义在于及时防止病情恶化与传播。现代社会中,儿童、青年和老年群体都能够通过不同渠道获取信息。在提升居民素质、提高受教育程度的同时,应给各个群体普及健康知识和疾病预防的合理手段与应对方式,有利于促进其主动地、有针对性地就医。

(四)减轻社会对疾病的污名化,降低患者的"病耻感"

对于患有精神障碍、传染性疾病的患者,减轻病耻感尤其重要。从初次就诊至治疗完成的整个过程,患者的病耻感可能长时间存在,并影响患者重新回归社会。医务工作者聚焦于患者身体机能恢复的同时不应忽视其心理健康。消除病耻感、满足患者被尊重的需要,不仅能够提升患者就医的主动性,也能促进其在就医过程中积极配合治疗,提升疗效。

（五）完善医疗保障体系

医疗保险与患者的经济状况密切相关，也是影响其主动求医的直接因素。完善医疗保险制度将更直观、更有力地改善社会中大部分居民的就医态度。

第二节 医务人员的心理健康

心理健康（mental health）不仅表现为智力正常、情绪良好、意志健全、行为协调符合年龄特点，而且还表现为反应适度、人际关系协调、心理活动符合年龄特征的心理状态。

多项研究表明，医务人员在职业倦怠的影响下极易进入亚健康状态，对心理健康造成极大损害。医务人员长期处于高负荷工作状态，是职业倦怠的特殊高发人群。

职业倦怠（job burnout）在 1974 年由美国心理学家费登伯格（Freudenberger）首次提出，其指的是个体在工作重压下产生的身心疲劳与耗竭的状态。了解医务人员压力与应激的来源，消除职业倦怠，已成为保持医务工作者心理健康的重要一环。

一、医务人员压力来源

（一）超负荷工作量

优质医疗资源不足与患者对高质量健康水平的追求是我国现阶段医疗卫生工作的主要矛盾，这使得医务人员工作量长期超负荷运转。同时，患者对于医务人员越来越高的期望也给医务工作者带来了许多潜在压力。

（二）生活作息紊乱

由于医疗卫生工作的职业特点，绝大部分医务工作者均存在饮食不规律、作息紊乱的问题。生物钟的紊乱本身便可削弱个体应对压力的能力，从而更易造成职业倦怠的产生。

（三）较长的工作时间

相较于一般职业，医务人员的每日平均工作时长明显超过了劳动者建议工作时长。在节假日与双休日，医生的加班已经成为常态。长时间无固定休息时间无疑加重了医务人员的身心压力。

(四) 人格特质

国外相关研究表明,个体人格特质是工作中压力产生的重要影响因素。根据艾森克人格理论,精神质(P)倾向较高者在工作中较难以适应周围环境,更容易感受到敌意与孤独,在工作中更易产生压力。而在内外倾向性(E)方面,内倾性较强者更易产生内部压力堆积,发生心理健康问题的概率也较外倾性人格者大。

(五) 医疗风险

在医疗工作中,职业暴露(如接触传染性疾病患者、接触病患的体液)、医患纠纷、生命的离去是每个医务人员需要面对的问题。在治疗患者的同时,潜在的医疗风险也给医务人员心理带来了巨大挑战。

二、压力与倦怠对健康的影响

国外调查研究表明,与一般人群相比,医务工作者的抑郁与自杀率明显偏高,这种倾向可能源于医学院校教育。医学生教育中追求完美、高度的责任感、高强度的竞争等特点都会导致压力的产生。这种倾向性可能会持续到医务工作者今后的工作之中。

(一) 压力与倦怠对心理健康的影响

压力与倦怠对人的心理影响尤为明显,心理症状可以表现为焦虑,抑郁,情绪过敏或感情压抑,精神疲劳等等。

(二) 压力与倦怠对生理健康的影响

压力对人体的各个系统都会产生影响,各系统在受到压力影响后表现也不尽相同。例如,运动系统可表现为骨骼肌紧张,全身肌肉经常处于兴奋状态。心血管系统可表现为血压升高,心率加快。长期处于压力之中的个体患高血压、冠心病的风险大大增加。呼吸系统在压力状态下可表现为呼吸急促,呼吸困难。消化系统可表现为消化不良,食欲减退,胃肠道蠕动减缓。此外压力还可导致人体内分泌系统紊乱,性欲降低甚至性欲低下。

（三）压力与倦怠对工作行为的影响

现代心理学认为,压力与工作效率之间呈现出倒 U 型关系特点。当压力处于最优承受区间时,工作效率为最大值。过高的压力值会导致工作效率的降低,形成不健康的工作行为模式,具体表现为延长无效工作时长,工作变得拖延,甚至故意避免工作。结束工作后身体感到明显不适与疲惫,暴饮暴食与熬夜频率显著增加,与朋友及家人关系恶化等。

三、压力与倦怠的应对

国内相关研究表明,工作要求、组织资源、社会资源、事务型心理资本、人际型心理资本为职业倦怠的重要相关因素,调整上述相关因素将有利于职业倦怠的缓解,而自我生理、心理、工作调节对于压力缓解尤为有效。

（一）倦怠的应对

1. 组织资源优化　医生是高风险、高强度、高技术职业,但我国由于各方面因素影响,医生的劳动价值并没有得到合理体现,这在低年资、低工龄的年轻医务人员群体中尤为普遍,这也是造成年轻医务工作者职业倦怠的主要因素。因此,合理的收入分配、宽松的晋升道路、更多的学习机会、和谐的同事关系均有助于缓解医务人员的职业倦怠。

2. 社会资源优化　社会给予医生的过高期望是职业倦怠的另一影响因素,患者与患者家属无不希望来到医院后医生能够妙手回春,药到病除。这对医生医疗水平提出了极高的要求,加大了医务人员的诊疗压力,长期发展容易造成职业倦怠。社会与患者需要理解现代医疗仍具有许多局限性,许多疾病仍处于未知或探索阶段,给予医务人员一定的"宽容",将极为有力地缓解医务人员职业倦怠。

3. 工作资源优化　我国是世界上最大的发展中国家,同时也是世界人口第一大国。如今的中国正处于社会转型关键时期,人民对医疗卫生水平的要求不断提高,医生的工作环境不容乐观,医疗纠纷频频发生使得医生对具有高风险性的医疗操作多采取保守的"逃避"态度。因此,优化医患关系、改善医疗环境对缓解医务人员职业倦怠起着重要作用。

（二）压力的应对

1. 正确看待压力　对于个体来说,压力具有两面性。从积极的方面来看,适度的压力能够激起人的斗志,促进个体努力工作,向前发展;而从消极的方面来看,压力过大会使个体身心疲惫,效率降低,压力过小反而使得个体不思进取,失去动力。因此正确认识压力对医务人员显得尤为重要。首先,相信压力是可以控制并消除的,即使无法消除,也可以通过努力使压力对自身的影响降到最小;其次,要设定合理的短期与长期目标,切忌好高骛远;最后,要对自身充满自信,坚定能够完成目标的信心。

2. 制订切实可行的计划 ①列出当下面临的主要压力。②写出压力的主要来源。③列出自身对上述压力的身心感受(包括压力的强度与持续时间)。④列出对自身可行的压力缓解方法。

3. 采取科学的减压方式 ①缓解压力首先需要保证科学的饮食与充足的睡眠,良好的休息可以帮助身体应对不可避免的压力。②适度的体育锻炼,每日 30~60 分钟的有氧与无氧运动能显著缓解压力导致的身心疲劳,并有助于保持身体健康。③适时地向家人与朋友倾诉自己所面临的压力,必要时可咨询心理医生,寻求专业人士的帮助。④参加内观与冥想训练可显著改善机体对压力的感知状态。⑤学习沟通方式,养成良好的沟通习惯,可显著减少医务人员人际关系压力。

四、医务人员常见心理疾病

长期处于慢性压力之中,职业倦怠无法解决时个体不良情绪会发生堆积,长此以往会诱发心理疾病。当出现轻度心理问题时,个体可保持正常工作与学习生活,但效率有所下降。当出现严重心理问题时,个体生活、工作会受到严重影响,并可能泛化出其他心理疾病。下面对医务人员常见心理疾病做简单介绍,以便出现相关问题时能及时加以识别。

1. 适应障碍 当周围环境出现明显变化时,个体可出现心理痛苦、情绪紊乱、行为异常等改变,但一般不会出现精神病性症状。临床中可伴有抑郁、焦虑等症状,同时也可伴有物质滥用、不良行为、工作中注意力难以集中、易激惹等症状。

2. 广泛性焦虑障碍 ①无明确对象和具体内容的紧张与不安,担心未发生的事情,注意力下降。②伴有交感神经系统过度活动与骨骼肌的紧张性增加,具体可表现为心慌、头晕、气促、胸闷、食道内异物感。③常伴有失眠、运动性不安、静坐不能等症状。

3. 抑郁障碍　①核心症状可表现为情绪低落、兴趣减退、快感丧失。②心理症状群:表现为与抑郁伴发的焦虑,思维迟缓,感到反应变慢,近事记忆下降,学习能力明显降低。此外还可包括认知扭曲及负性认知,即对各种事物均持悲观态度,感到自身无用、无助、无望。③自罪自责:在上述悲观态度基础上患者会贬低自我,对自己所做的事情均持怀疑态度,对以前的长处也不再自信。

4. 失眠症　失眠症是最常见的睡眠障碍,主要临床表现为睡眠起始阶段的入睡困难,睡眠维持阶段的觉醒后再次入睡困难和早醒,两个阶段的睡眠障碍可单独存在也可能同时存在。失眠症患者白天可表现为记忆力下降、烦躁、注意力无法集中与嗜睡等等。

五、心理疾病的治疗

调查研究发现,医务人员患有心理疾病后,其就医积极性较普通人并无明显提高,这可能与医生本身角色有关(担心确诊后会影响工作,影响接诊时对于患者的权威性)。但心理疾病有与其他疾病一样的治疗原则,即"早发现、早诊断、早治疗",在发现当下心理状态极度不佳时,医务人员更应积极主动就医,尽早治疗,尽快康复,以便能更快地投入正常生活与工作之中。心理疾病治疗主要方法包括心理治疗和药物治疗。

1. 心理治疗　心理治疗是人与人之间相互作用的过程,通过心理治疗师的帮助,使患者摆脱痛苦走出困境。现下主要的治疗流派包括:认知行为治疗、精神分析与动力性心理治疗、森田治疗、内观治疗、催眠治疗等,各个流派对于心理疾病的认知方式各有差别,患者可根据自身情况进行选择。

2. 药物治疗　精神药物主要指作用于中枢神经系统而影响精神活动的药物。常见的精神药物可分为如下几大类:①抗精神病药物,主要包括第一代与第二代抗精神病药,其通过影响中枢神经系统多巴胺等神经递质释放起到治疗作用。②抗抑郁药物,包括三环类抗抑郁药(TCAs)、选择性 5 - HT 再摄取抑制剂(SSRIs)、5 - HT 和 NA 再摄取抑制剂(SNRIs)等。抗抑郁药物多数具有抗抑郁与抗焦虑的双重作用。③心境稳定剂,主要用于治疗躁狂、轻躁狂状态。④抗焦虑药物,主要指苯二氮䓬类药物(快速起效)与 5 - HT 能部分激动剂(缓慢起效)。⑤催眠药,改善睡眠障碍的同时还可以治疗失眠症。

此外,中医中药、物理治疗、运动疗法、音乐疗法等对于心理疾病也有积极疗效。

第三节　医患关系

医患关系(physician-patient relationship)是指在医疗卫生活动中以医务人员为一方和以患者及其家属为一方所建立的各种联系。医学史专家西格里斯在其经典陈述中,将医患关系分为狭义和广义两方面:狭义的医患关系是指个体(医护工作人员)和个体(患者)之间的相互关系;而广义的医患关系是指群体(医方)和群体(患方)之间在医疗过程中形成的各种联系,而医方不仅包括医生,也泛指护士、临床心理工作者、其他医疗技术和卫生行政、后勤保障等人员,患方则由患者及其家属、朋友和同事、病友等组成。

一、人际关系的特点

在社会心理学中,人际关系(interpersonal relationship)是指在社会活动过程中个体与个体之间心理倾向上的关系和心理上的距离,而心理上的距离,就是指彼此双方心理上的接纳程度。一般来说,人际关系的好坏,反映了个体与个体之间在相互交往过程中物质需要和精神需要能否得到满足。如果双方都能获得社会需要的满足,相互之间才会发生和保持接近,在行为上表现出喜欢和亲近,反之则厌恶和疏远。这种关系上的亲密、疏远或敌对,都是心理上的距离,而人与人之间心理上的距离就通称为人际关系。

每个人都具有人际关系的需求,在社会交往中,每个人对他人的需求内容和方式都各不相同,这就反映了每个人所特有的人际反应特点。一般将人际交往中的需求分为三类,即宽容的需求、控制的需求、情感的需求。

1. 宽容的需求　具有这种需求的人,希望与别人交往时建立和维持比较和谐的关系,因这种需求而形成的人际反应特点为随和、参与和合作。与宽容相反的特点则为排斥、对立和孤独。

2. 控制的需求　具有这种需求的人,希望通过一定的权力或权威来建立与他人的关系,其反应特点为使用权力、权威来影响和支配、控制他人。相反的特点则为反抗权威或追随他人。

3. 情感的需求　具有这种需求的人,希望在情感方面与他人建立并维持较好的人际关系,其反应特点为同情、热爱、亲密。相反的特点为疏远、冷漠和厌恶。

总之,人际关系是社会生活中的一个主要课题,也是人与人之间相互作用的结果。正是由于人与人之间的相互作用,从而形成了极其复杂的关系网。因此,人际关系是人类社会交往中的一个重要组成部分。

二、影响人际吸引的因素

影响人际关系的一个重要因素是人际吸引,它是人类交往当中的一种主要形式,只有双方彼此相互吸引和"投缘",才会建立和形成交往,以及维持良好的人际关系。所谓人际吸引,是指在社会交往中能够满足人的精神需求,以致人们彼此之间产生友善的态度。在人际吸引中,情感因素往往在很大程度上起着举足轻重的影响。一般来说,心理上的距离愈近,人与人之间的吸引力就愈强。

1. 外貌(或仪表)吸引 外貌吸引是客观存在的,尤其是与陌生人打交道。有人说"漂亮比一封介绍信更具有推荐力",说明爱美之心人皆有之。研究表明外貌在人际关系中的作用是极其微妙的。例如青年男女初次相会,外貌吸引力高于其他吸引力。必须注意的是外貌往往会产生晕轮效应,即对人的判断最初是根据好坏来区分的,并以此引申来推论他的其他品质。

2. 邻近性吸引 俗话说,"远亲不如近邻"。生活距离接近的双方,一般来说比较容易吸引。人与人的交往中,大部分的朋友是近邻、同学和同事。一旦超过一定的距离,交往就不容易建立。这一原则目前已广泛用于国外的管理事业中,如在一个大的空间中分设许多部门,而上司则身在其中,各部门的间距不超过 40 m,科技人员之间的房间间隔小于 20 m。为什么邻近会产生吸引呢?目前的解释为:①人普遍存在着一种建立和谐人际关系的期望,希望与近邻友好相处;②人在相互交往中,往往看其积极方面,忽略消极方面,从而为邻近吸引建立了比较好的基础;③人在相互交往时,都力图以最小的代价获得最大的报酬。一般来说,与邻近者交往较远距离者付出的代价小,因为容易了解对方和预测对方的行为,使自己在交往过程中产生一种安全感。

3. 能力吸引 "水往低处流,人往高处走",一般人都喜欢与聪明人或能力强的人交往,而不喜欢与愚蠢的人交往和打交道。因为聪明人在某些问题上可以给对方以帮助,至少不会添麻烦;另外,聪明人的言行往往恰到好处地给对方心理上的满足。

4. **相似性吸引** 外貌吸引在交往初期会产生较大力量,但随着交往的深入和熟悉,人们在态度、政治、经济和文化背景等方面的相似性会对彼此间的相互吸引产生越来越大的作用。这种相似性不仅包括年龄、学历、兴趣、嗜好、对容貌的态度等个人方面的相似,而且还包括民族、行业、工种等社会方面的相似。为什么相似性会产生吸引呢?其解释为:①人们都倾向于使自己认识体系中的情感关系保持协调一致;②别人与自己态度上的相似,是支持自己评估能力的有力依据;③人们一般喜欢参与和自己个性及社会背景相似的社会活动。

5. **互补性吸引** 一个独立性、支配性强的人和一个依赖性、顺从性强的人,一个脾气急躁的人和一个耐心稳重的人,容易相互吸引。当然,只有当双方的需要和对方的期望正好成为互补关系时,才能产生互补吸引,也即只有在相似的态度基础上,互补吸引方能产生。例如,丈夫支配性强,妻子顺从性强,但只有在双方都同意传统性别角色观念时,两个人的关系才能协调和维系。

一般来说,人们都喜欢与真诚、热情和友好的人交往,讨厌与自私、狡诈和冷酷的人交往。国内曾有人对中国大学生择友问题做过调查,结果发现真诚是择友中首先考虑的因素。国外心理学家调查大学生对 550 个词汇的反应,发现对真诚评价最好,对虚伪评价最低。综合国内外研究,有关妨碍人际吸引的因素可以归纳为:虚伪、自私自利、不尊重人、报复性强、嫉妒心强、猜疑心重、苛求于人、过分自卑、骄傲自满、孤独固执。因此,在日常交往过程中,应尽量克服和避免上述的个性品质,提高自身人际吸引力,以增进交往和沟通。总之,最重要的人际吸引是热情。因为热情是中性的,而且对别人热情的人,也是最受欢迎和易接近的人。

提高或改善个人的人际吸引力,一般可通过下述几个方面来取得:

(1) 寻求共同点。一个人要被别人喜欢,根本的问题是去寻求和自己相似的人,因为这种办法并不要求自身有多少改变,而是要选好交友的对象。

(2) 增加社会接触。加入俱乐部、协会或任何一个社会团体都会有助于自己结交朋友,因为它会使你接触的人更多、更多种多样。

(3) 满足他人的需要。满足他人的需要会增加一个人的社会价值,特别是对那些焦虑不安、抑郁、孤独无助的人表示同情和帮助,一定会使他人更加喜欢和你信赖你。当然,关键是要了解他人的需要。

(4) 表扬他人。表扬是一种奖赏,因为"收益—代价"之间的平衡会影响个人的喜爱程度。不过,需要指出的是,表扬要实事求是,要有可信性。如果被表扬者自尊心很强,就会感到表扬他的人有眼力,会欣然接受。相反,被表扬者若很自卑,表扬效果就会较差,因为他会认为表扬言过其实,当之有愧。总之,若要人爱你,请你先爱人。

(5)社交技能的改进。社交技能是一个复杂的问题,它很难从教科书或学校中学得。在日常生活中,经常会看到某些人"八面玲珑",而有些人却"四面楚歌",这其中往往内蕴着一定的社交技能。如何改善自己的社交技能,可参见行为治疗中的有关内容(社交技巧训练)。

三、医患关系的模式

1956年萨斯(Szasz)和荷伦德(Hollander)提出,一般临床常见的医患关系有三类模式,即主动—被动型、指导—合作型,以及共同参与型。

1. **主动—被动型**(active-passive model) 这是具有悠久历史的医患关系模式。医生处于主动支配的地位,而患者则处于被动的地位。医生的权威性不会受到患者的怀疑,患者不会提出异议。其医患关系的要点和特征是"为患者做什么"。这种关系在生活中的原型犹如父母与婴儿,婴儿完全没有表达独立意志的可能性,一切听命于父母。在精神分析治疗、催眠治疗中,也可以见到这种类型的医患关系。在这种模式中医生的责任感、敬业精神和高尚医德就显得更为重要,因为医生的工作态度和状态完全决定了患者的生命安危。这种模式在强调人权的今天,已受到越来越多的批评,但仍适用于处理急性传染病、严重外伤、昏迷、手术患者,以及婴幼儿或精神分裂症患者等难以表述主观意见的患者。

2. **指导—合作型**(guidance-cooperation model) 这是临床工作中目前最常见的医患关系模式,也是构成现代医患关系的基础模式。其医患关系的要点和特征是"告诉患者做什么"。患者在医生的指导下积极配合执行医生的医嘱,而医生处于医学上的权威地位,这种关系犹如父母与少年,少年有一定的理解力和主动性,但他们在各个方面远不如父母那样成熟,那样有力,因此,父母充当引导者,少年接受父母的引导。这种医患关系见于急性患者,他们是清醒的,但疾病较为重度,为时也不久,他们对疾病的了解很少,要依靠医生的诊断和治疗,他们处在比较忠实地接受和执行医生的劝告的地位,也是不可避免的,必要的。这一模式较主动—被动型医患关系又前进了一步,有利于提高诊疗效果,及时纠正医疗差错,但仍不够理想。

3. 共同参与型(multi-participation model) 这是现代医患关系的一种发展模式。这种医患关系的要点和特征是"帮助患者自疗"。在这种模式中医患双方都有共同的诊疗愿望,以平等关系为基础,积极配合,共同参与。患者能在诊疗过程中更体现出主动性和参与性,除了积极提供患病信息外又参与投入诊疗过程中的自身努力。这种关系犹如成年人之间的相互关系,都有决定权,都有主动性。在这种医患关系中,患者和医生一起商讨采取什么防治措施,共同做决定,主要由患者自己进行治疗。在慢性病、心身疾病的诊疗及部分心理障碍的心理治疗与药物治疗过程中,此类模式的应用尤为重要。

需要指出的是,这三种医患关系,在它们特定的范围内都是正确的、有效的。对一个昏迷的休克的患者,除了紧急决定种种抢救措施外,是不可能让患者来参与什么意见的,只能采取主动—被动型这种做法。对大多数患者,应该按照引导—合作型或共同参与型的医患关系来组织医疗过程。21世纪的医生要转变医疗行业模式,目前有一种趋势就是强调"自己的生命自己负责"的原则,以患者为中心,在证据、医生技能和患者价值三者必不可少的基础上,遵循当前最好的研究证据,并要主动和患者沟通,让患者参与到诊治过程中来,即循证医学模式。

四、医患关系的重要性

近年来国内发生的医患矛盾与纠纷恶性事件时常见诸媒体的报道,引来全社会的关注和讨论,给临床一线的医务人员增加了无形的压力与困扰。特别是全球知名的《柳叶刀》(*The Lancet*)医学专业杂志亦专门刊文探讨中国的医患矛盾与医疗改革,提出不仅仅是社会或制度等方面的问题,也与医务人员的培训缺乏人文素养和技能的学习有关。美国凯恩(M. W. Kahn)医师通过自己的就医经历曾在《新英格兰医学杂志》撰文呼吁重视医患关系和沟通技能,强调医疗工作中的基本礼仪,因为"患者总希望遇到一个富有同情心的医师,但他们会仅仅满足意于医师的举止优雅吗?",患者常常抱怨"医师只是盯着电脑屏幕,没有看我""从来没有看到她对我微笑过"或者"我也不知道我在与谁交谈,因为他根本就不瞧我"。

事实上,医患关系是所有临床工作的基础,它的好坏直接影响到医疗质量和满意度。医患关系的重要性主要体现在以下两个方面:

1. 良好的医患关系是医疗工作开展的重要前提　医疗过程中的所有检查、诊断和治疗方案的贯彻执行都必须通过医患双方的信任与合作才能顺利地进行。为了对患者作出正确的诊断和实施相应的治疗措施,医务人员需要患者提供详尽的病史资料并在治疗中及时地反馈信息,因此患者的合作尤为重要。医患之间相互信任、相互尊重的良好关系能明显提高医患之间的合作程度,也有助于明确诊断和有效地实施治疗。

2. 融洽合作的医患关系是对患者的一种心理和社会支持　良好的医患关系具有积极的心理支持和社会支持的功效,并且药物治疗和心理治疗效果的取得与医患关系有着密切的联系。临床实践表明,知识和技能相仿的医生在诊治同类患者的疾病中其疗效会有较大的差异,这就说明治疗效果不仅取决于医生的医学知识及操作技能,同时也取决于医患之间的沟通技巧。

五、如何改善医患关系

临床医务人员良好的心理素养是医患关系融洽的重要因素。医务人员在医疗过程中体现高尚的医德医风十分重要,但如果没有健康的心理素养为基础,文明的医疗氛围也难以体现。提高医务人员的心理素养是提高医疗质量的重要条件,这应成为医务人员提高全面素质的必要组成部分。医务人员健康的心理素质具体体现在合理的认知、良好的情绪和适应的行为等三个方面。

1. 合理的认知　每个人都有自己的认知过程和特点,能否合理地认知、判断和处理客观信息能直接体现个人的认知结构和水平。作为医务人员除了具有相当的医学知识技能和更新知识、充实知识的能力之外,还必须具备对患者、疾病和诊疗过程的合理认知。医务人员应以患者为本,全面地收集信息,客观地观察、思考和评价医疗工作及医患关系中的各种问题,同时应该合理地评价自我。应避免因认知方面的曲解而引起的对医务人员自身情绪和行为方面构成的负面效应,从而影响诊疗工作的正常进行。

2. 良好的情绪　良好的情绪是体现医务人员心理素养的重要方面,它不仅会影响医务人员的工作状态,也会影响医疗工作的全面质量。保持良好的情绪,这对于医务人员并非一件容易的事情,因为很多来自内在或外在的因素都可能对医务人员的情绪带来直接或间接的影响。由于医务人员自身也有很复杂的心理活动,他们也生活在现实的社会环境中,也会因工作、生活等多方面的压力而引起情绪方面的反应和波动,但是作为医务人员应具备调整和把握自己情绪状态的能力。医务人员的情绪状态可以成为患者的一种心理支持，也可以给患者的心态带来消极的影响。

3. 适应的行为　医务人员应具有适应的行为模式。所谓医务人员的适应行为，是指医务人员的行为必须适应于自己的职业角色和工作环境的要求，如举止谈吐、外表形象、办事风格、医德医风、人际沟通的技巧等。医务人员的行为是最容易被患者所感受和评价的、最能直接体现职业形象的内容。医务人员的行为模式若能与患者的期待和愿望相符合，就能增强医患之间的人际吸引力，有利于建立和保持相互之间尊重、融洽和合作的医患关系。

建立良好的医患关系在医学科学高度发展的今天仍具有十分重要的意义，而良好的医患关系的建立很大程度上取决于医务人员的心理素养程度。因此对医务人员心理素养的要求和培养，对于改善医患关系是不可忽略的重要工作。在提高医务人员的道德修养的同时，不断提高医务人员的心理素质也是医疗管理部门的重要工作。提高医务人员心理素养的模式和方法有别于一般的思想工作，它是一个规范的结构式的培养过程，需要在心理学专业人员的直接辅导下严格地实施培训。当然心理素质的提高又是一个长期的修养积累过程，与医务人员的自身发展需要密切相关。因而，增强医务人员对于自己心理健康状态的识别力和接纳心理健康专业人员对自身心理困扰或障碍的干预，也是我国医务人员亟待从观念到措施上有所改变和逐渐完善的大问题。

第四节　医患沟通

医患沟通（communication between physician and patient）是临床医疗活动的重要环节之一，在医疗实践中如能有效地开展医患沟通，不仅能增进医患相互的信任，而且能提高医疗服务的满意度和质量。世界医学教育联合会《福冈宣言》指出："所有医生必须学会交流和人际关系的技能。缺少共鸣（共情）应该看作与技术不够一样，是无能力的表现。"高质量的访谈对于明确诊断是必不可少的，综合医院中约82.5％的患者仅凭采集病史就可作出诊断，而需要体格检查帮助的只占8.75％，需要进一步实验室检查帮助的也只有8.75％。此外，患者对治疗的依从性以及疗效在很大程度上取决于医患沟通的质量。

沟通是建立良好医患关系的重要途径。沟通有各种方式，其中交谈是主要形式,而交谈又是建立良好医患关系的必备条件。患者对医务人员是否满意往往并不根据医务人员所给予的治疗的优劣,而是取决于医务人员是否具有同情心、良好的服务态度和高尚的医德。良好的沟通可使患者感到受到重视、亲切、有信任感。

因此,临床医务人员需在医患沟通中注意:①情感的质量,注意尊重和理解患者,态度要温和、不紧张,通过非言语表达形式来传递积极关注;②沟通交流的形式,多倾听、多询问,而非说教和告知,其中特别强调,在倾听过程中要尽量理解患者的感受和想法,而非临床医师自认为的看法或草率地根据患者的回答得出结论;③患者的参与,尽量回答患者关心的问题,允许相互讨论;④合作,取得相互理解、共同讨论和制定明确可达到的治疗目标;⑤时间,与患者接触交流的时间不要太短和匆忙,否则不如不接触。

赫尔(Hall)等提出,可从下述几个方面来改善医患沟通。

一、理解患者的疾患模式

绝大多数临床医师能够正确理解和倾听患者的叙述,但很少会以定式来解释患者自身对其疾患的假设。因此,需要学会使用健康信念模式(health belief model)来理解和解释患者的感受和看法,包括对治疗的态度。疾患模式的特点包括三个核心内容:①认知,即个体对健康威胁的认识或赋予的意义,其可以受内部(症状或体征)或外部(传媒信息)等因素的影响;②行动计划,即个体应对威胁所采取的应对策略;③个体对应对策略结果的评价。

患者往往因为有身体的不适与疾患(illness)而求医,而医师则据此而检查、诊断和治疗疾病(disease);患者希望医师对其症状能够给予解释和治疗,而医师则需要通过先下诊断然后治疗这样的途径来达到目的。这里就存在医患之间理解与沟通的误差,需要弥补和消除。

一般而言,临床医师可围绕下述五个方面的提问来了解患者对自己的问题的看法和理解其疾患模式。

1. 识别(identity) 如"你有什么不舒服或问题吗?""你担心什么?""可以告诉我今天来看医师的目的吗?"

2. 原因(cause) 如"你认为可能的原因是什么?""你是如何看的呢?可能是什么导致这样的呢?""有人告诉你可能是什么原因造成的吗,或者是怎么回事吗?你自己认为呢?"

3. 病程(timeline) 如"你认为病情会持续多久呢?""你认为有什么方法可以影响病情的发展和转归吗? 例如医师的治疗等""你认为会康复痊愈吗?"

4. 后果(consequence) 如"患病以来给你带来了哪些影响,或造成了哪些损失? 例如工作、生活等方面""想过今后如何避免不好的后果吗?"

5. 克服(cure/control) 如"你以前因此问题看过医师吗?""你认为你可以克服或战胜疾病吗?""你尝试过怎样的方法或努力来处理过这个问题吗?""你认为医师能够做什么可以治疗它吗?"

二、整合患者与临床医师的目标

临床治疗方案的制定必须兼顾医患两方面,考虑患者及其家属的可接受性、可理解性和可实践性。虽然患者和家属视医师为"白衣天使",但临床医师必须清醒地认识到自己也是普通人,有"可为"和"不可为"之处,并非无所不能。即如实告知疾病的诊疗考虑、预后转归、治疗方案的优劣比较等,与患者和家属共同讨论与决定,医师多数情况下是建议,而决定与否则由患者和家属来确定,即尊重患者的权利;当然,少数情况下医师也可以决定,但必须征得患者或家属的同意,即保证患者及其家属的知情权。临床医师需要针对具体的病情,与患者及其家属共同讨论与沟通,明确、细化具体的治疗目标,而非简单、笼统地告知治愈。例如,首先是减轻(或缓解)症状或痛苦(即治疗原发病灶),其次是改善对学习、工作、生活的兴趣与乐趣,再恢复日常生活功能和工作等。同时也需要患者及其家属认识到,外界因素和其自身等因素会影响治疗目标的取得,如"道听途说"的医疗信息、病耻感、担心药物不良反应等,特别是服药的依从性(medication adherence)。

由于目前临床上绝大多数患者是患有慢性疾病,需要长期治疗与随访,因此,临床医师如何最大限度地减少患者的不依从、提高其治疗或服药的依从性至关重要。其具体的策略包括:①强调药物治疗是治疗方案中的一部分,患者服药的依从与否是治疗的目的之一;"医师可以用药物来控制目前病情和治疗你的疾病,但需要你按医嘱服药,否则医师也无能为力;不过,如果你服药后有什么副反应或其他什么担心,可及时联系医师"。②让患者及其家属理解和明确,目前所制定的治疗方案是针对患者本人的、个体化的,是可接受的、可理解的,以及实践可行的。③尽可能小剂量和少用药,即服药尽量简单化。④定期与患者讨论有关治疗依从性的重要性与益处,以及可能存在的障碍,转变一些对治疗的偏见或误解,树立起对治疗的信心。⑤切实可行的行为帮助,如具体的书面服药指导(小贴士)、短信提醒、家属督促等,尽量将服药融入患者的日常生活方式之中(如饭前或饭后服药、刷牙后服药等)。

三、注意早期识别抑郁与焦虑情绪

抑郁与焦虑情绪在许多临床各科患者中并不少见,但如果持续时间较长、严重程度达到中等或以上,并对其健康、工作和生活功能造成影响,则需要考虑为病理性的,即精神科中的抑郁症或焦虑障碍,因此早期识别非常重要。因此要仔细观察患者的言谈举止和面部表情,以觉察患者内心的情感活动。如患者手足无措,言语急促,肢体颤抖,愁眉苦脸,叹息,流露出悲观、自责和绝望等,这些非言语性的行为活动表现更能真实地反映患者的情感。即使患者口头上否认有情绪低落、不开心,或者不紧张,但可能是言不由衷或对医师缺乏足够信任而不愿表达。因此,临床医师的耐心、细心询问和"察颜观色"尤为重要,只有这样,抑郁、焦虑患者才不至于被漏诊或误诊。

四、如何应对医疗工作压力与自我调节

1. 培养兴趣爱好,劳逸结合 工作之余,应该尽量放松自己,分散注意力。可以根据各自的特点与喜好,以及可行性来培养,如从简单的户外散步、锻炼到陶冶情操的琴棋书画,乃至交友、聊天、旅游等。

2. 同行的交流和学习 孔子曰"三人行,必有我师"。同行之间的相互交流与支持,不仅情感上能获得同情、理解和共鸣,而且也是压力释放与疏泄的途径之一;再者,可以从同行那里学到能为你所用的有效策略与方法。

3. 从工作中学会感恩和寻找快乐 临床工作繁忙、紧张、压力巨大,是付出和奉献;但换句话说,也是自我实现的体现,是自我医学水平的提高和技能的展现。因为有了患者,才有医师这个职业,才有医师实践的机会以及名医。作为医师,应该时刻牢记在医学入门之初的医学生誓言——"健康所系,性命相托"。

4. 学会将"压力"转化为"动力" 社会生活中,压力、挫折在所难免,关键在于如何看待与应对。虽然目前国内的医疗外部与内环境存在诸多问题和困扰,医师身临其中有时感到压力巨大,甚至心身疲惫,但要学会"转负为正"、辩证地看待。因为自然界的规律众所周知,有阳光就有阴影,没有阳光就没有阴

影;或许近年来媒体与大众更多地关注了医疗的阴影部分,忽略了其本身的阳光方面。或许还有人记得并不遥远的过去(2003 年)——"非典"时期,医师得到社会的认可、尊重和羡慕,虽然责任重、风险大、工作忙、超负荷,但并不感压力,更多的是无怨无悔、无私奉献。换句话说,如果将每一个患者的诊治作为医师医疗经验的积累和学习过程,作为医师的"临床实践老师",在看似繁忙、重复劳动的常规临床工作中学会归纳和总结,不仅仅是"救死扶伤",而且也是"自我实现"的体现和事业发展的"必由之路",则抱怨、压力之感叹将减少。

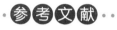

参 考 文 献

[1] 毛富强.精神科护理学[M].北京:人民军医出版社,2007.

[2] 毛富强.医学行为学[M].北京:清华大学出版社,2012.

[3] 马辛,毛富强.精神病学[M].4 版.北京:北京大学医学出版社,2019.

[4] 季建林.医学心理学[M].上海:复旦大学出版社,2020.

[5] 季建林.重视医患关系,提高沟通技能[J].内科理论与实践,2011,6(3):167 - 170.

[6] Fritzsche K,McDaniel S H,Wirsching M. Psychosomatic medicine[M]. New York:Springer,2014.

[7] Kahn M W. Etiquette-based medicine[J]. New England Journal of Medicine,2008,358(19):1988 - 1989.

[8] Hall M,Meaden A,Smith J, et al. Brief report:The development and psychometric properties of an observer-rated measure of engagement with mental health services[J]. Journal of Mental Health,2001,10(4):457 - 465.

第五章　应激与应激性疾病

应激(stress),又称"压力",是生活中不可避免的事件,没有应激就没有生活。应激或应激反应(stress response)是生物体在长期进化过程中获得的适应性、防御性反应,有利于机体在变化的环境中维持自身稳态。高级生物的应激反应中不仅有生理改变,心理因素也在其中发挥重要作用。机体通常处于一定的应激状态,适度的应激对机体有利,可增强机体应对有害刺激和各种事件的能力,但过强或持续时间过长的应激对机体有害,可造成器官功能障碍和代谢紊乱,严重时可导致应激性疾病。

第一节　应激概述

一、应激概念的形成和发展

Stress 作为一个术语最早出现于物理学中,指作用于某物之上的足够使其弯曲或折断的拉力(tension)或力量(force)。20 世纪 20 年代,美国哈佛大学生理学家坎农(Walter B. Cannon)提出的"战斗或逃跑反应"(fight or flight response)形成了应激概念的雏形,包含内环境稳定(homeostasis)、交感神经系统对内分泌的控制等。坎农是第一个使用"内环境稳定"这个词的人,他强调交感神经系统是体内平衡系统的基础。

20 世纪 30 年代,加拿大内分泌生理学家汉斯·塞里(Hans Selye)首次将 stress 引入医学领域,提出了应激概念。1936 年塞里在 Nature 上发表了第一篇有关应激学说的文章,他将机体由不同种类的应激源(如细菌感染、毒素、X 射线暴露、外科手术、肌肉紧张等刺激)引发的病理三联征(肾上腺肥大、胃溃疡形成和胸腺淋巴管萎缩)这种状态称为"应激",定义为机体在任何需要下的非特异性反应(从总体反应中除去特异的组成部分),强调接触任何应激源,均会导致同样的病理三联征—应激综合征。机体在此状态下的种种征候表现称为全身适应综合征或一般适应综合征(general adaptation syndrome,GAS),由此而引起的疾病叫"适应性疾病"。塞里学说的特点是寻求不同疾病的共性,探索内在生理因素对外源致病因素的反应,除交感—肾上腺髓质在应激中的意义外,更以内分泌系统尤其是垂体—肾上腺皮质轴为重点调节机构。

随着应激研究的深入,应激的概念也在被不断修正和补充。经典的观点认为,应激是指机体受到各种强烈刺激时所出现的一系列非特异性、全身性、适应性反应。目前较为普遍的定义,应激是指当内环境稳定受到威胁时,机体对应激源产生特异性和(或)非特异性反应,使机体维持在新稳态,新稳态如果继续被破坏,则将进一步发展,直至该系统崩溃,在其他系统内再寻求稳态。

应激早期的研究重点在于躯体(环境)应激对机体的影响。近年来,应激研究重点主要在于心理应激。我们可以将心理应激看作是以认知因素为核心的一种多因素作用过程。目前可以将心理应激定义为,个体在察觉需求与满足需求的能力不平衡时倾向于通过整体心理和生理反应表现出来的多因素作用的适应过程。

二、应激源

凡能引起应激反应的各种因素都可称为应激源或激源(stressor)。应激源涉及广泛,种类众多,并有不同的分类方法,包括急性、慢性,机械性、物理性、化学性、生物性、心理性/社会性,外环境因素、个体内环境因素、心理社会因素等。目前,趋向于将应激源分为躯体应激源与心理应激源两大类。

躯体性应激源包括环境中存在的某些条件,如极端的温度变化、噪音、电击、污染等,还包含那些生理性质的刺激,如长时间运动、低氧、低血糖、创伤、感染。

心理性应激源是指来自人们大脑的紧张性信息,如心理冲突与挫折、不切实际的期望、强烈的职业竞争和紧张快速的工作生活节奏、复杂的人际关系等。心理性应激源与其他应激源显著不同之处是它直接来自人们的大脑,它也常常是外界刺激物作用的结果。

一般来说,大部分应激源又都兼有躯体因素和心理因素,某些应激源以躯体因素为主,某些以心理因素为主。

三、应激的分类

根据应激源的种类、性质和作用时间的长短,可将应激分为不同的类别。

按应激源的种类,应激可分为躯体性应激和心理性应激。按应激源的性质和应激的结果,可分为生理性应激(良性应激,eustress)和病理性应激(劣性应激,distress)。生理性应激指机体适应了外界刺激,并维持了机体的生理平衡。病理性应激由于应激而导致机体出现一系列功能、代谢紊乱和结构损伤,甚至发病。按应激持续时间的长短,可分为急性应激和慢性应激。急性应激指机体受到突然刺激发生的应激,如突发的天灾人祸、噩耗突然传来。慢性应激指机体长期而持久的紧张状态,如长期处于高负荷的工作状态。

第二节　应激反应

应激反应是生命为了生存和发展所必需的防御保护性反应,以对抗各种强烈刺激的损伤性作用,它是机体适应、保护机制的重要组成部分。应激反应可提高机体的警觉状态,有利于机体的战斗或逃避,在变动的环境中维持机体的自稳态,增强适应能力。

应激反应很复杂,涉及从细胞分子到整体的多层面改变。越高级的生物,应激反应越复杂。多细胞生物除了面对外环境改变外,还有内环境变化。发展到高级复杂的生物体如人类,不仅应激反应中有神经内分泌系统参与,而且心理因素也在其中发挥重要作用。

应激反应一般分为生理反应和心理行为反应。生理反应包括神经内分泌反应、细胞体液反应、免疫反应、代谢改变等,经典的应激反应主要涉及神经内分泌反应和细胞体液反应。心理行为反应主要包括情绪反应和行为反应。

一、应激的生理反应

不同应激源导致的应激反应并不完全相同,但是对于多种应激源,特别是躯体性应激,最重要的非特异性改变是神经内分泌系统的激活,以及由此导致的机体免疫、代谢和器官功能的变化。

（一）应激时的神经内分泌反应

众所周知,机体内环境稳定的维持有赖于神经、内分泌、免疫系统的协调。当机体受到强烈刺激时,应激反应的主要神经内分泌改变为蓝斑—去甲肾上腺素能神经元(LC - NE)/交感—肾上腺髓质(SAM)系统、下丘脑—垂体—肾上腺皮质(HPA)轴的强烈兴奋,多数应激反应的生理变化与外部表现皆与这两个系统的强烈兴奋有关。在此过程中,以儿茶酚胺大量释放、促肾上腺皮质激素(ACTH)和糖皮质激素分泌最为关键。

1. 蓝斑—去甲肾上腺素能神经元/交感—肾上腺髓质系统 去甲肾上腺素神经系统,系指在神经系统中含有以去甲肾上腺素(NE)为神经递质的神经纤维而言。该系统为在内外应激刺激时起监视作用的机构,负有 HPA 轴的控制开关功能。该系统的激活,可成为应激相关疾病的基础,意义重大。

应激时该系统的外周效应主要表现为血浆 NE、肾上腺素(E)浓度迅速升高。在强烈应激时,血浆 NE 可升高 10～45 倍。交感神经系统是产生 NE 的特异介体,肾上腺髓质主要分泌 E,其次是 NE。体内 80％的 E 来自髓质,其余来自其他部位由交感神经支配的嗜铬细胞。

SAM 系统的强烈兴奋主要参与调控机体对应激的急性反应,促使机体紧急动员,使机体处于一种唤起(arousal)状态,介导一系列的代谢和心血管代偿机制以克服应激源对机体的威胁或对内环境的扰乱作用。反应包括呼吸增快、心率加快、内脏血流量减少和骨骼肌血流量增加、来自肝和骨骼肌的葡萄糖供给增加、血凝亢进等。这些反应有利于机体应付各种变化了的环境,但强烈的 SAM 系统的兴奋也可引起明显的能量消耗和组织分解,甚至导致血管痉挛、某些部位组织缺血、致死性心律失常等。

2. 下丘脑—垂体—肾上腺皮质系统 应激反应中,HPA 轴的激活反映在促肾上腺皮质激素释放激素(CRH)、ACTH 和肾上腺皮质激素水平的升高。

HPA 轴兴奋的中枢介质为 CRH 和 ACTH,特别是 CRH,被认为是 HPA 轴的兴奋的引爆激素。外周介质则是糖皮质激素,糖皮质激素分泌增多被认为是应激最重要的一项反应。因此,HPA 轴兴奋后,中枢及外周效应,甚至因反应过度所致的不利影响,均主要与 CRH 和糖皮质激素的作用有关。糖皮质激素分泌增多是应激最重要的反应之一。正常未应激的成人每日分泌皮质醇约 25～37 mg,应激时其分泌量迅速增加。

大量的动物实验和临床观察业已证明,应激反应中糖皮质激素的大量分泌具有重要的生理意义,它可显著提高机体对伤害性刺激的耐受力,是保证机体在恶劣条件下生存的至关重要的因素。虽然应激时糖皮质激素提高机体抵抗力的机制尚未完全阐明,但应激时糖皮质激素大量分泌的积极意义如下:

(1)促进蛋白质分解和糖异生:通过促进蛋白质分解和糖异生作用,可使血糖维持在较高水平,有利于向组织细胞提供充足的能量物质。肾上腺皮质功能不全的动物,应激时很容易发生低血糖。

(2)"允许作用":通过"允许作用",改善心血管等系统的功能。糖皮质激素对儿茶酚胺的允许作用表现为去肾上腺后,循环系统对儿茶酚胺的反应性减弱甚至不反应,因此去肾上腺动物应激时容易发生低血压和循环衰竭。儿茶酚胺、胰高血糖素和生长素引起脂肪动员增加、糖原分解增加等代谢效应也需要有糖皮质激素的存在。

(3)稳定溶酶体膜:通过稳定溶酶体膜,减少溶酶外漏,防治或减轻组织损伤。

(4)抑制化学介质:通过抑制化学介质白三烯、前列腺素、5-羟色胺等的合成和释放,减轻炎症反应,减少组织损伤。

大量分泌的糖皮质激素对机体也有消极的影响。如:糖皮质激素引起蛋白质大量分解,导致机体出现负氮平衡;对免疫功能有多环节的抑制作用,削弱机体的抵抗力,使机体遭受感染的潜在危险性增大;可抑制组织的再生能力,使创伤的修复和愈合受阻;通过抑制甲状腺轴和性腺轴,造成生长发育的迟缓、内分泌紊乱和性功能减退等。

应激引起的神经内分泌反应非常广泛。应激时,交感神经兴奋,可以作用于胰岛的 α 细胞使胰高血糖素分泌增多,作用于 β 细胞抑制胰岛素的分泌,其结果使血糖水平明显增加,有助于满足机体在应激时对能量的需求。应激时外周组织还可表现为对胰岛素的反应性降低,出现胰岛素抵抗。创伤、休克、感染等多种应激源可使 β-内啡肽(β-EP)分泌增多,β-EP 有很强的镇痛作用,可减轻创伤患者的疼痛及其诱发的其他不良应激反应。除上述变化外,应激时下丘脑—垂体—甲状腺(HPT)轴、下丘脑—垂体—性腺(HPG)轴均有被抑制的倾向,而生长激素在急性应激时升高、慢性应激时可降低。

神经内分泌反应,是应激反应的基本机制,也是应激时出现全身非特异性反应的生理学基础。上述神经递质和激素通过影响心血管功能、能量代谢等,产生心理、行为、生理的变化,以适应刺激,提高抗损伤能力。

（二）应激时的细胞体液反应

在炎症、感染、发热、创伤、手术等应激源作用于机体后，可于短时间（数小时至数日）内出现体温升高、血糖升高，外周血白细胞数增多、核左移等，这种变化称为急性期反应。急性期反应是应激（主要是损伤性应激）非特异反应中的一种重要变化，是一种迅速启动的机体防御机制。

细胞对多种应激源，特别是非心理性应激源，可出现一系列细胞内信号转导和相关基因的激活，血浆成分迅速改变，变化的血浆成分中大多数是蛋白质，且多半具有保护作用，如急性期反应蛋白（acute phase protein，AP）、热休克蛋白（heat shock protein，HSP）等，成为机体在细胞、蛋白质、基因水平的应激反应表现。

AP 主要由肝细胞合成，单核巨噬细胞、成纤维细胞可产生少量 AP。正常时血浆中 AP 含量很少，但在感染、炎症、发热时明显增加。AP 的种类很多，其功能也相当广泛，包括抑制蛋白酶、清除异物和坏死组织、抗感染抗损伤以及结合、运输功能等，总体而言是一种启动迅速的机体防御机制。

C 反应蛋白（C-reactive protein，CRP）是最早发现的 AP，清除异物和坏死组织的作用也最为明显。它可与细菌细胞壁结合，起抗体样调理作用；激活补体经典途径；促进吞噬细胞的功能；抑制血小板的磷脂酶，减少其炎症介质的释放等。CRP 检测方便，在临床上常用作炎症和疾病活动性的指标。

应激导致机体内环境的失衡，最终将引起细胞内稳态紊乱。细胞在其处于内外环境不良状态的细胞反应，即所谓的细胞应激（cell stress）。细胞应激有别于传统意义上的应激概念和范畴，但应激的生理反应、机体受应激刺激后各大系统产生的病理生理变化，与细胞应激密切相关。

细胞应激反应（cellular stress response，CSR）是指在细胞受到各种理化代谢或生物性损伤因素作用时，为了确保组织的完整性和功能，产生一系列适应性的代偿反应，细胞通过调整自己的新陈代谢，保护细胞内的基本成分，抑制细胞死亡信号通路和激活那些致力于进行损伤修复的信号通路来应对细胞损伤。

（三）应激时的免疫反应

免疫系统改变是应激时的重要变化之一。早在 20 世纪初，就有研究观察到应激可导致结核患者吞噬细胞活性下降。30 年代，Selye 发现应激大鼠的胸腺变小,并将此作为应激的特征性变化之一。之后大量的动物和临床研究表明,应激后免疫功能改变,主要表现为免疫功能降低,对病毒的抵抗力下降,过度紧张、疲劳后容易生病也是众所周知的现象。

随着神经科学、免疫学和分子生物学的迅猛发展,揭示了神经、内分泌和免疫这三大系统之间存在复杂的相互作用,并提出了"神经—内分泌—免疫网络"的概念。应激时神经系统通过自主神经对免疫器官、神经内分泌(神经递质、神经肽和激素对免疫细胞上的相应受体)两条途径对免疫系统进行调控,而免疫系统则通过细胞因子、产生神经肽和激素两条途径作用于神经系统。

中枢免疫器官、外周免疫器官和免疫细胞都受神经系统的支配。神经支配主要来源于 NE 能的交感神经链和大血管的交感神经丛。免疫细胞上存在着神经递质、神经肽和激素受体,这为神经、内分泌系统对免疫功能的调控作用提供了物质基础。神经、内分泌系统的各种神经递质、神经肽和激素可能是通过免疫细胞上的各种相应受体起调控作用的。应激时神经内分泌的改变可通过相应的受体正向或负向调节免疫系统的功能。

神经内分泌和免疫系统间的相互作用是双向的,它们拥有一套共同的信息分子(神经肽、激素、细胞因子等)及其相应的受体,这些信息分子可分别在神经、内分泌及免疫组织内合成和释放,与系统内或系统外的受体相结合,从而使得系统内或系统间得以呈网络状的联系和相互调节。这些系统共用的信息分子的多功能位点性,是神经内分泌免疫炎症网络的结构基础之一,多功能位点与不同受体相结合介导多样性功能,是神经、内分泌与免疫系统间相互联系、相互作用的分子生物学机制(图 5 - 1)。

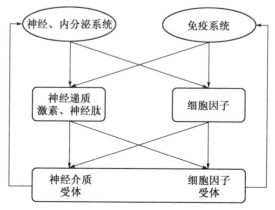

图 5 - 1 神经、内分泌和免疫系统内及相互间联系模式

近年来,随着炎症尤其是慢性低活度炎症激活在重大慢性疾病中的作用愈加凸显,应激所致的炎性细胞因子的变化逐渐受到重视,炎症因子在应激性疾病的发生与发展中的作用已成为研究热点,"神经内分泌免疫"网络也逐渐拓展为"神经内分泌免疫炎症"网络。

(四) 应激时的代谢改变

适度应激对于机体是一种保护机制,有利于机体对复杂外部环境的适应。在坎农的"战斗或逃跑"反应中,应激机制的启动涉及交感神经功能的活化和副交感神经功能的抑制,其直接结果是导致内脏供血减少而与躯体活动相关的器官供血增加,保证了机体在遭遇紧急情况时躯体活动的能量需要。

应激时代谢的特点是分解增加、合成减少,代谢率升高。严重应激时,代谢率的升高十分显著,如大面积烧伤患者每天能量的需要量达正常成年人在安静条件下的2.5倍,相当于正常人从事重度体力劳动时的代谢率。这种高代谢率主要是儿茶酚胺、糖皮质激素和胰高血糖素等促进分解代谢的激素释放增多,而胰岛素分泌相对不足和胰岛素抵抗引起的(图5-2)。

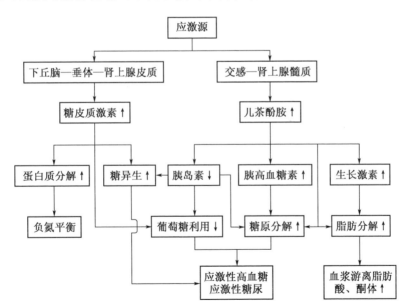

图5-2 应激时糖、脂肪及蛋白质代谢的变化

1. 糖代谢　糖原的分解和糖异生明显加强,表现为应激性高血糖,严重者出现应激性糖尿。由于胰岛素抵抗,组织对葡萄糖的利用受到抑制,但脑组织不受影响。这些变化和应激的强度平行,在严重创伤、烧伤时,这些变化可持续数周,被称为创伤性糖尿病。

2. 脂肪代谢　应激时脂肪的动员和组织对脂肪酸的利用增加。严重创伤后,机体消耗的能量 $75\% \sim 95\%$ 来自脂肪的氧化。因此,血中游离脂肪酸和酮体有不同程度的增加。

3. 蛋白质代谢　应激时蛋白质代谢以分解代谢为主,表现为血中氨基酸浓度增加,尿素氮排出量增加,出现负氮平衡。

应激对代谢的影响,不只局限于糖、脂和蛋白质代谢,对机体微量元素代谢也具有重要的调控作用。

上述这些变化的意义在于为机体应付"紧急情况"提供足够的能量。如果应激状态持续时间过长,机体能源物质大量消耗,则导致消瘦、体重下降。由于负氮平衡,患者发生贫血,创面愈合迟缓,抵抗力降低。持续高负荷的应激超出了机体的代偿能力,引起机体神经内分泌免疫网络紊乱,并通过神经内分泌介质、免疫炎性因子等的介导作用,导致代谢紊乱甚至代谢性疾病的发生。

二、应激的心理行为反应

依据对刺激物最终适应行为的效果,将心理反应分为两类。一类能提高个体的活动水平,动员其全部"力量"更好地应付和适应应激源(如急中生智);另一类能降低个体的活动水平,使人意识狭窄和行为刻板,表现为对应激源的无能为力(如束手无策)。

应激的心理反应涉及心理和行为的各个方面,主要包括情绪反应和行为反应。

1. 情绪反应　个体在应激时产生什么样的情绪反应以及其强度如何,受很多因素的影响,差异很大。

情绪反应主要包括焦虑、恐惧、愤怒和抑郁等。上述应激的负性情绪反应既是对环境刺激的首先反应,又是引起后续反应的信号,进而动员个体全部的应付能力。负性情绪也使个体产生痛苦体验,并借一定的生物学机制影响个体的生理平衡。当然,应激也产生一些正性情绪。

应激的情绪反应与健康和疾病关系最直接。不良情绪可导致躯体和心理的异常反应,通过大脑的思维、判断,发出信号给下丘脑、自主神经、外周神经系统及效应器,从而影响个体的生理平衡。长时间的不良情绪和强烈的精神创伤在一些疾病的发生发展过程中起重要作用。心理应激除了可导致焦虑、恐惧、抑郁等方面的问题外,还可导致内分泌、免疫功能和其他脏器的功能紊乱,出现失眠、持续疲劳、乏力、食欲不振、烦躁不安、精神难以集中、记忆力减退等亚健康状态。儿童出现生长发育障碍,成年人出现性功能下降、甲状腺功能亢进,女性发生月经失调和闭经等。长时间的精神紧张、悲伤或忧郁、恐惧等可导致心绞痛的发作、应激性溃疡、高血压病、癌症、精神分裂等,并可促进自身免疫性疾病、心血管病、肿瘤等的发生和发展。

2. 行为反应 不同的个体所表现的方式有所差异。

行为反应包括攻击、冷漠、病态固执等,这是机体为缓冲应激对个体自身的影响、摆脱心身紧张状态而采取的应对行为策略,以顺应环境的需要。适当的心理应激可导致积极的心理反应,提高个体的警觉水平,有利于集中注意力,提高认知、判断和应对能力,但过度的刺激导致的消极心理反应则可导致焦虑、紧张、害怕、孤独、易怒、不合群、仇恨和沮丧,甚至出现抑郁、自闭和自杀倾向等。

心理应激可导致某些个体的攻击行为,如在激烈对抗的体育竞技项目中,常可以见到运动员的失控行为。战争中被长时间围困,处于恶劣生活条件下的士兵之间也可出现明显的敌意和攻击性倾向。因此,不良心理应激能降低个体的活动水平,使人意识狭窄和能力低下,妨碍个体正确地评价现实情境、选择应对策略和发挥正常应对能力。

第三节　应激性疾病

1983 年 6 月 6 日的《时代周刊》封面故事,称应激为 80 年代的"流行病"、人类的头号健康问题。20 世纪 90 年代,世界卫生组织和联合国均将工作压力定为世界性的"流行病"。

现代社会的发展和高科技对人类生存环境全方位的渗透,使人类承受着越来越复杂、越来越强烈的生理和心理应激。应激在许多疾病的发生、发展中都起着重要的作用。约 75%～90% 的内科初诊疾病与应激相关,可被应激所诱发或恶化。心脑血管疾病、代谢性疾病、癌症和神经退行性疾病等，发病率高、死亡率高、疾病负担重，而应激损伤是这些重大疾病的重要病因和诱因。应激对身心健康的影响、应激与疾病的关系、应激对机体损伤的机制与防治措施的研究引起了广泛关注，特别是受到医学界越来越大的重视，并由此产生了"应激医学"这门新兴学科。

应激医学于 2011 年被教育部认定为隶属于特种医学一级学科的二级学科方向，2021 年修订并定义为研究人体对特殊环境、职业因素和需求等应激源的应对反应及其相关医学问题的一门综合性交叉学科。应激医学主要研究在特殊环境、作业模式下以及超出满足需求能力时人体应激反应的生理、心理特征及生物学基础，研究应激适应、工作和军事应激等的生物学机制以及促进应激适应、提高作业能力、维护身心健康的医学途径，研究不良应激所致的病理损伤及应激性疾病的发生发展规律、诊断、防护、治疗及康复措施。

应激分为良性和劣性。在论述应激损害机体功能、应激致病时，首先需要强调的是，应激和应激反应是人（和动物）在进化过程中逐渐建立和完善的保护性机制，适度应激有利于机体对复杂外部环境的适应。只有当应激强度过大、持续时间过长，应激引起机体系统的损害性反应，才会导致应激性疾病的发生。

一、应激性疾病与心身疾病

应激性疾病目前尚无明确的概念和界限。习惯上将那些应激为主要致病因素的疾病称为应激性疾病，如应激性溃疡。还有一些疾病，如原发性高血压、动脉粥样硬化、冠心病、溃疡性结肠炎、支气管哮喘等，应激在其发生发展中是一个重要的原因和诱因，对这些疾病，称其为应激相关疾病（stress related illnesses）。

与应激相关的疾病可粗略地分为两大类：一是应激诱发或加剧的躯体疾病；二是应激诱发的心理精神障碍。由于绝大多数应激反应都包含有心理因素，因此应激相关的躯体疾病多数又归属为心身疾病（psychosomatic diseases）。

临床上很多患者经常头疼、头晕，很多部位莫名其妙隐隐作痛，常觉胃不舒服，腹胀、腹痛、便秘、腹泻，常感胸闷、心慌、气短等等。他们的自诉症状非常明确，但经正规系统的检查没有发现明确病因，这些现象让人难受、困惑、无奈,影响工作学习、困扰生活。即使检查出一些异常的结果,但结果与症状的严重程度不对应、不足以解释主诉的症状。这些患者有个显著的特征是"逛医"(doctor shopping)。

对这些患者的诊断常是以症状为主的诊断,如胃肠功能紊乱、肠易激综合征、心脏神经症等。国外也有类似的诊断,如躯体不适综合征(bodily distress syndrome,BDS)、医学无法解释的症状(medically unexplained symptoms,MUS)、功能性躯体症状(functional somatic symptoms,FSS)、躯体形式障碍(somatoform disorders,SFD)等。最近,DSM-5称之为躯体症状障碍(somatic symptom disorder,SSD),而ICD-11则称之为躯体不适障碍(bodily distress disorder,BDD)。上述现象引申出一个重要领域,"心"与"身"的联系。

心身疾病,或称心理生理疾患(psychophysiological diseases),是介于躯体疾病与神经症性障碍之间的一类疾病。心身疾病有狭义和广义两种含义。狭义概念指心理社会因素在发病、发展过程中起重要作用的躯体器质性疾病,例如冠心病、原发性高血压和溃疡病。广义的心身疾病特指心理社会因素在发病、发展过程中起重要作用的躯体器质性疾病和躯体功能性障碍,后者又被称为心身障碍(psychosomatic disorders)。因此,广义心身疾病包括了狭义的心身疾病和心身障碍。

与心身疾病密切相关的心身反应又称心理生理反应,指由心理社会因素引起的生理反应,如恐惧时会引起或伴发血压、心率和呼吸的变化。它们呈一过性,一旦情绪等刺激物移除,心身反应便会消失。心身障碍是心身反应的进一步发展,是在不良心理社会因素的长期作用下引起的相对持续时间较长的一种障碍,但还只是量的变化,非质的变化,是可逆的,也无实质性和组织性的损害,介于心身疾病和心身反应的阶段。

有观点认为,凡是疾病的发生、发展、治疗、康复各环节有受心理社会因素影响者,都属心身疾病。虽然应激性疾病的范畴要大于心身疾病,但考虑心理上、社会上的应激与疾病相关,不少学者将应激性疾病称为心身疾病。

心身疾病有以下主要特点:

(1)心理社会因素:发病原因主要是心理社会因素的刺激,或者心理社会因素在其发病中是重要诱因,情绪通常起引发作用。心理社会因素的存在与心身疾病的发生有时间上的相关性,病程的发展和转归与心理社会刺激因素成平行关系。

（2）心理因素：具有由心理因素引起的躯体症状和体征，该躯体症状有明确的器质性病理改变，或具有已知的病理生理变化。通常涉及的是植物神经系统所支配的系统或器官或内分泌系统支配的器官。

（3）遗传、个性特征：在发生上和遗传、个性特征有一定的联系。

（4）其他：有反复发作的倾向。

（5）排除因素：不符合任何一种精神障碍的诊断标准。

二、应激性疾病及主要功能障碍

应激情况下，机体的各大系统均不同程度地发生相应的变化。应激负荷过强或者持续时间过长，无论是躯体的还是心理的，都将导致机体稳态的破坏，导致代谢异常和器官功能的紊乱，生理功能紊乱严重者则发生应激性疾病。

应激所致疾病往往从疾病谱（类型）、机体系统两个维度进行划分。前者重点关注发病率高、死亡率高、疾病负担重的人类重大慢性疾病，如心脑血管疾病、代谢性疾病、神经退行性疾病和癌症等。后者从应激对机体损害系统的角度阐述，其中影响最为明显的是心血管系统、消化系统、免疫系统和中枢神经系统等。不过，应激所致疾病的划分是相互交叉重叠的。

（一）心血管系统功能异常与疾病

应激与心血管疾病关系密切，心血管系统疾病被称为第一位的应激性疾病。高血压、动脉粥样硬化和心肌梗死，发病率高，死亡率也高。应激导致心血管功能紊乱及疾病的产生，既依赖于应激的类型，也依赖于个体对它的反应。形成心血管疾病的高发率及高死亡率的原因很复杂，现代化都市生活、遗传、饮食、职业和年龄，以及心理、物理、化学等环境都是心血管疾病的致疾因素。

应激时，交感神经被激活，通过交感—肾上腺髓质系统介导，交感神经末梢及肾上腺髓质释放大量儿茶酚胺，以及神经肽 Y、加压素，再加上肾上腺皮质分泌大量糖皮质激素，循环与组织肾素—血管紧张素系统激活，使心率增快，心肌收缩力增强，心排血量增加，血压升高，以维持循环血量（图 5 - 3）。交感—肾上腺髓质的强烈兴奋，应激负荷过强使心血管反应过于激烈，就会导致心肌纤维断裂，心肌细胞功能损伤或凋亡、坏死，并引起外周血管更强烈的收缩,甚至是冠状动脉痉挛,也可使心室纤颤的阈值降低,在冠状动脉和心肌已有损害的基础上,使心肌缺血,诱发心律失常、高血压、动脉粥样硬化、冠心病等多种严重的心血管疾病,严重者可诱发心室纤颤,发生心源性猝死。

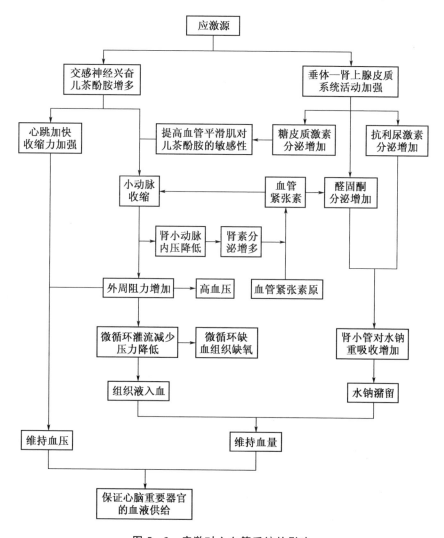

图 5-3 应激对心血管系统的影响

应激所导致的心肌损伤,表现为心肌内广泛性心肌坏死和出血,肌原纤维过度收缩,有收缩带形成,线粒体钙化、变性。主要机制为儿茶酚胺过多,称为应激性心肌病、儿茶酚胺性心肌损伤。儿茶酚胺从五个方面作用心肌:①增加心肌耗氧量,心肌发生功能性缺氧;②刺激 β 受体,使 Ca^{2+} 跨膜内流增多,形成钙超载,引起肌原纤维过度收缩、断裂;③儿茶酚胺的氧化物损害心肌;④在氧化过程中,产生氧自由基,引起脂质过氧化,使心肌膜结构受损,产生心功能障碍;⑤引起血小板聚积,启动凝血过程,产生心肌微循环障碍,心肌缺血缺氧加剧。

1. 心猝死　心猝死是最严重的应激性疾病,其前奏往往是心律不齐,导致心骤停。

自古至今,都有强烈的精神刺激和情绪激动,如过度的惊恐、愤怒、悲伤或者兴奋导致突然死亡的报道。"心碎了"是对悲伤者的一种最古老的隐喻,其实是由悲痛(如丧亲之痛)、震惊甚至过度兴奋所引发的胸痛、憋气和呼吸短促等一些类似于心脏病的症状。临床上的"心碎综合征",又称为心肌气球样变、心尖球形综合征或 Tako-Tsubo(章鱼瓶)心肌病。症状类似急性心肌梗死,但检查没有冠状动脉阻塞的情形。起因于各类精神刺激,通常与焦虑等情绪有关,主要是儿茶酚胺分泌过量,引起冠状动脉痉挛和微血管功能障碍,导致左心室功能不全,所以被称为应激性心肌病。

强烈应激引起心猝死的机制是:①心猝死的直接原因是心室纤颤;②在心猝死之前,心脏早就存在着电不稳定性(electrical instability);③反映电不稳定性的指标是某种类型的室性期外收缩;④应激可引起电不稳定性的发生,增加对室颤的易感性。交感神经的强烈刺激,可使实验动物的期外收缩的刺激阈,以及引起室颤的电刺激阈降低,因此交感神经在心猝死中也起着重要作用。

2. 高血压　高血压的发生除了与遗传、饮食习惯等有关外,社会心理因素也在其中起重要作用。长期过度的脑力和工作负荷,长期情绪或精神刺激、激动、焦虑,烦恼等可使心理长期处于紧张状态,都被认为是诱发高血压病的危险因子。噪声或不良视觉刺激等环境刺激因素也会引起高血压的发生。

研究表明,大多数应激都可以通过交感神经—肾上腺髓质系统激活,内脏与肾、皮肤等血管收缩而使血压升高。交感持久的兴奋还可引起血管壁增生变厚,管壁与口径的比值增大,对交感冲动的反应性增加,外周阻力增大。此情况下,即使交感冲动已恢复正常水平,血管阻力与血压仍继续维持在高水平。

原发性高血压患者多具有一定的人格特点,比如具有雄心壮志、争强好胜,办事过分认真,容易激动、焦虑等类似 A 型行为。健康的生活方式和良好的生活环境可使高血压患病率减少 55%,而早期防治可使高血压的并发症减少 50%。

3. 冠状动脉粥样硬化性心脏病 冠状动脉粥样硬化性心脏病简称为冠心病(CHD),是指冠状动脉发生粥样硬化引起管腔狭窄或阻塞,导致心肌缺血、缺氧或坏死而出现胸痛、胸闷等不适的心脏病,它和冠状动脉功能性改变(痉挛)一起统称为冠状动脉性心脏病,亦称缺血性心脏病。

大量研究表明,冠心病的发生、发展与生物的、心理的和社会的因素有关。脂质代谢紊乱、血流动力学改变和动脉壁本身的变化,是冠心病发生的直接因素。心理社会因素可通过神经内分泌中介机制影响这三种过程,从而影响冠心病的发生、发展。

除了年龄、性别、遗传等不可控因素外,冠心病的危险因素还包括吸烟、高血压、血脂异常、糖尿病、超重肥胖、缺乏运动、A 型行为、工作时间过长、负担过重、焦虑抑郁、社会关系不协调、不健康饮食和大量饮酒等可控因素。也就是说,绝大部分冠心病的危险因素可以通过生活方式或药物干预来控制,对这些因素进行积极防控有助于防治冠心病。

心理刺激是冠心病发生、加重和复发的重要诱因。有研究 1/3~1/2 的冠心病病例发病前有不同程度的应激,以情绪激动、心理紧张及体力劳动最为多见。因此,从心身医学的角度,防治冠心病需要给患者一个安定的生活环境,减少强烈刺激,矫正危险行为(如戒烟、戒酒),改变 A 型行为,有效管理压力和调节情绪(如加强运动、松弛训练、冥想练习)等。

(二)消化系统功能异常与疾病

消化系统被认为是对应激最敏感的系统。应激引起的消化系统功能障碍,包括食管上段堵塞感或吞咽困难、通过嗳气减轻胃饱胀感、上腹不适或疼痛。应激可抑制胃排空,刺激结肠运动功能。

应激引起的胃肠功能改变的病理生理性研究已取得明显进展。CRH 与应激抑制胃排空及刺激结肠运动功能的中枢机制有关。在对应激的反应中,除了内分泌和行为反应外,CRH 还作用于室旁核,可激发抑制胃排空及刺激结肠运动功能。

心身疾患主要表现为胃十二指肠溃疡、炎性肠病。慢性应激时,消化功能的典型变化为食欲降低,严重时甚至可诱发神经性厌食症,但应激时部分人也会出现进食的增加并成为某些肥胖症的诱因。

1. 应激性溃疡　急性应激可以引起急性胃十二指肠溃疡或出血性黏膜糜烂,这种现象被认为是最具有特征性的应激表现。Selye 最早报道的应激三联征就包含胃溃疡形成,冷应激导致胃溃疡是经典胃溃疡的制备模型。

Brady 的"做抉择的猴子"实验就是应激性溃疡一个最好的例证。让两只猴子各坐在自己的约束椅子上,每 20 秒给一次电击。每只猴子都有一个压杆,其中一个若在接近 20 秒时压一下,能使两只猴子避免电击。否则,两只猴子便一起受到同样电击。因此,这只猴子总是惦记压杠杆,以免被电击,而另一只猴子是否压杠杆与电击无关。两只猴子被电击的次数和强度虽然一致,但疲于压杆的猴子由于心理上负担沉重而患胃溃疡,另一只猴子却安然无恙。

应激性溃疡(stress ulcer)是典型的应激性疾病,是严重心理障碍和危重临床疾病的常见并发症,易合并上消化道应激性溃疡出血,病情危重。严重疾病可引起心理应激,如以往无消化系统疾患的急性心肌梗死患者常出现胃十二指肠应激性溃疡,临床上表现为非典型性溃疡,以胃为主。应激性溃疡的病理生理过程涉及机体神经内分泌失调、胃黏膜屏障保护功能削弱及胃黏膜损伤因素作用相对增强等诸多方面,是多因素综合作用的结果。应激时由于交感—肾上腺髓质系统的强烈兴奋,胃肠血管收缩,血流量减少,特别是胃肠黏膜的缺血,可造成胃肠黏膜受损,胃黏膜屏障遭到严重破坏,成为应激时出现胃黏膜糜烂、溃疡、出血的基本原因。

2. 肠易激综合征　肠易激综合征(irritable bowel syndrome, IBS)是一组持续或间歇发作,以腹痛、腹胀、排便习惯和(或)大便性状改变为临床表现,而缺乏胃肠道结构和生化异常的肠道功能紊乱性疾病。过去曾被称为"过敏性结肠""易激结肠""黏液性结肠炎"等。国际上对 IBS 的诊断标准曾多次修订,罗马Ⅲ将其列为功能性肠病的一类。

IBS 现是经典的心身疾病之一,患病率高,综合医院的门诊中约占胃肠道疾病的 30%～50%。据 2020 年的最新报道,其患病率为 4.1%(互联网调查)和 1.5%(入户调查),且治疗较困难,需消耗大量医药资源。患者以中青年人为主,以 20～50 岁发病者居多,女性多于男性。

IBS 的病因和发病机制尚不十分清楚,涉及的因素广泛,与心理社会因素、胃肠道动力改变、内脏感觉异常、脑肠互动调控异常、肠道感染和肠道微生态环境、结肠分泌和吸收改变、饮食因素、药物作用等均有关系,是多种因素共同作用的结果。

作为经典的心身疾病,心理社会因素在 IBS 的发生、发展和预后中起重要作用。IBS 患者常有焦虑、紧张、抑郁等心理异常,70%～80% 的 IBS 患者伴随忧郁、焦虑等精神症状或心理异常倾向。临床约半数以上的 IBS 患者存在失眠、多梦、易怒。同时,精神心理应激也可诱发或加重 IBS 症状。

(三)免疫系统功能异常与癌症

动物应激后免疫功能发生改变。束缚应激后,动物对病毒感染的抵抗力下降,变态反应的程度减轻,对异体组织的排斥能力下降。应激后,B 细胞产生抗体的能力下降,干扰素浓度降低且与应激的程度成正比。

应激时变化最明显的激素和递质为糖皮质激素和儿茶酚胺,两者对免疫系统主要都显示抑制效应。因此,持续应激通常会造成免疫功能抑制,甚至功能障碍,致使人体对感染的抵抗力下降,特别容易遭受呼吸道感染。除躯体应激外,心理因素对免疫系统功能也有很大影响。母婴分离、丧偶、改变群养动物的雌/雄比例或频繁更换笼中的雄鼠成员,都可导致免疫功能下降。

许多自身免疫病(如类风湿性关节炎、系统性红斑狼疮)患者,都存在精神创伤史或明显的心理应激因素,而且严重的心理应激可诱发这些疾病的急性发作。愤怒、惊吓、在公众面前讲话导致的紧张等,也会成为哮喘发作的诱因。

尽管许多应激源对机体免疫功能的作用表现为抑制,但在一定条件下某些应激源也可使免疫功能增强。适度的压力和一定程度的应激可以调动物质代谢和器官储备功能,增强机体免疫力,所谓"愉快欢乐的压力"。在急性损伤性应激时,可出现外周血吞噬细胞数目增多,活性增强,补体增高等非特异性免疫反应。

应激对免疫功能的调节,也是应激致癌的重要机制。最广泛流行的把应激与癌症联系起来的假设,是应激削弱了免疫功能。近年来,由于炎症在肿瘤发生和发展中的重要作用,应激通过神经内分泌调节免疫功能和炎性细胞因子水平从而影响肿瘤的发生发展日益引起重视。

尽管缺乏证据证实应激是癌症的直接原因,即应激与癌症之间并非真正的因果关系,但应激因素与癌症的发生确有显著联系。除了调节免疫炎症网络外,应激致癌还可能包括以下机制。

1. 癌症的发生、发展与心理因素有一定关系 心理因素不仅可引起癌症,而且还影响着癌症的发展、预后、治疗和护理。多数癌症患者病前有负性情绪,经历了重大生活事件。因此,可以说,"情绪不良是癌细胞的活化剂"。

2. 个体存在癌症易感个性类型 癌症与某些负性情绪因素有关,癌症患者较多地表现出屈从和退缩的行为模式,被称为"C"型人格。

3. 应激与 DNA 修复和凋亡 应激对异常细胞的产生和生长具有不依赖于免疫细胞的直接作用。情感沮丧能够很大程度地削弱细胞内损坏的 DNA 的修复能力,其中抑郁患者修复能力最差。应激可能通过改变 DNA 的修复、影响清除异常生长和完全恶化细胞的特异或固有免疫反应能力,从而直接对致癌作用产生影响。应激还能够影响细胞凋亡。

除此之外,应激致癌的其他的可能假设还包括不良情绪对癌症的间接影响,即干扰了与癌症相关的健康生活方式所致,如吸烟、饮酒、蔬果摄入过少、缺乏锻炼。那些处于应激状态的人,为了降低由应激体验引起的威胁或情感,更可能沉溺于那些不健康的生活方式。

(四) 中枢神经系统功能异常

中枢神经系统(CNS)是应激反应的调控中心,机体对大多数应激源的感受都包含有认识的因素,丧失意识的动物在遭受躯体创伤时,可不出现一般适应综合征的内分泌改变,昏迷患者对大多数应激源包括许多躯体损伤的刺激也可不出现应激反应,表明 CNS 特别是 CNS 的皮质高级部位在应激反应中起调控整合作用。

与应激最密切相关的 CNS 部位包括边缘系统的皮质、杏仁体、海马、下丘脑和蓝斑等结构。这些部位在应激时可出现活跃的神经传导、神经递质和神经内分泌的变化,并出现相应的功能改变。蓝斑及其相关的去甲肾上腺素神经元是 SAM 系统的中枢位点,上行主要与大脑边缘系统有密切的往返联系,成为应激时情绪/认知/行为变化的结构基础。下行则主要至脊髓侧角,行使调节交感—肾上腺髓质系统的功能。应激时蓝斑及其投射区(下丘脑、海马、杏仁体)NE 神经元激活和反应性增高,NE 水平升高,机体出现紧张、焦虑、害怕或愤怒等情绪反应。CNS 的多巴胺能神经元、5 - HT 能神经元、GABA(γ - 氨基丁酸)能神经元以及脑内阿片肽能神经元等都有相应的变化,并参与应激时的神经精神反应的发生。

高强度的应激负荷往往导致 HPA 轴兴奋过度,相关神经细胞产生一种类似"功能耗竭"样的退化,导致其功能紊乱或功能障碍,还可能由于下丘脑与大脑边缘系统如海马、旁海马回、扣带回、嗅脑等的密切联系,产生广泛的情绪反应,表现为不适当的焦虑、自卑、恐惧、抑郁、愤怒和狂躁,并进一步导致多种形式的精神疾患和心理障碍。

应激失调引起的精神障碍主要有抑郁障碍、焦虑与恐惧相关障碍、强迫症、应激相关障碍(创伤后应激障碍、适应障碍等)、失眠障碍、阿尔茨海默病等。

三、应激性疾病的防治

应激和应激反应是生物在进化过程中逐渐建立和完善的保护性机制,适度应激是生命体为了生存和发展所必需的防御反应。因此,压力管理主要是针对不良应激,是对应激损伤的防护、应激性疾病的防治。根据心理学、医学心理学和临床心理学、应激医学的理论和实践,压力管理在不同角度、维度、层次实施应激的预防与干预、应激性疾病的防治。

(一)应激的预防与干预

应激的预防与干预,常是指传统心理学意义的压力管理,也即狭义的压力管理。应激预防与干预的主体包括三个方面,即国际组织、国家机构和社会组织,工作单位、团队和家庭,以及个人。一般而言,主要指个人应对。

应激理论为临床和心理工作者提供了一种应激预防与干预模式,即应激干预策略。这种干预策略是从应激作用过程中各种有关因素或环节入手的。单一应激事件是由应激源、中介因素(认知评价等)、应激反应和结果等要素组成的一个序列,因此,对不良应激的预防与干预也可以从应激作用过程中的这些要素和环节入手(图5-4)。

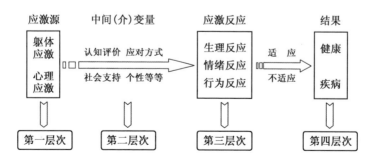

图 5-4 不良应激的预防与干预环节

第一层次　消除、控制或回避应激源。

这一层次的预防与干预是消除或减少应激性刺激,如控制感染、消除危险性因素、改变生活环境等,从根本上去除应激发生的可能性。阻止应激的发生或缓解应激进程,似乎是最佳策略,但事实上,很多应激源无法或难以消除,如死亡、某些环境因素等。

第二层次　提高应对能力。

这一层次的预防与干预主要针对应激的中介变量,如改变认知评价、寻求社会支持、提高应对技能、运动锻炼、放松训练、情感宣泄等,从而提高对抗不良应激源的能力,停止、减少应激反应的发生。

第三层次　缓解或控制应激反应症状。

第三层次的预防与干预包括心理辅导和治疗、寻求社会支持、放松训练、情感宣泄、冥想练习、辅以药物治疗等,以增强个体耐受力,缓解、控制不良应激反应。这一层次的干预,部分与第二层次交叉重叠,主要是专业干预和治疗,以改变应激反应的症状。

第四层次　针对心身障碍、应激性疾病进行临床治疗。

这一层次的预防与干预实际上就是临床治疗,采取心身同治的原则。

在应激预防与干预的框架中,应激被认为是一种慢性的健康问题,常表现为对疾病的易感性、原有疾病的加重、不可逆的改变或失能。这与预防疾病的公共健康概念一致,在病情(应激)的不同阶段均有干预机会,以减缓、阻止或者逆转病情的进一步发展。

给不良应激的预防与干预分层次非常重要,应该尽量采用第一级层次的预防和干预,辅以第二层次的预防与干预,当不良应激症状出现时,才使用第三层次的方法,第四层次是针对应激性疾病的干预和治疗。事实上,不同层次具体方法之间有很多的交叉和重叠,很难明确区分。

(二)应激性疾病的防治策略

前述的"应激的预防与干预",是狭义的一般意义上的压力管理,而传统心理学角度更多的是指第二层次和部分第三层次内容,并以其中的中介(间)因素为主要切入点。广义的压力管理还包括"应激性疾病的防治"。

应激性疾病的防治策略,主要是控制不良应激到疾病的中间环节。这是传统心理学研究难以逾越的"门槛",也正是应激医学研究的主要任务之一。

根据应激的生物学基础和应激性疾病的发病机制,研究应激生理反应在内的应激各环节的作用及相互调节机制,探索它们所介导的信号通路和分子机制,针对应激致病的主要或共性通路进行干预,从而起到应激性疾病的防治目的。

精神障碍作为应激性疾病的主要组成,其致病机制特别是生物学机制的研究,显得更加迫切。这是由于大多数精神障碍的病因未明,精神障碍的诊治与临床上绝大部分疾病不同,主要依赖于"症状"。

精神障碍的诊断是基于对一系列临床症状的共识,而不是依据客观的生物学或实验室指标,包括生化、影像和病理指标。如今的精神药物是根据靶症状可能的病理机制加以合成,所以抗精神障碍药物的药理作用广泛,主要是通过影响脑内神经细胞突触间的神经递质的传递,阻断信息通路而产生治疗作用,自然也未从根本上解决疾病的治疗问题,即是对症治疗而非对因治疗。由此,精神医学研究趋势,是从抽象的精神病学调整为精神障碍的神经生物学基础,而不是致力于缓解症状而未探索潜在病因的研究;通过研究引发精神症状的生物学机制,从而开发新的诊断标准和基于遗传、生理和认知数据而非仅局限于症状的治疗手段,这其实就是应激性疾病的防治策略。

众所周知,一个或一类应激源与多种应激性疾病有关,反之一种疾病可以由不同的应激源所介导。由此推测,在应激致病过程的中间(黑箱),存在共性通路或机制。目前,关于应激致病共性通路的存在,学术界已经形成共识,而且也认为可以通过对应激致病共性通路的干预,达到应激性疾病的防治目的。其实,这也是一种高效、节省的策略,符合预防医学的要义。

但是,应激致病有哪些共性通路、哪些是主要通路等,尚有争论。从不同角度考虑,这些共性通路包括下丘脑—垂体—肾上腺皮质轴和蓝斑—去甲肾上腺素能神经元/交感—肾上腺髓质系统及其相关分子和受体信号通路、神经内分泌免疫网络、细胞应激反应相关分子等。

近年来,由于炎症尤其是慢性低活度炎症在众多重大慢性疾病发生发展中的重要甚至是关键性作用,炎性因子作为应激性疾病的共性通路受到高度关注,神经内分泌免疫炎症网络及其在应激致病机制中的作用,成为应激性疾病防治研究中的热点。

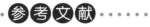

［1］ Contrada R J，Baum A．The Handbook of Stress Science：Biology，Psychology，and Health［M］．New York：Springer publishing company，2011．

［2］ 蒋春雷．"应激"学科的前世今生［J］.生理通讯，2019,38(4)：154－157．

［3］ 蒋春雷．应激医学(第2版)［M］.上海：上海科学技术出版社，2021.

［4］ 蒋春雷，卢建.应激与应激性疾病［M］//卢建，余应年，吴其夏.新编病理生理学.3版.北京：中国协和医科大学出版社，2011.

［5］ 钱明.健康心理学(第3版)［M］.北京：人民卫生出版社，2018.

［6］ 王云霞，蒋春雷.神经、内分泌与免疫系统的关系［M］//寿天德.神经生物学［M］.3版.北京：高等教育出版社，2013.

第六章 临床常见心身障碍

第一节 心理因素相关生理障碍

一、进食障碍

进食障碍(eating disorders，ED)是指以反常的进食行为和心理紊乱为特征，伴发显著体重改变和/或生理、社会功能紊乱的一组疾病。主要包括神经性厌食、神经性贪食和暴食障碍。

(一) 神经性厌食

神经性厌食(anorexia nervosa，AN)是以患者有意通过严格限制能量摄入、清除和增加能量消耗的行为使体重明显下降并低于正常水平为主要特征的一类进食障碍。最常见于青少年和年轻女性，临床中首诊为 AN 的患者中女性和男性比例约为 11∶1。该病死亡率高达 5%～15%，在所有精神障碍中死亡率最高。

AN 发病年龄早，为 13～20 岁，中位数为 16 岁，发病的两个高峰年龄分别是 13～14 岁和 17～18 岁。绝大多数患者在 25 岁前发病，25 岁以后发病率仅 5%。国外研究表明，自 20 世纪 60 年代以来，这种疾病的发病率和流行率一直在稳步上升，我国的 AN 患者数量也呈现出了增长趋势。

1. 病因和发病机制　目前认为，进食障碍的发病因素与生物学、心理学、家庭和社会因素均有关，需考虑到发生疾病的前提基础(素质因素)，症状出现之前的条件因素(诱发因素)及维持疾病的因素(维持因素)。

(1) 素质因素

①人格特征:是高危因素之一，其中，低自尊、完美主义、刻板性是几个最重要的人格特征。AN 与 C 型人格(尤其是回避型人格障碍及强迫型人格障碍)有关。

②遗传因素:双生子及家系研究发现，AN 患者的同胞姐妹患病率比同龄

人群高 5～6 倍,同卵双生子的共病率高于异卵双生子。目前认为 AN 的发生受到多个基因的调控,这些基因主要集中在与饮食、体质量及进食行为相关的神经生物学系统。

(2)诱发因素

①早年环境因素:儿童期虐待,包括躯体虐待、精神虐待、性虐待以及被忽视,会导致表观遗传学的改变,对发育中的大脑生理结构以及神经生化反应造成显著的影响。

②病前应激因素:过去因体形、体重受到过嘲讽,学习、感情上受挫,家庭成员重病或死亡,生活环境变迁等负性生活事件,也可能成为进食障碍发病的直接诱因。

(3)维持因素

①家庭因素:家庭常常被认为是进食障碍产生和维持的因素,在进食障碍的发生与发展中所起的作用非常重要。Minuchin 等认为,本病存在一种特定的关系模式,这个模式由"缠结、过度保护、僵化以及缺乏解决冲突的能力"组成。另有研究发现 AN 患者的家庭环境具有低亲密度、低情感表达、低娱乐性和高矛盾性等特征。

②社会文化因素:现代社会文化观念受到西方影响,很多女性把身材苗条看作自信和成功的代表。减肥是进食障碍的发病机制中重要的危险因素,随着减肥行为的增加,进食障碍的患病率增加。而减肥后周围人给予的赞美和羡慕容易强化减肥行为,成为疾病维持因素。

2.临床表现

(1)心理和行为症状

①对苗条的病理性追求:AN 患者对"肥胖"的强烈恐惧和对体形、体重的过度关注是临床核心症状,故意限制进食常常是首发症状。部分患者会出现阵发性暴饮暴食行为,为减轻体重,患者常常有过度运动、催吐、导泻、滥用减肥药、利尿药、抑制食欲的药物。

②体像障碍:患者对自己的体形、体重存在不正确的认知,对身体的胖瘦或某些部位的粗细、大小等存在感知障碍,即使已经明显消瘦,仍感觉自己很胖,故为此焦虑。

③对食物的兴趣增加:患者为了苗条在行为上过度限制自己进食,对食物的兴趣不减反增,常专注于食物及与食物相关的活动,例如,强迫亲人吃东西,

看与食物或与吃有关的电视节目或视频等。

④否认病情:患者常常否认病情,否认饥饿感、疲劳感,部分患者否认自己想要减肥,将进食少归因为"没胃口""胃胀""便秘"等躯体问题。

⑤情感症状:在营养不良和饥饿状态下,患者可能出现严重的情绪问题,主要为情感淡漠和情绪不稳,拒绝、回避社交活动。抑郁情绪也很常见,严重时出现自伤自杀行为。

⑥强迫症状:在营养不良和饥饿状态下,AN 患者变得更加刻板、固执,表现出进食相关的强迫症状。例如,脑海里反复出现食物画面,控制不住地反复思考吃什么等,强迫性地计算食物热量、照镜子、称重、运动、站立等。

(2)生理症状

①与营养不良有关的并发症:AN 患者因严重营养不良导致的生理紊乱及并发症可累及全身每一个器官、系统,包括:低体温、低血压、低血糖、心动过缓、贫血、白细胞低下、低蛋白血症、消化不良、便秘、肝功能异常、第二性征发育停滞,女性患者可出现停经等,慢性并发症有骨质疏松、肾功能衰竭等。营养不良还会导致大脑萎缩、脑功能异常等中枢神经系统损害,出现反应迟钝、精神萎靡、思维及学习能力下降、情绪调节障碍、癫痫发作甚至持久的意识障碍等。

②与行为问题有关的并发症:患者暴食可出现急性胃扩张、胰腺炎等;催吐、滥用减肥药、泻药、利尿剂、灌肠剂等行为,导致体内酸碱失衡和电解质紊乱,最常见也最危险的是低钾血症。

3. **诊断和鉴别诊断**　根据 DSM－5(diagnostic and statistical manual of mental disorder,5th edition)的诊断标准,AN 有三个临床特征:低体重来自持续性的能量摄取限制、强烈害怕体重增加或变胖或持续地妨碍体重增加的行为、对自我的体重或体形产生感知紊乱。病程要求持续三个月以上。成人患者的体重指数(body mass index,BMI)应低于 18.5 kg/m^2,儿童和青少年患者的体重应低于相应年龄 BMI(BMI-for-age)的第 5 百分位数。按照"有无规律的暴食或清除行为"将 AN 分为两个亚型,即限制型(restricting type,AN－R)和暴食/清除型(binge/purging type,AN－BP)。

ICD－11(the 11th edition of the international classification of diseases)的诊断标准与 DSM－5 基本相同,强调低体重不是无法获得食物和其他健康问题所致的,低体重或体形是个体自我评价的中心。

需与可导致消瘦和营养不良的躯体疾病、与存在食欲减退和消瘦的抑郁发作、摄入不足的回避/限制性摄食障碍鉴别。

4. 心身治疗 AN 治疗的核心目标是恢复体重,治疗方式主要包括营养治疗、躯体治疗、心理治疗和药物治疗。

(1)营养治疗(包括饮食监管及禁止暴食和呕吐行为) 是 AN 最主要、最紧急、最基本的治疗,是实现体重增加、预防 AN 死亡的必要干预措施,也被各国指南一致推荐作为 AN 的一线治疗手段。营养治疗一般遵循经口进食、起始少量、逐渐增加的原则。每周体重增加 0.5～1.0 kg 为宜,目标体重临床上通常取正常体重低限,如 BMI 18.5 kg/m^2 或 19 kg/m^2,对儿童青少年人群应用 BMI 百分数更为准确。可以安全地口服或使用鼻胃喂养,肠外营养只用于严重病例抢救生命的短期治疗方法。

(2)躯体治疗 造成躯体症状的原因有营养不良、营养不良的病理生理后果、导致体重降低的行为、自伤行为和医源性原因等。治疗方式以支持治疗及处理各种并发症为主,可以请内科医生、儿科医生、营养学家协助治疗。

(3)心理治疗 AN 的心理治疗主要包括家庭治疗(family therapy)、认知行为治疗(cognitive behavioral therapy,CBT)、精神动力性心理治疗(psychoanalytic psychotherapy)、辩证行为治疗(dialectical behavior therapy,DBT)和人际心理治疗(interpersonal psychotherapy,IPT)等。多个国家的进食障碍诊治指南均将家庭治疗列为青少年 AN 心理治疗的首选;对于成人,尚无证据表明某一种治疗优于其他治疗。治疗的选择基于可获得性、患者年龄、患者偏好及费用,场所的选择需考虑患者的躯体状况,存在较高躯体风险的患者应在门诊或住院条件下进行。

①家庭治疗:有研究证据表明,所有类型的家庭治疗可能比其他治疗方法在降低复发率和帮助体重增加方面更有效,其中基于家庭的治疗(family-based treatment,FBT)对于青少年患者效果最佳,通过改善父母对青少年 ED 的控制来矫正患者的状况,包括 20 次的家庭会谈。家庭治疗(family therapy,FT)通过探索引发或维持 AN 的家庭互动模式,在家庭成员都能认可的基础上调整家庭互动模式,从而改变患者症状,对于起病较早(≤18 岁)、病期较短(≤3 年)的青少年 AN 患者效果较好。

② CBT:CBT 是一种公认有效的心理治疗,无论对于青少年还是成人 AN 患者,CBT 都有治疗效果,也被证明有足够好的可接受度和依从性,对于

成人可作为一线心理治疗方法。它聚焦于改变患者对于体重体形的歪曲认知,纠正或改善异常的进食行为,同时对患者抑郁症状、自尊、消极思维、人际关系困难和情绪改善方面均有积极作用。研究发现,提供20～40周的强化认知行为治疗(enhanced cognitive behavioral therapy,CBT‑E),对于青少年患者的 BMI 恢复和改善精神心理症状都有着较好的效果,并且显示出了较为长期的疗效。

③精神动力性治疗:目标是帮助患者理解饮食行为症状背后的潜意识动机、冲突、防御方式等,帮助患者发展更加灵活及具有适应性的应对方式。精神动力性治疗适合在有一定内省力、能与治疗师建立工作联盟的 AN 患者中进行。

④其他心理治疗:其他的一些治疗方法,如 DBT 和 IPT,也值得尝试。DBT 在改善成人 AN 与饮食失调、药物滥用、负面情绪调节和抑郁症状相关的行为和态度特征方面有着较为明显而持续的疗效。IPT 将 AN 患者的病理心理问题与其人际模式联系起来,作为一种短程、限时和操作性强的心理治疗方法,也已显示了较好的长期疗效。

(4)药物治疗　AN 精神药物治疗的循证基础非常有限,目前为止尚无明确的证据显示药物对 AN 患者的核心症状有显著改善作用,不建议作为治疗 AN 的单独或主要方法。AN 的精神药物治疗主要用于共病的处理和出现严重干扰治疗进展的精神症状时的对症处理,应谨慎使用药物,严密监测潜在药物不良反应。

5. 病程和预后　AN 的病程常以慢性和复发性为特征。约有50%的患者预后良好,可获痊愈;约25%的患者预后中等,仅躯体症状改善,但仍有进食或心理方面残留症状;约25%的患者预后较差,发展为慢性。约5%～20%的患者死于极度营养不良导致的多器官衰竭,或情绪障碍所致的自杀等。

(二)神经性贪食

神经性贪食(bulimia nervosa,BN)是一类以反复发作性暴食及强烈控制体重的先占观念为特征的疾病。主要表现为反复发作、不可控制、冲动性地暴食,继之采取防止增重的不恰当的代偿行为,如禁食,过度运动,诱导呕吐,滥用泻药、利尿剂等,这些行为与其对自身体重和体形的过度关注和不客观的评价有关。

BN 发病年龄往往较 AN 晚,年轻女性(<30 岁)多见,多发生在青少年晚期和成年早期,平均起病年龄通常在 16~18 岁。在工业化国家,BN 的患病率较 AN 高,年轻女性的发病率是 3%~6%,女性与男性 BN 的比例约为 10:1。

1. 病因和发病机制　由于相当部分的 BN 是从 AN 发展而来,故病因与发病机制可参见 AN。

2. 临床表现

(1) 心理和行为症状

①频繁的暴食发作:是 BN 主要的临床症状,常常在心情不愉快时发生。暴食发作具备以下几个特点:进食量为正常人的数倍;暴食发作中进食速度很快;病人所食之物多为平时严格控制的"发胖"食物;患者有强烈的失控感,一旦开始暴食,很难自动停止;患者常掩饰自己的暴食行为。

②暴食后的补偿行为:暴食行为之后患者继之以补偿行为,以防止体重增加。常用的补偿行为有用手指抠吐,用催吐管等器具诱吐或自发呕吐,过度运动,禁食,滥用泻药、灌肠剂、利尿剂、减肥药(包括食欲抑制剂,加速机体代谢的药物如甲状腺素片等)。

③对进食、体重和体形过度关注:大多数 BN 患者体重在正常范围内或轻微超重,他们过度关注自己的体重和外形,过度关注进食行为、进食量和食物种类,在意别人如何看他们,并且关注他们的性吸引力,往往对自己的身体明显感到不满意。

④情绪障碍:BN 患者往往情绪波动性大,易产生愤怒、焦虑、抑郁等情绪症状。BN 患者的自伤、自杀等行为也较 AN 发生率高。

(2) 常见的躯体症状　主要和暴食及清除行为有关。具体如下:

①消化系统:急性胃扩张、反流性食管炎、食管—贲门黏膜撕裂综合征(Mallory-Weiss 综合征)、胰腺炎、便秘等。

②代谢系统:由于反复呕吐、导泻,患者容易出现电解质紊乱和酸碱失衡,如代谢性碱中毒、低钾血症、低钠血症、低镁血症和低磷血症,可诱发心律失常,严重者可出现癫痫发作。

③其他:用手抠喉呕吐者,手背被牙齿咬伤,而出现瘢痕(称为 Russell 征)。呕吐患者容易出现龋齿、牙齿过敏、咽痛、咽部红斑、唾液腺分泌增多、腮腺肿大等。

3. 诊断与鉴别诊断 在 DSM-5 中,BN 的诊断要点包括:频繁、反复出现暴食发作(每周 1 次或更多,持续至少 3 个月以上),并且存在对于进食的失控体验;同时反复出现不恰当的补偿行为,以防止体重增加;自我评价受到身体体形或体重的过度影响。

ICD-11 中关于 BN 的诊断标准与 DSM-5 的主要差异点在于:暴食及补偿行为须同时发生,至少平均每周 1 次、持续 1 个月。

BN 需与以下情况相鉴别:

(1)躯体疾病:暴食、呕吐的患者常伴有各种胃部不适的症状,应注意排除躯体疾病。对体重和体形的先占观念及刻意控制体重的行为对于诊断 BN 是必要的。

(2)AN:AN 可以存在暴食和清除行为,但也存在极低体重。体重低至 AN 标准时,应诊断为 AN。

(3)BED(暴食障碍):只有暴食而无经常的补偿行为应诊断为 BED。

4. 心身治疗 BN 的主要治疗目标:减少暴食和补偿行为,减少对体形和体重的认知困扰,治疗共病精神障碍,预防复发。治疗方式包括:

(1)营养治疗:大部分 BN 患者的体重正常,但患者饮食行为紊乱也会造成营养摄入问题,营养治疗的着眼点在于恢复规律进食和科学的饮食结构,补充身体缺失的营养成分。

(2)躯体治疗:主要是根据内科监测结果对症处理水电解质失衡。针对暴食引发的急性胃扩张可行胃肠减压。

(3)药物治疗:选择性 5-羟色胺再摄取抑制剂(SSRIs)是最常使用的治疗药物,其中的氟西汀是唯一获得美国 FDA 批准用于治疗 BN 的药物,维持治疗可预防复发。舍曲林可用于未成年 BN 患者。此外,抗癫痫药托吡酯也可明显减少暴食和清除症状,但可造成体重减轻,不适用于体重正常或偏低的患者。

(4)心理治疗:目前证据最充分的是认知行为治疗,作为一线治疗选择,其次是 IPT 和 DBT。

① CBT:通常为大约 20 次的一对一访谈,分为三个阶段。第一阶段使用行为技术和心理教育技术帮助患者建立一个个性化的疾病解析模型,以理解自身 BN 发生、发展和维持的机制,开始重建规律的进食习惯,替代之前的暴食清除行为。第二阶段处理对体形和体重的担忧,以及体形检查、体形回避和

肥胖感;在饮食中引入回避的食物,并逐渐去除其他形式的节食;培养处理日常困难的技能,以免重拾暴食清除的行为。第三阶段是发展减少复发风险的方法。

② IPT:是通过把 BN 患者的暴食清除行为与人际领域的问题联系起来,聚焦于人际问题进行工作,进而消除暴食清除行为的方法。疗程 16～20 次,起效相对 CBT 慢,但长期疗效相当。

③ DBT:已在国外证实可以减少青少年和成人的暴食、清除行为及非自杀性自伤,在 BN 治疗中显示其优越性,通过学习正念、痛苦忍受、情绪调节、人际效能四大技能,来代替用于处理情绪失调的暴食、清除行为及反复自伤行为。标准 DBT 治疗包括个体治疗 1 小时/周、团体技能训练 1.5 或 2 小时/周、咨询团队会议 1～2 小时/周、按需电话指导,青少年患者需要同时进行家长指导或多家庭治疗。疗程通常青少年持续 6 个月,成人持续 1 年。

5. 病程和预后　多数 BN 患者有 AN 病史,病程也呈复发和缓解交替的特点,症状常迁延数年。预后较 AN 好,约 70% 的患者经治疗可以康复,但复发率较高,有研究发现治疗成功后 6 个月至 6 年内的复发率为 30%～50%。BN 的死亡率为 0.4%。

(三) 暴食障碍

暴食障碍(binge eating disorder,BED)表现为频繁、反复出现暴食发作。其患病率明显高于 AN 和 BN,成人 BED 的终生患病率为 3.0%。女性和男性的比例为 3∶2。在特殊人群中,尤其是寻求减重治疗的患者中,BED 患病率高达 20%～30%。

1. 病因和发病机制　进食障碍的病因及发病机制详见 AN 部分。

2. 临床表现　暴食反复发作并伴有进食时的失控感是 BED 的主要临床表现。与 BN 相比,BED 无催吐等补偿性行为来消除暴食带来的体重增加。暴食常与负性情感、人际应激源、饮食限制、与体重体形和食物相关的消极感受、无聊感有关;常在没有感到身体饥饿时发生;秘密进行或尽可能不引人注意,也可以是有计划的。

暴食容易引起消化系统并发症,表现从恶心、腹痛、腹胀、消化不良到严重者可出现急性胃扩张。长期暴食易导致肥胖及相关并发症,如高血压、2 型糖尿病、睡眠呼吸暂停综合征等。

3. 诊断和鉴别诊断　依据 DSM－5，BED 的主要诊断要点包括：频繁、反复出现暴食发作（例如每周 1 次或更多，持续至少 3 个月以上），定义为个体在特定的进食发作中体验到对其进食行为失去控制；暴食发作并不常规伴随防止体重增加的补偿行为，但存在显著的痛苦情绪。ICD－11 中对 BED 的诊断要点是，暴食行为至少平均每周 1 次、持续 1 个月；暴食发作可以是"客观的"，也可以是"主观的"，无论哪种情况，暴食发作的核心特点是对于进食的失控体验。

BED 需与以下情况作鉴别：

（1）与正常的界限：在文化认可的节日或庆典上偶尔地过度饮食、暴饮暴食或宴会上大吃大喝，这些情况不应该被作为暴食特点。

（2）BN：BED 患者对体重、体形无不恰当的自我评价，无肥胖恐惧，因此暴食后无补偿性行为，这一点可以鉴别于 BN。

（3）肥胖：是 BED 常见的结果，必须分开记录。然而，报告有过量进食模式的肥胖个体，如不符合暴食的定义，也不应诊断为 BED。此外，循证心理治疗对 BED 的长期疗效良好，而对肥胖的治疗尚缺乏相应证据。

4. 心身治疗　BED 的治疗目标和原则与 BN 基本相同，对肥胖者需要考虑减重，需多学科协作。营养治疗、躯体治疗和心理治疗的方法与 BN 类似，见"神经性贪食"部分。药物治疗方面，托吡酯可减少成人暴饮暴食的行为，并有助于减肥，但不良反应的发生率相对较高；二甲磺酸赖右苯丙胺（LDX）已被美国 FDA 批准为用于治疗成人中至重度 BED 的唯一药物，可以减少暴食发作的频率，但它并不适用于减肥。心理干预合并药物治疗效果最佳。

5. 病程和预后　BED 的病程通常是慢性的，平均病程是 14 年，比 BN（6 年）或 AN（6 年）的平均病程要长，伴发的肥胖可能是除了 BED 外评估健康结局的一个重要方面。

二、睡眠障碍

（一）概述

睡眠是人类必不可少的一项生理活动。与觉醒状态相比，睡眠时机体功能状态呈现一系列显著变化，表现为持续一定时间的各种有意识主动行为消失，对外界环境刺激的反应能力减弱。

睡眠障碍是指睡眠量的异常及睡眠质的异常,或在睡眠时发生某些临床症状,影响入睡或保持正常睡眠能力的各种障碍。失眠障碍是临床最常见的睡眠障碍。

失眠障碍是指尽管有充足的睡眠机会和适宜环境,仍对睡眠时间和(或)睡眠质量感到不满足,并导致某种形式的日间功能损害。典型的日间症状包括疲劳、心境低落或易激惹、全身不适和认知损害。

由于失眠定义和诊断标准以及调查方法、研究人群各异,研究报道的失眠患病率差异很大。比较一致性的结论是失眠患病率随年龄增长而增加,且女性高于男性。2002 年全球 10 个国家失眠流行病学问卷调查显示,45.4% 的中国人在过去 1 个月中经历过不同程度的失眠,其中 25% 达到失眠的诊断标准。

(二)病因和发病机制

常见的引起失眠的病因有社会心理因素、环境因素、生理因素、精神疾病、药物与食物因素、睡眠节律变化、神经系统疾病和躯体疾病、生活行为因素及性格特征等。

目前,最为广泛接受的失眠的发病机制是过度觉醒假说和"3P"模型。过度觉醒假说认为失眠是一种过度觉醒的障碍,过度唤醒(包括生理性、皮质性和认知性过度唤醒)参与了失眠发生和发展为慢性失眠的过程。"3P"模型(易感因素、促发因素和维持因素)指慢性失眠患者通常具有失眠易感性(易感因素,predisposing factor),当促发因素(precipitating factor)出现时,导致失眠的发生。多数患者失眠症状可随着促发因素的解除而消失,即短期失眠。若促发因素持续存在、不能消除,或失眠发生后的应对处理方式不当(维持因素,perpetuating factor),则短期失眠演变为慢性失眠。

(三)临床表现

1. 失眠症状　失眠障碍患者的基本主诉是睡眠起始困难、睡眠维持困难或兼而有之。通常入睡潜伏期和入睡后觉醒时间＞30 分钟被视为具有临床意义。早醒的诊断通常不太容易,睡眠终止至少要早于所期望起床时间30 分钟。

2. 觉醒期间症状　常见症状包括疲劳、情绪低落或激惹、各种躯体不适、认知功能损害等。某些患者会出现躯体症状,或工作、学习成绩下降,或社交功能损害,更严重的失眠可导致各种差错或者事故。此外,长期失眠可能增加精神疾病、心脑血管疾病、内分泌疾病、免疫功能障碍甚至肿瘤的风险。

(四) 诊断和鉴别诊断

根据 DSM - 5 和 ICD - 11 等诊断标准,慢性失眠障碍(chronic insomnia disorder,CID)诊断要点包括以下几个方面:要求必须 3 个要素齐全,即持续睡眠困难(每周发生 3 次或以上,持续 3 个月或以上)、存在适当的睡眠机会以及日间觉醒期相关的功能损害。其中觉醒期间功能损害并非真正的功能异常,只要患者的表现是对自身问题的过度关注即可满足条件。短期失眠障碍(short-term insomnia disorder,STID)与 CID 有许多共通特征,主要区别是 STID 病程短于 3 个月。

失眠障碍需与昼夜节律睡眠—觉醒障碍、环境性睡眠障碍、睡眠不足综合征、短睡眠者、与呼吸相关的睡眠障碍以及发作性睡病、异常睡眠等疾病相鉴别。通过详细采集睡眠病史,仔细的体格检查,包括了解身体状况和精神状态,以及失眠的辅助检查,包括睡眠的主观评估(自评、他评量表)、客观评估(多次睡眠潜伏期试验及体动记录仪)等方法进行鉴别。

(五) 心身治疗

短期失眠往往有明确的促发因素,去除这些诱因可使部分患者睡眠正常,但仍有一部分患者会转入慢性失眠。CID 的治疗主要包括非药物治疗和药物治疗两大类。最常用的治疗方案是两种治疗方式相结合。失眠的药物治疗在此不做详述。失眠的心身治疗主要指失眠的认知行为治疗(cognitive behavioral therapy for insomnia,CBTI)。通常情况下,CBTI 是认知治疗和行为治疗的联合形式。它至少涉及一种认知成分和一个核心行为成分(睡眠限制、刺激控制)。行为治疗是 CBTI 的核心。

CBTI 除了改变失眠障碍患者的不良心理以及行为因素,还能增强患者自我控制失眠障碍的信心。研究揭示 CBTI 与药物疗法的短期疗效相当,但是 CBTI 的长期疗效优于药物疗法,目前被推荐为首选的标准治疗方法。

1. CBTI 主要治疗技术及其治疗原理

(1)刺激控制疗法

刺激控制疗法通过减少卧床时的觉醒时间来消除患者存在的床和觉醒、沮丧、担忧等这些不良后果之间的消极联系,重建一种睡眠与床之间积极明确的联系。刺激控制疗法对一般人群来说都具有良好的耐受性,但对躁狂症、癫痫、异态睡眠症和伴有跌倒风险的患者应慎重运用。

实施刺激控制疗法时,使用的典型指令包括:①当感到困倦时才可以上床;②除了睡眠和性活动外,不要在卧室进行其他活动;③醒来的时间超过20分钟时离开卧室;④再次有睡意时才能回到卧室;⑤如果仍睡不着,必须反复进行上述步骤;⑥每天保持固定的起床时间。

(2)睡眠限制疗法

睡眠限制疗法可以防止患者通过延长卧床的时间来应对失眠,这种代偿的策略增加了获得更多睡眠的机会,但其产生的睡眠形式是浅和片段的。另外,虽然睡眠限制疗法开始会导致睡眠不足,但是这增加了睡眠压力(内稳态),反过来缩短了睡眠潜伏期,减少了入睡后的觉醒时间,增加了睡眠效率。最后,应该指出的是,睡眠限制疗法禁用于有躁狂病史、癫痫、异态睡眠症、阻塞性睡眠呼吸暂停综合征和有跌倒风险的患者。

执行睡眠限制疗法时,首先要求失眠患者记录至少一周的睡眠日志;医师/治疗师通过睡眠日记计算患者平均的总睡眠时间,平均总睡眠时间加上30分钟即为患者第一周的卧床总时间,但一般不少于4.5小时;患者继续记录睡眠日志,通过计算平均睡眠效率来调整下周的卧床时间,直到患者能得到满意的睡眠。

当患者的睡眠效率≥90%,则延长卧床时间15分钟或30分钟;睡眠效率<85%,则缩短卧床时间15分钟或30分钟;睡眠效率在85%~90%,维持原来的卧床时间。

(3)睡眠卫生教育

不良的生活、睡眠习惯以及不佳的睡眠环境往往是失眠发生与发展中的潜在危险因素。睡眠卫生教育主要目的是帮助失眠患者意识到这些因素在失眠障碍的发生与发展中的重要作用,找出患者的不良生活与睡眠习惯,询问患者的睡眠环境,从而帮助患者建立良好的生活、睡眠习惯,营造舒适的睡眠环境。它不是一种有效的"单一治疗",而通常被视为CBTI的组成部分。

(4)放松训练

失眠患者因为对睡眠过度担忧而在睡眠时表现出过度警觉、紧张的情绪,而这些情绪又可能导致患者难以入睡或夜间频繁觉醒。放松训练可以缓解上述因素带来的不良效应。常见的放松训练包括腹式呼吸、渐进式肌肉放松训练等。患者初期应在专业人士指导下进行松弛疗法训练，并应坚持每天练习2～3次，练习环境要求整洁、安静。

（5）认知疗法

患者对失眠的过分恐惧、担忧、焦虑等不良情绪往往使睡眠进一步恶化，而失眠的加重又反过来影响患者的情绪，两者形成恶性循环。认知疗法着力于帮助患者认识到自己对于睡眠的错误认知以及对失眠问题的非理性信念与态度，使患者重新树立起关于睡眠的积极、合理的观点，从而达到改善失眠的目的。

（6）光照治疗

光线会影响下丘脑控制昼夜节律的视交叉上核，并抑制松果体褪黑素的分泌，光照治疗帮助建立和巩固规律的睡眠—觉醒周期，从而改善睡眠质量，提高睡眠效率并延长睡眠时间。傍晚接受光照能延迟入睡时间；清晨接受光照能提早入睡时间，建议每天保证30～45分钟的光照时间，可采取阳光照射或是光照治疗器。

通常认为光照疗法副作用很少见，但的确有既往未曾诊断过双相情感障碍的患者被光照诱发严重的躁狂。其他存在风险的个体包括患有轻躁狂、癫痫、慢性头痛、眼部疾病，或正在服用可致光敏感的药物的患者。

（7）矛盾意向疗法

矛盾意向疗法是一种特殊的认知疗法，该疗法的理论假设是患者在有意进行某种活动中改变了自己对该行为的态度，态度的变化使得原来伴随该行为而出现的不适应的情绪状态与该行为脱离开。患者被指导在床上努力保持清醒状态，而不去努力入睡，这可以让患者更放松，并不处于必须要入睡的压力中，从而促使患者快速入睡。

（8）多模式疗法

使用了多种行为学疗法（刺激控制、放松疗法、睡眠限制）和进行睡眠卫生教育。在失眠障碍的诊疗中，很多临床医师会使用不同组成形式的多模式疗法。

（9）音乐疗法

轻柔舒缓的音乐可以使患者交感神经兴奋性降低，焦虑情绪和应激反应得到缓解，另外音乐疗法也有着将患者的注意力从难以入眠的压力中分散出来的作用，这可以促使患者处于放松状态从而改善睡眠。该疗法适用于因过度紧张、焦虑而难以入眠者。

（10）催眠疗法

催眠疗法可以增加患者放松的深度，并通过放松和想象的方法减少与焦虑的先占观念有关的过度担忧以及交感神经兴奋。催眠过程包括通过专注于躯体的想象以减少生理觉醒、想象愉悦的场景引起精神放松、想象中性物体来分散注意力等各种类型。

2. 治疗设置和治疗过程　CBTI 治疗程序通常需要 4～8 周的时间，每周一次与治疗者面对面的会谈。会谈的时间范围在 30～90 分钟，取决于治疗的阶段和患者的依从性。有数据表明团体治疗的结果也与个体治疗类似。个体与团体治疗的结合可能是最为有效的模式。即最初的初始阶段和结束阶段采取个体治疗的形式，中间的疗程以团体干预的形式进行。这样一种疗程安排的优点可能在于，团体的设置使得患者能够拥有一个支持系统，并通过"榜样"来增强依从性。

开始阶段的晤谈要采集临床病史并向患者介绍睡眠日记的使用。在第一阶段中不会给予任何干预，而是采集基线的睡眠—觉醒数据，用于指导治疗。第二阶段进行主要的干预措施（刺激控制和睡眠限制），在进行这些治疗时患者就进入了一个治疗期，在这个治疗期中患者的睡眠时间被向上滴定。之后会对患者进行认知治疗。然后在最后的阶段讨论如何维持健康和应对复发。

（六）病程和预后

任何年龄都可发生失眠症状，但首次发作于青年期更多。失眠始于儿童或青少年者较少。女性的新发失眠可能与月经期相关。失眠也可能发生较晚，这常见于伴随其他精神或躯体疾病而发生的失眠。

失眠发生可以呈隐匿性或急性。隐匿起病的患者经常报告在个体早期或幼童时出现失眠症状。急性失眠的患者往往经历一定生活事件，如离别、亲人去世、日常应激因素或睡眠模式的快速改变。许多 STID 患者的失眠症状随时间而缓解，这源于诱发失眠的促发事件已经随时间而消失，或是对应激源的反应降低。然而，对睡眠紊乱更易感的 STID 患者，在初始促发事件消失之后失眠还会长时间持续，这些患者可能存在失眠维持因素，最终演变为 CID。调查结果显示，失眠患者 1 年后有 70% 继续报告失眠，3 年后有 50% 依然存在失眠。

示范案例 1　优秀的失眠职场人

一、一般资料

1. 人口学资料

来访者小孙,27 岁,男性,已婚,身高 179 cm,体重 77 kg,本科学历,从事 IT 行业,无子女,与妻子同住。无重大躯体疾病史,无烟酒史。母亲有失眠病史。

2. 个人成长史

患者从小成绩优秀,对学习和工作都是比较认真仔细的,自我要求比较高,对于健康有着较高的重视,平时人际关系良好。

3. 家庭情况

患者为独生子女,从小与父母生活,父母关系融洽,父亲性格沉稳,母亲比较细致。因为母亲本身有失眠,家庭中对于失眠的相关问题是比较关注的。

4. 社会功能

起病前:工作认真仔细,能力得到同事肯定,与同事朋友关系良好。

起病后:在失眠发生后,感到工作效率下降,有时会因为没有睡好担心健康,怕工作不能胜任,会请假在家休息。

二、主诉和个人陈述

1. 主诉:入睡困难、早醒 1 年。

2. 个人陈述:来访者在 1 年多前因工作压力大,逐渐出现入睡及睡眠维持困难。来访者认为失眠会让自己感到疲惫,烦躁,工作效率下降,头痛。在失眠之前,来访者平时 12 点左右上床,入睡快,睡眠连续、质量佳,平均睡眠 8～10 个小时。目前来访者入睡需要将近 3 小时,平均每晚会醒 3～4 次,睡眠 6～7 个小时,白天不午睡。睡得不好的情况会赖床,推迟上班,甚至请假。睡不着的时候会在床上看书,看视频,也会担心失眠影响工作状态和健康。平时每天会喝咖啡和奶茶。

三、评估与诊断

1. 既往史:既往体健,无重大躯体疾病史。

2. 个人史:性格比较认真仔细、自我要求比较高、对健康非常重视。

3. 家族史:母亲有失眠病史。

4. 体格检查:无特殊。

5. 精神检查:意识清,定向全,接触合作,对答切题,目前情绪低落不明显,关注睡眠情况,为失眠感到焦虑,自知力完整。

6. 辅助检查:无殊。

7. 心理测量:

PSQI(匹兹堡睡眠质量指数)分数:17 分;HAMD-17(汉密尔顿抑郁量表 17 项):10 分,HAMA(汉密尔顿焦虑量表):15 分。

8. 临床诊断:慢性失眠障碍。

9. 诊断依据:患者有恰当的睡眠机会,存在持续的入睡困难及睡眠维持障碍,每周发生 3 次以上,持续 1 年,同时患者有疲惫、烦躁、工作效率下降、头痛等日间觉醒期相关的功能损害。

四、行为功能分析

来访者会通过提前上床、白天补觉等行为试图获得更多的睡眠机会,但这加重了他睡眠能力与睡眠机会的不匹配,使得来访者睡眠变得浅而片段,通过反复将床与过度觉醒状态(如沮丧、恐惧、激动和焦虑)配对,床及其周围环境(如卧室)成为觉醒的线索。如果来访者没有请病假,而是不顾令人担忧的负面后果去上班,那么他很可能会表现出色,工作效率很高。由于避免上班,来访者又错过了获得这种纠正经验的机会。

五、治疗目标

希望能够改善入睡,能够维持适当时长的睡眠,减少失眠复发的可能性,日后逐步减少助眠药物的使用。

六、治疗方案

1. 药物治疗:目前服用曲唑酮 50 mg,qn,暂维持该药物,在治疗后随睡眠情况变化调整剂量。

2. 心理治疗:通过来访者的病史,我们对其慢性失眠的原因进行个案概念化,可以看到来访者的"3P"模型如下:

(1)前置因子:

生物学因素:遗传方面,小孙母亲有失眠病史。心理因素:来访者做事认真仔细,思虑较多,对自己有较高的要求。社会因素:小孙工作常加班到深夜,工作导致了他的不良睡眠时间,且小孙妻子睡觉比他更晚,也会影响到他,导致小孙与床伴的睡眠时间表不同步。

(2)诱发因子:小孙在失眠之初感到工作压力增大,这是其诱发因子中的心理因素。

（3）持续因子：小孙对于睡眠及身体健康有着过多的担心，会提前上床，在床上做许多跟睡眠不相关的活动；白天缺乏活动，甚至请假在家补觉；缺乏适当的日光照射；刺激性物质的使用（咖啡、奶茶）。

与来访者讨论后，计划进行8次CBTI治疗。

第一次晤谈：失眠初始评估（60～120分钟）。识别来访者是否有不稳定的或未诊断的躯体或精神障碍，确定CBTI对于来访者是否恰当，向来访者介绍治疗方法、效果，与其讨论是否有充分的意愿花时间和精力来完成治疗。指导来访者使用睡眠日记记录睡眠情况，教授放松训练。解释为何需要基线数据。

第二次晤谈：治疗的开始与睡眠卫生（60～120分钟）。确定治疗的目标，如小孙希望提高睡眠质量，减少夜间觉醒，延长睡眠时间。回顾睡眠日记的数据，与其讨论数据中"不匹配"的部分。介绍失眠的行为模式，与其进行自身的失眠原因分析。介绍睡眠限制和刺激控制的方法和效果，设定睡眠计划和治疗策略。

第三、四次晤谈：睡眠滴定（45～60分钟）。回顾数据，评估治疗效果及依从性，调整治疗计划，回顾睡眠卫生，确定来访者对计划的承诺。

第五／六／七次晤谈：睡眠滴定（45～90分钟）。回顾数据，评估治疗获益，调整睡眠计划，对负性睡眠信念进行认知治疗，继续确定来访者对计划的承诺。

第八次晤谈：睡眠滴定（30～60分钟）。回顾过去每周的数据，评估全部的获益，讨论如何预防复发。

病例分析：慢性失眠患者普遍存在不良睡眠卫生问题，最常见的表现是卧床时间过长。这会使得患者加强睡眠努力，强化睡眠挫败感、焦虑和消极期待，从而产生对睡眠及其不良后果的错误信念及态度。这个心理过程不断重复，从而成为维持失眠的关键因素。治疗CBTI的治疗中，我们需要对来访者进行睡眠卫生教育，通过3P模型的分析，使来访者了解自己的失眠病因，通过睡眠限制和刺激控制疗法，使卧床时间尽量接近来访者的实际睡眠时间，增加睡眠驱力，让来访者建立正确的睡眠与床及卧室间的反射联系，稳定生物钟，并检视来访者关于睡眠的信念，用正确的态度和信念取代原来错误的认知。

三、性功能障碍

性功能障碍是一种综合征，是在性活动过程中的某些阶段所发生的性生理功能障碍。正常人类性反应的变化与衰老有关。性功能障碍极其常见，发病率会随着年龄增加明显升高，且与性别无关。总体来讲，女性较男性更为常见。据估计，大约40%～45%的成年女性和20%～30%的成年男性有至少一种明显的性功能障碍。

（一）病因和发病机制

性功能的维持依赖于大脑、外周神经、激素和血管系统之间复杂的相互作用，然而性功能障碍的发病机制迄今不明。某些特定的脑区参与性反应，其中下丘脑和边缘系统负责性兴奋，皮层和中脑负责性抑制，并通过网络或电路与大脑的其他区域相连。兴奋性和抑制性神经调节过程之间的平衡被认为是产生性反应特异性的原因。

性功能依赖于躯体、社会心理和神经生物学因素的相互作用，性功能障碍的病因比较复杂，往往与多种因素有关。（1）生物学因素：可能由遗传、年龄、健康状况、激素水平、疾病（包括慢性病、神经精神系统疾患、内分泌疾病、生殖器官病变等）等多种生物原因引起。药物、长期大量酗酒或吸毒也会引发性功能障碍。（2）心理社会因素：对性功能的影响比较突出，包括错误的性观念、性知识缺乏、既往性创伤或性虐待经历的影响。

（二）临床表现

Kaplan模型认为人类的性反应由三个阶段组成：（1）欲望期；（2）兴奋/唤起期（包括外周血流量的增加）；（3）高潮期（肌肉收缩）。不同的性反应阶段功能受损会表现为不同的性功能障碍，临床上常见的主要有以下几种：

1. **性欲减退**　出现在欲望期，见于性欲低下功能障碍者。特征是缺乏或明显减少从事性活动的欲望或动机。女性终生患病率为40%，男性为30%。

2. **性唤起障碍**　出现在女性的兴奋/唤起期，包括性唤起的生理或主观方面的困难。特征是女性对性刺激的反应缺失或显著减少。女性终生患病率约60%。

3. **勃起障碍**　出现在男性的兴奋/唤起期，特征是男性无法达到或显著降低维持足够持续时间阴茎勃起或硬度，以进行性活动的能力。

4. 性高潮功能障碍　出现在女性的高潮期,特征是缺乏或明显罕见的性高潮体验,或性高潮感觉的强度明显减弱。女性终生患病率为35%,其中5%～8%比例的患者是完全性冷淡。

5. 早泄　出现在男性的高潮期,主要表现为射精潜伏期过短。DSM-5明确定义早泄为在超过1/2的性活动中,在插入阴道约1分钟内,在个体的意愿之前出现的一种持续的或反复的射精模式。30%的男性可能会出现早泄,终生患病率约15%。

6. 延迟射精　出现在男性的高潮期,主要表现为射精潜伏期过长,"延迟"的定义没有明确的界限。特征是尽管有充分的性刺激存在,并且有射精的欲望,但显著地延迟或无法达到射精。

7. 性交疼痛　指持续或反复地出现与性交相关的生殖器疼痛,疼痛的产生并非由于器质性病变,也不是由于阴道痉挛和阴道干燥所致。患者性唤起无困难、阴道润滑作用正常、性高潮反应正常,可发生于任何年龄有性活动的妇女。

8. 阴道痉挛　反复出现无意识的阴道三分之一的肌肉组织痉挛,影响性生活。发生率不详,多与盆腔病理解剖有关,通常是由心理原因所致。

(三) 诊断和鉴别诊断

依据DSM-5诊断标准,性功能障碍的共同特征概括如下:

(1) 在与伴侣的性活动中,具有某种性功能障碍的症状,出现于所有或几乎所有(75%～100%)情况下;

(2) 症状持续存在至少6个月;

(3) 症状引起个体具有临床意义的痛苦;

(4) 不能用其他非性功能的精神障碍来更好地解释,或作为严重的关系困扰或其他显著应激源的结果,也不能归因于物质/药物的效应或其他躯体疾病。

DSM-5对于性功能障碍的分类包括:延迟射精、勃起障碍、女性性高潮障碍;女性性兴趣/唤起障碍、生殖器—盆腔痛/插入障碍;男性性欲低下障碍、早泄。对不同亚型疾病,DSM-5中采用标注方式对起病情况与疾病的严重程度进行分类。

与DSM-5以及ICD-10诊断标准不同的是,对于病程的要求ICD-11

比较模糊,只要数月,而 DSM-5 以及 ICD-10 则明确要求病程至少 6 个月。依据 ICD-11 的诊断标准,性功能障碍的诊断必须满足以下三个条件:①频繁发生,尽管在某些情况下可能不存在;②至少已经存在几个月;③与临床上显著的痛苦有关。主要包括:性欲低下障碍、性唤起障碍、性高潮障碍、射精功能障碍、与盆腔器官脱垂有关的性功能障碍、其他特指的性功能障碍、未特指的性功能障碍。

性问题的诊断依赖于全面的病史和性行为史,体格检查和实验室检查可确定是否存在器质性病因。性功能障碍的诊断需要除外那些与性无关的精神障碍,精神活性物质的效应,躯体疾病,或严重的关系困扰、伴侣暴力以及其他应激源的问题,这在鉴别诊断时是非常重要的。

(四) 心身治疗

治疗方案首选心理治疗以及非药物治疗等简单、方便、无创的方法,必要时予以药物治疗。

1. 心理治疗 心理治疗的一般原则包括改善性伴侣之间的沟通(包括语言和身体),鼓励实验,通过将性活动的目标从勃起或性高潮改为自我感觉良好来减轻性生活的压力,以及减少压力的时间。

美国心理学家 Annon 提出的心理治疗与行为治疗相结合的性治疗模式——PLISSIT 模型,是用于诊断和治疗性功能障碍和生殖系统问题最常用的工具。该模型包含 4 个步骤。① P:许可(permission);② LI:有限的信息(limited information);③ SS:具体建议(specific suggestion);④ IT:强化治疗(intensive therapy)。给予许可包括减轻病人对性活动的压力,减轻病人关于性活动是"坏"或"脏"的内疚感以及扩大性活动的正常范围。有限的信息包括提供基本的解剖学和生理学知识以及纠正谬见和误解。强化治疗对长期性问题或复杂的心理问题或两者兼而有之的性障碍患者可能有用。而前三个阶段(P、LI、SS)可以由任何卫生保健者提供,最后阶段(IT)通常需要一个经过特殊训练的性治疗专家。Annon 认为 70% 的性问题可在第一步得以解决,80%~90% 的性问题可经过前三个步骤解决。这种框架模式有助于将性问题的范围与干预强度相匹配,被认为是最符合伦理多样性的性问题咨询。

目前临床上常用的心理治疗与行为治疗的方法包括:

(1)性行为疗法:包括性感集中疗法、生殖器刺激训练及无需求性交训练等。其中性感集中疗法是一种依据系统脱敏理论设计的行为疗法,采用循序渐进的方式将双方重新引入性活动,增强彼此间亲密关系。通常包括心理教育、夫妇性敏感区认知和咨询,要求夫妻共同参与治疗,周期约 3 个月。该疗法有广泛的适应证,可用于各种男、女性功能障碍,对器质性的性功能障碍同样具有辅助治疗的作用,至今仍然是各国性治疗机构采用的主要治疗手段之一。

(2)认知行为疗法:治疗的重点是识别和改变不正确的性行为和认知,与夫妻性教育是治疗的重要组成部分,包括团体或夫妻形式。现代性治疗应遵循配偶共同参与的原则,使患者重视并了解各年龄段的性健康知识,可以使用思维记录来捕捉伴随的焦虑或其他情绪的认知,减少性表演焦虑,转变性观念,以增加性兴趣、追求性幸福为目的,加强配偶间有关性的各种语言和非语言的交流,教会配偶双方主动承担责任,改善夫妻关系和生活方式。一些女性会经历普遍的焦虑或其他情绪症状,这些症状也会在性行为中表现出来。

(3)正念疗法:通过关注当下和不加判断地接受思想和感受来减轻压力,已经被证明有助于改善几种不同类型的性功能障碍,包括性唤起障碍和性高潮障碍。

(4)精神分析疗法:儿童在 3~5 岁期间,会出现性意识的萌芽。对性的过分压抑,会造成俄狄浦斯的心理冲突,使性心理发展出现停滞。经典的精神分析理论认为,性功能障碍的潜意识原因主要是患者存在俄狄浦斯情结。而近来的精神动力学家已经使用心理防御机制来分析性心理障碍。客体关系理论的观点认为,除了俄狄浦斯期性心理发展阶段有关外,性意识还可能出现在俄狄浦斯期之前。比如,两岁以内婴儿与母亲之间没有形成良好的依恋关系,没有建立起足够的、对他人的基本信任,没有顺利地完成"分离—个体化"发展阶段,导致个体过度依赖或过早独立且惧怕亲密关系等。这些俄狄浦斯之前的心理发育不良导致的人格因素,会影响着后续的性心理发展,甚至会导致出现性功能障碍。

精神分析疗法的治疗原则是首先将患者的性爱和情爱、性行为和性欲结合起来;其次,使患者与性伴侣在性生活中处于平等的性角色地位;再次,性功能障碍者往往伴有人格方面的某些心理异常,往往需要合理整合运用不同的精神分析理论方法。

2. 其他治疗　男性性功能障碍的药物治疗:(1)延迟射精:卡麦角林、金刚烷胺、伪麻黄碱、瑞波西汀、安非他酮、丁螺环酮、赛庚啶等药物可能有效。这些药物可能通过中枢的多巴胺、抗血清素、催产素作用机制,或通过外周的肾上腺素能机制来促进射精。(2)勃起障碍:口服磷酸二酯酶抑制剂(PDE-5)(如:西地那非、伐地那非、他达拉非),适用于大多数男性,使用方便且副作用小。一种 α2 肾上腺素抑制剂育亨宾可能有助于心因性勃起障碍的治疗。雄激素替代疗法主要适用于内分泌性勃起功能障碍。(3)早泄:目前尚无FDA 批准的药物,若早泄继发于勃起障碍应先使用 PDE-5 来治疗。

女性性功能障碍的治疗:(1)EROS-CTD 是一种阴蒂抽吸装置,通过增加血管充血和阴蒂充血来使女性获得更好的性唤起和性高潮,是目前唯一获批的外科干预女性性功能障碍的治疗方案。(2)PDE-5 抑制剂对生殖器充血显著减少、SSRIs 药物导致的性功能副作用的女性均有一定的疗效。(3)布普品(一种多巴胺和去甲肾上腺素兴奋剂)可以增加女性的性唤起和性反应。L-精氨酸可以提高女性性功能。

此外,某些抗抑郁药物(SSRIs 类药物)以及传统抗精神病药(如氟哌啶醇及硫利达嗪)、非典型抗精神病药(如利培酮及氯氮平)等会导致性功能障碍的不良反应。对于此类问题很难自行缓解,可以考虑降低药物剂量,或者换用安非他酮、米氮平、度洛西汀等对性功能影响较小的药物,或使用 PDE-5 抑制剂、育亨宾等药物改善症状。

(五) 病程和预后

性功能障碍患者若能消除诱发因素,加强日常锻炼、减肥、戒烟戒酒,停用导致性功能障碍的药物,注意控制血糖,降血脂,控制血压,积极治疗原发器质性病因,症状可以有所改善。原发性的性功能障碍患者若能基于夫妻或家庭治疗的原则上积极配合心理治疗或/及药物治疗,有性行为的欲望者,预后较好。

第二节　躯体症状及相关障碍

躯体症状及相关障碍是 DSM-5 的一个新分类,包括躯体症状障碍、疾病焦虑障碍、转换障碍(功能性神经症状障碍)、影响其他躯体疾病的心理因素、做作性障碍、其他特定的躯体症状及相关障碍,以及未特定的躯体症状及相关障碍。这类患者的临床特点是:往往因痛苦的躯体症状就诊于综合医院临床各科,较少到精神科就诊,可以有对躯体症状医学证据的解释,可以合并焦虑障碍和抑郁障碍,常与精神心理因素相关。本节主要介绍躯体症状障碍。

躯体症状障碍(somatic symptom disorder,SSD)是指患者有一个或多个躯体症状时,产生对这些躯体症状的过度困扰,出现过度的情绪激活和(或)过度的疾病相关行为,并由此导致显著的痛苦和(或)功能受损。患者的躯体症状既可以用一个已识别的医学疾病解释,也可以不符合任何医学疾病的诊断。也就是说,并不强调躯体症状本身能否由器质性或功能性躯体疾病解释,而是强调当身体出现症状后个体的认知、情绪、行为等精神症状的特征、规律和后果。

一、病因和发病机制

躯体症状可能是由于对身体感觉的意识增强以及对这些感觉赋予患病解释的倾向造成的。尤其当个人对躯体健康存在不切实际的观念、错误假设以及对躯体症状过分关注和灾难化想象时,容易在出现躯体症状时激活过度的焦虑,这又令患者对躯体症状的感受更加敏感,由此形成恶性循环。目前 SSD 的病因和发病机制尚未完全明确,但已有研究证实,童年期被忽视、性虐待、混乱的生活方式以及酒精和物质滥用史是慢性严重 SSD 的风险因素。成长发育时期对情绪觉察能力低和负性情绪水平高的儿童更易出现 SSD,这一倾向会持续到成年。个体缺乏明确判读自己情绪状态的能力,缺乏合适的语言来表达自己情感,即存在述情障碍,长期以来的情感失读使其更多地出现躯体症状主诉,却不谈及自身的情绪。SSD 与人格障碍也有相关性,负性情感(神经质)的人格特征已被证实为一种独立的与大量躯体症状有关的风险因素。而心理社会应激源和文化背景会影响个体在出现躯体症状时的就医形式,例如研究发现,失业和职业功能受损人群在 SSD 患者中的比例(29％和 55％)要显著高于在无 SSD 个体中的比例(15％和 14％)。在精神症状被污名化的文化背景下,个人更易出现 SSD。

有关生物学基础的研究显示,遗传因素增加了 SSD 的易感性,但仅能解释 30％的差异,全基因组研究尚未找到明确的易感基因。SSD 患者存在的注意和记忆偏向,即对自身症状有"合理解释"的信息加以储存,而忽略与之相悖的信息。诸多神经影像研究提示,SSD 患者存在岛叶、颞叶、顶叶、扣带回、脑网络系统等各个区域异常活动的特定改变。SSD 不是一种孤立脑区异常活动的疾病,而是一种涉及多个脑网络损伤的慢性精神障碍。

二、临床表现

SSD 可出现多种或单一的躯体症状,症状可以是特定的(例如局部疼痛)或相对不特定的(例如疲乏),可能与其他躯体疾病有关,也可能无关,但都造成患者的痛苦或导致日常生活显著破坏,无论躯体症状能否被医学解释,患者的痛苦感是真实的。患者存在高水平的关于疾病的焦虑,将自己的躯体症状过度评估为有威胁性的、有伤害性的或是麻烦的,经常把自己的健康想象得极为糟糕。在一些严重的 SSD 中,对健康的担忧可能是患者生活的中心,成为他们身份的特征,并且主导其人际关系。患者因为相同的症状就诊于不同的医疗机构的不同医生,会感到对他们的医学评估和治疗并不充分,通常对药物副作用非常敏感,有时会回避躯体活动。所有这些症状的特征主要聚焦于患者对躯体的担忧,当被直接问及他们的痛苦时,一些个体会描述它与日常生活的相关性,而其他个体则会否认躯体症状之外任何的痛苦来源。

三、诊断和鉴别诊断

DSM - 5 引入了"躯体症状障碍"这一新的疾病诊断名称,它与 DSM - Ⅳ 中的"躯体形式障碍"相比,主要有两点变化:一是摒弃了"躯体症状无法用器质性疾病解释"的要求,二是存在明确的心理行为特征。所以 DSM - 5 中躯体症状障碍的诊断条目包括:

(1)一个或多个的躯体症状,使个体感到痛苦或导致其日常生活受到显著破坏。

(2)与躯体症状相关的过度的想法、感觉或行为,或与健康相关的过度担

心,表现为下列至少一项:

①与个体症状严重性不相称的和持续的想法。

②有关健康或症状的持续高水平的焦虑。

③投入过多的时间和精力在这些症状或健康的担心上。

(3)虽然任何一个躯体症状可能不会持续存在,但有症状的状态是持续存在的(通常超过6个月)。

轻度:只有1项符合诊断标准(2)的症状。

中度:2项或更多符合诊断标准(2)的症状。

重度:2项或更多符合诊断标准(2)的症状,加上有多种躯体主诉(或一个非常严重的躯体症状)。

躯体症状障碍强调诊断基于阳性症状和体征(痛苦的躯体症状),加上对这些症状异常反应的想法、感觉和行为,而不是缺少解释躯体症状的医学证据。躯体症状障碍患者的特征不是躯体症状本身,而是他们表现和解释躯体症状的方式。

在最新的ICD-11中使用"躯体痛苦障碍(bodily distress disorder)"这一诊断名称,是指存在躯体症状,导致个体痛苦感以及对这些症状的过度关注,可表现为反复就医。如果有另一疾病可引起或能解释这些症状,则要求个体的关注程度明显超出该症状的性质和进展。这种对躯体不适的过度关注不会因适当的临床检验、检查以及临床医师适当的保证和安慰而得到减轻。躯体不适是持续性的,在至少数月的大部分日子里存在。个体通常同时存在多个症状,可能随时间变化。偶尔也可有一个单独的症状(通常是疼痛或乏力)。与DSM-5中的躯体症状障碍相比,同样要求存在使个体痛苦并过度关注的躯体症状。

躯体症状障碍首先要和其他躯体疾病鉴别,即使是诊断明确的躯体症状障碍患者,也有罹患新的躯体疾病的可能。对于发病年龄较大,躯体症状表现固定单一,且有进行性加重趋势的,应先考虑器质性疾病。临床医生应通过详细询问病史、体格检查及实验室检查等综合分析后谨慎诊断,其次是和其他精神障碍鉴别:

1. 疾病焦虑障碍 两者均是对自身健康的过度关注。疾病焦虑障碍患者的关注点更多指向潜在的进行性的严重疾病及其致残后果,可以没有躯体症状,但存在坚定而明确的关于患病的超价观念,要求反复检查来证实他的观念。躯体症状障碍患者关注的重点是症状本身及其影响,可表现为一种或多种躯体症状,并感到过度痛苦且影响生活质量,要求治疗以消除症状。

2. 转换障碍　两者都有躯体不适的症状。转换障碍患者常表现为感觉障碍和运动障碍,常发生在应激之后,不受自己意志控制,存在继发性获益,患者对症状多报以坦然处之的态度。躯体症状障碍患者对躯体症状反应强烈,感觉痛苦并要求检查和治疗。

3. 做作性障碍　同样存在躯体不适主诉。做作性障碍患者有意识地伪装疾病,采取夸大症状,制造症状和体征的方法,想要扮演病人的角色,但无继发性获益。躯体症状障碍患者的躯体不适感受是真实的,是围绕症状产生的情绪和行为过度了。

4. 焦虑障碍　两者均有较高的焦虑水平和各种躯体症状。焦虑障碍的患者精神焦虑更显著,担心的范畴更广,涉及生活各个方面,对健康方面的担忧会超出症状以外,例如,在症状消失后仍担心未来可能出现疾病。躯体症状障碍患者的焦虑只针对躯体症状及相关的疾病。

5. 抑郁障碍　抑郁障碍的躯体症状多表现为乏力,睡眠差以及胃肠道不适,有些患者对情绪症状缺乏识别,就诊时只表述躯体症状,仔细询问病史和评估可反映出抑郁症"情绪低落、兴趣和愉快感丧失、易疲劳"的核心症状,躯体症状是在抑郁情绪的基础上产生的。

(四) 心身治疗

躯体症状障碍的治疗目标首先是解除患者的症状和痛苦,其次是恢复其日常生活和社会功能,最后是提高患者生命质量。在制定治疗方案时需要考虑心理、社会和文化因素对患者躯体症状的影响,采取心理治疗、药物治疗和其他治疗相结合的个体化综合治疗。

1. 心理治疗　目前具有循证证据的心理治疗包括:

(1) 认知行为治疗(cognitive behavioral therapy, CBT):CBT 是最早且最多使用于躯体症状障碍的心理疗法,也是唯一具有足够实证支持对躯体症状障碍具有确切疗效的心理疗法。CBT 基于认知行为模型,而这一模型是基于躯体、认知(想法)、行为、情绪和环境这几个因素的相互作用,它提供了一个包含躯体症状的易感因素、诱发因素和维持因素的框架。CBT 聚焦于处理或改变个体与症状相关的认知和行为。国内外多项随机对照研究发现,认知行为治疗对躯体症状障碍和医学无法解释的症状有效,健康焦虑患者的疗效持续超过两年,能有效减少躯体症状、心理痛苦和功能障碍。运用有指导的网络 CBT 和无指导的网络 CBT 进行干预同样有效。

重新归因疗法是 CBT 的一个特殊形式,治疗目标是鼓励个体将他的症状重新归因于心理或社会因素,而不是躯体因素,包含三个治疗阶段:①使个体感觉到被理解,接受他的躯体症状以及痛苦体验;②在咨询中改变个体、医生以及他们共同的讨论内容,从生物学的躯体因素逐渐转变到心理和社会文化因素上;③在躯体症状和心理社会问题间建立联系。问题解决疗法是 CBT 的另一种用于治疗躯体症状障碍的形式,治疗目标是通过一步步加强个体问题解决的能力,来减少其对日常生活中不能解决的问题的抱怨。

其主要目标是帮助患者克服认知盲点、模糊知觉、自我欺骗、不正确判断及改变其歪曲认知或不合逻辑的思考方式。鼓励患者尝试积极的应对行为,改变以往回避问题的消极应对行为。具体原则如下:①明确治疗目标;②医生首先应表明对患者体验症状的痛苦等事实予以完全接受,并提出可能的替代性解释;③同患者讨论对健康的焦虑与躯体症状的联系;④盘诘和检验患者的威胁性负性信念;⑤改变回避性行为模式。

(2) 行为治疗(behavioral therapy):治疗目标是使用操作性条件反射作用积极改变个体针对其症状的行为。生物反馈疗法是一种重要的行为干预方法,利用生理仪器将原本不易察觉的与躯体症状相关的微弱生理指标(如心率、呼吸频率、肌张力、皮肤温度及血压等)采集并放大,以容易辨识的视觉和听觉形式显示出来,个体察觉到这些生理指标的变化后,让个体有意识地控制这些生理变化,来达到调整机体功能和改善躯体症状的目的。行为治疗的其他形式还有放松疗法和心理教育。

(3) 正念疗法(mindfulness):被称为 CBT 的"第三浪潮",治疗目标是发展一种新的应对症状的态度,基于对个体注意和接受的调节。随机对照研究的 Meta 分析显示,正念疗法对治疗躯体症状障碍的某些方面有效,与对照组相比,能显著并持久地改善患者的临床结局(包括症状严重程度、抑郁和焦虑)。

(4) 精神动力治疗(psychodynamic therapy):是一种着重揭露个体潜意识内容来缓解身心紧张的精神分析法,可以使用团体治疗的形式,一组个体定期会面并在团体领导者的带领下讨论他们的症状,治疗目标是激励个体积极寻找症状的原因和维持因素,并用矫正内省力的方法来治疗。

（5）人本主义疗法（humanistic therapy）：聚焦于个体发展、成长和责任感，治疗目标是帮助个体认识到他的优势、创造力以及"此时此地"的选择。个人中心疗法就是一种聚焦于个体自尊和价值的治疗方法。

2. **药物治疗**　用于治疗躯体症状障碍的药物包括抗抑郁药、抗癫痫药和抗精神病药物。随机对照研究的系统综述支持抗抑郁药的疗效。不同抗抑郁药物对 SSD 治疗短期内均有效。研究显示三环类抗抑郁药有显著疗效，且疗效可能优于 SSRIs 类药物，其中阿米替林的研究最多，结果提示在疼痛、晨僵、总体疗效、睡眠、疲乏、压痛点和功能性症状中至少改善一项。在 SSRIs 类药物的研究中，氟西汀被证实能改善疼痛、功能状态、总体健康、睡眠、晨僵和压痛点。几乎没有安非他酮、抗癫痫药或抗精神病药治疗躯体症状障碍的研究支持。

3. **运动治疗**　研究发现低到中等强度的运动能改善躯体症状障碍患者的情绪、疼痛阈值和睡眠。分级运动训练是一种操作性条件反射行为方法，运动强度根据事先制订的时间计划表逐步加强。有研究显示，指导下的有氧运动能改善纤维肌痛患者的活动能力和症状；分级运动训练对慢性疲劳综合征的患者有相似的疗效；运动在减轻非特异性疼痛患者的疼痛和改善其功能方面有轻微疗效；此外，跑步主要用于影响压力水平。

（五）病程和预后

躯体症状障碍呈慢性波动性病程。研究显示，约 $50\%\sim75\%$ 的患者经治疗后能改善，而 $10\%\sim30\%$ 的患者会恶化。起病时躯体症状较少、功能较好的患者预后相对较好，另外良好积极的医患关系非常重要。

示范案例 2 　躯体出现"不明"症状的 32 岁青年

一、一般资料

1. 人口学资料

患者 32 岁，男性，公司职员，汉族，未婚，无宗教信仰，平素体健，无重大躯体疾病史，无烟酒史，无精神疾病家族史。

2. 个人成长史

患者是独子，父母对其都较严厉，母亲是主要照料者，自幼学习成绩较好，本科毕业后在澳洲读研究生,后回国工作。工作一直不是很顺利,主要是对工作的类型和性质不太满意,故换过 4 份工作。谈过 3 次恋爱,现在的女友已交往 4 年,感情一般,常有争吵。

3. 家庭情况

患者自幼由父母抚养长大,小学前外婆和奶奶会轮流来家里照顾。患者父母夫妻关系一般,父亲当兵,工作很忙,幼时基本不管患者。母亲是老师,在生活和学习上都对患者要求较高,控制欲较强。父母关系一般,母亲也会控制父亲,有时会吵架。家庭经济情况一般。

4. 社会功能

起病前:工作能力尚可,做医疗器械的销售,人际支持状况较好,有女友和数个好友;

起病后:工作上容易感到疲劳,与女友冲突增多,对父母的关心常感到心烦。

二、主诉和个人陈述

1. 主诉:胸闷、心慌、头晕、下肢乏力 1 年余。

2. 病史:患者 1 年多前无明显诱因下出现胸闷、心慌、头晕和下肢乏力,在心内科和神经内科就诊,各项检查均未见异常,给予中成药治疗没有效果,躯体不适持续存在,患者感到非常困扰,担心自己患上了某种躯体疾病,反复多次前往医院各个科室检查,甚至重复检查,均未发现明显异常,在医生建议下就诊于心理科,考虑"焦虑状态",予黛力新治疗后自觉症状时有缓解,但症状一直有反复,睡眠也逐渐变差,故而担忧加重,经常感到烦躁不安,影响到工作和人际关系。

三、评估与诊断

1. 既往史:既往体健,无慢性病史。

2. 个人史:成长经历无特殊。

3. 家族史:阴性。

4. 体格检查:无特殊。

5. 精神检查:意识清,定向力完整,对答切题,能主动描述自己的病情,谈及躯体症状时表现焦虑不安,否认幻觉妄想等精神病性症状,智能可,意志力存在,自知力完整。

6. 辅助检查:无特殊。

7. 心理测量:

躯体化症状自评量表:45 分;抑郁自评量表:5 分;焦虑自评量表:14 分。提示患者存在中度的躯体化症状,轻度抑郁和重度焦虑情绪。

8. 临床诊断:躯体症状障碍(中度)。

9. 诊断依据:患者存在胸闷、心慌、头晕和下肢乏力的症状,使其感到痛苦并影响到生活和工作;过度担心自己躯体健康问题,且反复多次就医检查;症状持续 1 年余。

四、治疗目标

缓解患者胸闷、心慌、头晕和下肢乏力的症状;改变歪曲认知,减轻躯体症状引发的焦虑情绪;带着症状生活,减少对躯体症状的关注;在躯体症状和心理社会因素间建立联系。

五、治疗方案

1. 药物治疗:换用文拉法辛改善患者的焦虑情绪。

2. 心理治疗:认知行为治疗是唯一具有足够实证支持对躯体症状障碍具有确切疗效的心理疗法,可以使用重新归因疗法。治疗目标是鼓励个体将他的症状重新归因于心理或社会因素,而不是躯体因素,包含三个治疗阶段:

(1)第一阶段(1～3 次):收集资料,建立关系,制定治疗目标。评估躯体症状性质、严重程度,建立初步个案概念化。使患者感觉到被理解,治疗师能接受他的躯体症状以及痛苦体验。

(2)第二阶段(4～10 次):①认知干预。针对情绪困扰程度最大的想法(自己胸闷、心慌、头晕和乏力是因为患了严重的疾病)寻找正反证据。支持证据:人体罹患某种疾病后通常会出现相应的躯体不适症状。反对证据:躯体检查没有阳性检查结果;人在焦虑情绪下最常出现的躯体症状就是胸闷、心慌和头晕等。患者意识到自己的担心过度了,矫正旧想法后焦虑减轻,胸闷心慌症状也有所减轻,但仍有担心,进一步采用行为干预。②行为干预。让患者学习在出现症状时使用腹式呼吸和肌肉渐进式放松训练,症状进一步减轻。制订每日工作和生活计划,鼓励患者带着症状按计划做该做的事,减少对躯体不适的过度关注。③探讨发病原因。引导患者认识情绪变化的原因,举例说明让患者明白导致情绪变化的是人的认知而非事件本身。介绍情绪 ABC 理论。进而详细地给患者讲解什么是躯体症状障碍,引导患者意识到自己的先占观念会导致一系列的躯体症状,并且当情绪没有得到合理表达的时候,会通过躯体症状表达出来。与患者的探讨中,只强调这种可能性,让患者认识到这种可能的存在,并不强迫患者接受医师观点,也不急于肯定告知患者无器质性病变,以免患者出现强烈的阻抗。

(3)第三阶段(第11~12次):预防复发,总结与反馈,正常化症状波动,强化积极的改变。

病例分析:躯体症状障碍患者常感到无法被周围人理解,这些真实症状被认为是想象的,为证明是躯体问题而非心理问题反复求医。CBT治疗主要目标是处理焦虑,这种目标的差异导致治疗联盟建立困难。在初期,针对躯体还是心理进行辩驳,往往让患者感到不被理解,出现高脱落率,为避免破坏治疗关系,CBT治疗师认可其对躯体症状的理解,在评估躯体症状中引导患者觉察心理因素,如躯体不适症状在什么情境下频率增加?是否与紧张情绪相关?觉察和矫正歪曲认知是认知干预的关键环节,通过命名情绪,区分想法和情绪让患者逐渐准确识别思维。采用寻找正反证据的方法矫正想法(歪曲认知),患者容易找到支持证据,很难找到反对证据。同时采用放松行为疗法进一步干预。

第三节 与心身医学密切相关的精神障碍

一、抑郁障碍

抑郁障碍是常见的精神障碍之一。据北京大学黄悦勤团队的流行病学调查显示,中国成人抑郁障碍的年患病率为3.59%。抑郁障碍发病群体呈年轻化趋势,在我国,青少年抑郁障碍患病率达15%~20%;据《2022年国民抑郁症蓝皮书》显示,新冠疫情后,抑郁障碍患者迅速增加约5 300万人,增幅高达27.6%。在性别方面,女性的患病率大于男性。

(一)病因和发病机制

抑郁障碍的发病原因不是单一的。生物、心理、社会和环境因素都可以对个体产生影响。

1. 生物学研究　抑郁障碍的发生与遗传学、脑结构、大脑功能、神经化学等多方面因素相关。

（1）遗传学研究：抑郁障碍的发生与个体的遗传素质密切相关。一项抑郁障碍的家系调查结果发现，有 $40\%\sim70\%$ 的抑郁障碍患者有遗传倾向。抑郁障碍患者的一级亲属罹患抑郁障碍的概率高出一般人群 $2\sim4$ 倍，并且抑郁障碍家系遗传具有发病年龄逐代减小和疾病严重程度逐代增加的特征。

（2）神经递质和内分泌系统紊乱：前者包括 5 - 羟色胺（5 - HT）、去甲肾（NE）、多巴胺（DA）三大神经递质系统出现异常。后者指抑郁障碍患者可能下丘脑—垂体—肾上腺轴存在异常，已有研究发现抑郁障碍患者的相关激素分泌节律失调；同样，下丘脑—垂体—甲状腺轴与下丘脑—垂体—性腺轴都可见异常。

（3）神经可塑性存在异常：神经可塑性指中枢神经系统结构和功能的可修饰性，研究发现脑源性神经营养因子（BDNF）在抑郁障碍患者的表达上存在异常。

2. 心理学理论　许多抑郁障碍的心理学模型表明，个体的经历及对经历的解释、应对方式在抑郁障碍的发展中十分重要。

（1）心理动力学模型：该模型认为抑郁是一个无意识的过程，为对失落的反应。

（2）认知模型：该模型强调负面信念和思维模式的作用，Beck 认为这些信念和思维模式维持了情绪的低落和兴趣的减退。

（3）行为学理论：该理论认为抑郁是由于缺乏对愉快和有意义的活动的积极强化。

（4）其他理论：依恋理论强调了抑郁个体早期与照顾者的关系的作用；而系统理论表明，不能孤立地理解个人的经历，并将抑郁视为更广泛的家庭系统中的一个问题。

3. 社会和环境因素　社会环境因素在抑郁障碍的发展中有重要地位。一些社会心理因素是其发病的危险因素，一些因素则在疾病发生中起着重要作用。

危险因素包括：低社会支持和社会经济状况、神经质和焦虑的人格特质、不良父母教养方式、疏离的家庭环境、丧偶、离婚、失业等负性事件也会增加罹患抑郁的风险，儿童期的负性事件是成年发生抑郁障碍的重要危险因素。

抑郁障碍的生物—心理—社会模型表明,在情绪低落的背景下,对负性生活环境的心理反应能很好地解释抑郁障碍的发生发展。研究也发现了抑郁的保护性因素,如和谐的家庭,安全的环境,亲密的关系,良好的社交以及参与有意义的活动,能在个体情绪低落时起保护作用。

（二）临床表现

抑郁障碍的主要临床表现包括情绪症状、躯体症状和认知症状。

1. 情绪症状　情绪低落、兴趣减退、活力减退是抑郁障碍的核心症状。常有无助、无望、无价值感,并且可以伴随自伤、自杀观念及行为。

2. 躯体症状　可表现为不同形式的睡眠障碍,疲惫感增加,肌肉及关节疼痛,头痛,恶心,消化不良,腹泻或便秘,体重改变,性欲减退等。

3. 认知症状　表现为思维速度减慢,注意力下降,记忆力减退,意志活动下降。

（三）诊断及鉴别诊断

1. 诊断　DSM-5中抑郁障碍包括重性抑郁障碍、破坏性心境失调障碍、持续性抑郁障碍、经前期烦躁障碍、物质/药物所致的抑郁障碍、由于其他躯体疾病所致的抑郁障碍、其他特定和未特定的抑郁障碍。与DSM-Ⅳ不同,DSM-5将抑郁障碍与双相障碍分开。抑郁障碍的共同特点是抑郁或易激惹,并伴随认知改变和躯体不适,显著影响社会功能;不同类型的抑郁障碍之间的差异是病程和病因。目前ICD-10抑郁障碍的诊断标准包括三条核心症状:①心境低落;②兴趣减退;③精力下降。七条附加症状:①注意力降低;②自我评价和自信降低;③自罪观念和无价值感;④认为前途黯淡悲观;⑤自伤或自杀的观念或行为;⑥睡眠障碍;⑦食欲下降。

诊断抑郁发作时,要求至少符合2条核心症状和2条附加症状,病程持续至少2周,并且存在具有临床意义的痛苦或社会功能的受损。

抑郁发作根据其严重程度可分为轻度、中度、重度三种类型。轻度抑郁具有至少2条核心症状和至少2条附加症状;中度抑郁要求具有至少2条核心症状和至少3条(最好4条)附加症状;重度抑郁要求3条核心症状都存在且具备至少4条附加症状。在中度、重度抑郁发作中,还可根据是否存在妄想、幻觉等精神病性症状进行分类。

ICD-11和DSM-5对抑郁发作的诊断描述基本一致,不同的是:ICD-

11 通过亚诊断来区分不同类型的抑郁障碍,首先分为单次发作的抑郁障碍、复发性抑郁障碍、恶劣心境障碍、混合性抑郁焦虑障碍、其他特指/未特指的抑郁障碍,然后从严重程度、是否伴有精神病性症状以及是否缓解等维度划分为更次级诊断。

2. 鉴别诊断

(1)恶劣心境:抑郁障碍与恶劣心境障碍的区别在于症状的数量和疾病的过程。恶劣心境障碍是一种慢性和持续性疾病,病程超过 2 年,症状的数量和持续时间不足以满足抑郁障碍的诊断要求。

(2)双相情感障碍:双相情感障碍是在抑郁发作的基础上,存在一次及以上的躁狂或轻躁狂发作。

(3)由其他躯体疾病所致的抑郁障碍:多种躯体疾病可导致抑郁症状,如甲状腺功能减退、卒中、自身免疫性疾病等。需充分采集病史,完善必要的辅助检查。如果抑郁障碍由躯体疾病的生理效应所致,则不能诊断抑郁障碍。

(4)焦虑障碍:焦虑障碍患者的情感表达以焦虑、脆弱为主,存在明显的自主神经功能失调及运动性不安,自知力一般良好,求治心切,可依此与抑郁障碍鉴别。

(5)精神分裂症:伴有精神病性症状的抑郁障碍需与精神分裂症相鉴别。精神分裂症患者通常以思维障碍或情感不协调等精神病性症状为原发症状,而抑郁症状是继发,病程多为发作进展或持续进展。伴有精神病性症状的抑郁障碍,是先出现抑郁症状,后续再逐渐出现部分精神病性症状,且情感是协调的。

(6)创伤性应激障碍:起病前有严重的、灾难性的、对生命有威胁的创伤性事件,这是与抑郁障碍的重要鉴别点。

(四)治疗

抑郁障碍的治疗目标是尽可能早期诊断,及时规范治疗,缓解临床症状,最大限度减少病残率和自杀率,提高生活质量,恢复社会功能,预防复发。倡导全病程治疗。包括急性期治疗、巩固期治疗和维持期治疗。推荐个体化治疗,根据患者具体情况,选择有针对性的治疗手段。

1. 心理治疗

(1)认知行为治疗(cognitive behavioral therapy,CBT):CBT 是建议首

选的抑郁障碍心理治疗方法。其基本原则是我们对外界的反应会对我们的感觉和行为产生巨大的影响,反之亦然,我们的行为也会影响我们的思想和感情。

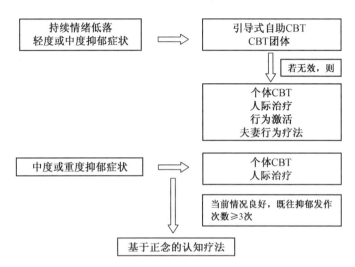

图 6 - 1　抑郁障碍心理干预指南
注:英国国家卫生与临床评价研究所(NICE)提供

认知行为疗法一般从三个层面分析抑郁障碍患者的问题。第一个层面是梳理患者的疾病发生发展,了解其既往经历、家庭环境、养育方式、性格方面有哪些不足、社会支持系统如何、抑郁障碍的发作情况等。第二个层面聚焦具体的某个情境,分析和评估患者在该情境下的思维、行为反应和结果以及该模式的影响,以识别患者的负性自动思维。第三个层面是通过收集信息,识别得出患者的歪曲认知、中间信念、核心信念分别是什么,最后选择影响最大的三个典型情境填写认知概念化内容,结合应激—易感模型反馈给患者。

CBT 的治疗过程常常包括三个阶段:一是治疗初期,在此阶段需要初步建立治疗关系,对患者进行系统化的认知行为评估,明确疾病诊断及严重程度,并初步形成对患者的案例概念化,明确治疗目标。二是治疗中期,在这个阶段需要通过各种技术修正患者与抑郁症状相关的负性自动思维、认知歪曲,并对患者的负性核心信念进行认知重建。三是治疗后期,其主要内容是对患者进行问题解决相关技能的训练,专注于如何预防复发,如何巩固和维持疗效。

(2)行为激活(behavior action,BA):其基本原则是当人们变得抑郁时,他们的许多行为都是为了避免或逃避不愉快的想法、感觉或情况。因此该方法的重点是激活患者行为,通过让抑郁障碍患者重新参与愉快和有意义的活动,得到积极强化。治疗师可同来访者制定活动时间表,以减少回避行为和认知。鼓励来访者引入小变化,并逐步提高,以实现治疗目标。

(3)人际心理治疗(interpersonal psychotherapy,IPT):该治疗方法的基本观点是,抑郁情绪等心理症状来自当前人际关系的困难,而这些困难反过来又会影响人际关系。IPT关注当前的关系,比如与他人相处不顺利,或者开始或维持关系困难。在治疗期间,来访者与治疗师合作,了解人际因素与抑郁障碍之间的相互关系,并通过学习应对或解决人际问题方法来缓解症状。

(4)夫妻行为疗法(behavioral couple therapy,BCT):该方法的原则是,在某些情况下,浪漫关系中无益的那部分会导致并维持抑郁。该疗法适用于伴侣中患有抑郁障碍且存在关系困扰的夫妇。这项疗法旨在帮助夫妇理解他们的互动会如何影响彼此,以改变现有的互动模式,从而减轻压力并增加夫妻间的支持。治疗的重点是缓解压力和改善沟通;管理感情和改变行为;解决问题和促进接受;以及修正观念。

2. 药物治疗 药物治疗是当前治疗抑郁障碍的主要方法,能有效缓解抑郁症状及伴随的焦虑和躯体症状。抗抑郁药物有多种类型。新型抗抑郁药是临床推荐首选的药物,其中选择性 5-羟色胺再摄取抑制剂(selective serotonin reuptake inhibitors,SSRIs)是最常用的一类,如氟西汀、舍曲林等;5-羟色胺—去甲肾上腺素再摄取抑制剂(serotonin and noradrenaline reuptake inhibitors,SNRIs),如文拉法辛等。当抗抑郁药物疗效不佳时,可联合使用小剂量第二代抗精神病药物,如阿立哌唑等。既往研究显示抗抑郁药物的总体有效率为 60%～80%。

3. 物理治疗 改良电痉挛治疗(modified electroconvulsive therapy,MECT)是以短暂适量的电流刺激大脑,引起患者短暂的意识丧失、大脑皮层广泛放电和痉挛发作,从而达到控制精神症状的治疗目的。其用于抑郁障碍的治疗已有 60 多年的历史,能迅速缓解抑郁症状,有效率可高达 70%～90%。适用于严重抑郁、明显自责自罪、有强烈自杀意念或自杀未遂、拒食违拗和抑郁性木僵、伴有精神病性症状的抑郁障碍、药物治疗无效或对药物治疗不能耐受的患者。音乐治疗、工娱治疗、重复经颅磁刺激、光照疗法等可以作为辅助的治疗方法,促进疾病康复。

（五）病程及预后

抑郁障碍一般为发作性病程,但临床上有 20%～30% 的抑郁障碍为慢性病程,长期预后较差,具有较高的复发风险。全病程治疗,改善生活方式,建立治疗同盟等方法有助于改善预后。

二、焦虑障碍

焦虑障碍是指在没有脑器质性疾病或其他精神疾病的情况下,以精神和躯体的焦虑症状或以防止焦虑的行为形式为主要特点的一组精神障碍。包括广泛性焦虑障碍、惊恐障碍、场所恐惧、社交恐惧、特定恐惧症、分离性焦虑障碍等。据 2019 年黄悦勤教授团队全国性精神障碍流行病学调查显示:在各类精神障碍中,焦虑障碍患病率最高,终生患病率为 7.57%,年患病率为 4.98%。

（一）病因和发病机制

1. 生物学因素　该病存在遗传易感性。双胞胎研究表明,具有相同基因组成的单卵双胞胎比双卵双胞胎更容易罹患特异性恐惧症(49% VS 4%)。

2. 环境因素　暴露于反复出现的不可预测和不可控制的负面生活事件,或在过度保护、过度控制的家庭环境中成长,会增加后期焦虑症的风险。同时,女性、单身、低教育程度、失业、低收入亦是其危险因素。

3. 心理因素　心理学通过行为理论与认知理论解释焦虑障碍的发病机制。

（1）行为理论认为:恐惧是后天习得的。有三个学习过程:一是经典条件反射,该理论认为一个刺激和另一个带有奖赏或惩罚的无条件刺激多次联结,可使个体学会在单独呈现该一刺激时,也能引发类似无条件反应的条件反应。个体若将中性刺激与诱发焦虑反应的刺激配对,在仅存在中性刺激的情况下也会产生焦虑感。二是操作性条件反射,该理论认为焦虑通过回避相应情境或事件的行为,产生负强化,使得焦虑情绪持续存在。例如,避开发生事故的路段成为一种习惯,因为这意味着你不会焦虑。三是社会学习理论,该理论认为恐惧可以通过观察性学习间接获得。病因学的行为理论代表了对焦虑障碍某些方面的解释,在一些成功的治疗设计中发挥了作用。

（2）认知理论认为:人们发展出一种焦虑性词序,即他们误解了与特定刺激相关的威胁或危险的真实水平。对威胁的高估是持续性焦虑障碍的一个特征。逆转这些对威胁的误解已成为焦虑障碍治疗的另一个重点。

（二）临床表现

常常表现为精神症状和躯体症状两个方面,精神症状可表现为提心吊胆、恐惧、忧虑、紧张不安等;躯体症状可表现为心悸、胸闷、气短、口干、出汗等。这些过度的紧张担心达到了功能损害的程度。

表 6 - 1　常见焦虑障碍的主要临床表现

常见焦虑障碍类型	主要临床表现
广泛性焦虑障碍	对各种日常事件和问题(如工作、金钱、关系)过度担忧,伴随运动性紧张(坐立不安、颤抖、难以放松、紧张性头痛)以及自主神经活动亢进(出汗、心悸、呼吸急促等)
惊恐障碍	反复发作预料之外的强烈恐惧,并伴有自主神经亢进,发作期间可出现预期焦虑和回避行为
场所恐惧症	在难以逃脱/尴尬或无法获得帮助的情况下(例如乘坐公共交通工具),对身处某个地方或情境的焦虑和回避
社交焦虑障碍	在社交或表现场合,过度害怕被他人负面评价
分离焦虑障碍	与过度依恋的对象分离时产生的紧张、焦虑、回避行为
选择性缄默症	在被期待讲话的特定社交场合中持续地不能讲话,并影响社会功能

（三）诊断及鉴别诊断

DSM - 5 将 DSM - Ⅳ 中焦虑障碍拆分,新的焦虑障碍诊断中不再包括强迫症、创伤后应激障碍和急性应激障碍,还纳入了分离焦虑障碍和选择性缄默症等新的类型。根据典型的起病年龄排列,焦虑障碍主要包括分离焦虑障碍、选择性缄默症、特定恐怖症、社交焦虑障碍、惊恐障碍、广场恐怖症、广泛性焦虑障碍。表 6 - 1 中列出几种常见的焦虑障碍,并强调关键症状。诊断的要点在于:满足关键症状,病程通常持续 6 个月或更长时间,且存在社会功能的损害。

ICD - 11 与 DSM - 5 的诊断标准基本相同。

焦虑障碍通常需要与其他精神疾病和躯体疾病鉴别。在与其他精神疾病鉴别中需要注意与抑郁障碍、躯体形式障碍、物质滥用等的鉴别。抑郁障碍患者也常常存在紧张担心,但存在兴趣低落、兴趣减退等抑郁症核心症状;躯体形式障碍的患者其焦虑情绪是持续性的,非发作性的,非特定场所性的。鉴别的躯体疾病包括甲状腺功能亢进、心律失常、冠心病、二尖瓣脱垂、低血糖等,躯体疾病也可有心悸、胸闷等症状,借助甲状腺功能、心电图、超声心动图、血糖等辅助检查可与之鉴别。在某些情况下,躯体疾病患者因对躯体疾病的担心可继发焦虑情绪。

(四)治疗

焦虑障碍的治疗目标是提高临床治愈率,缓解临床症状,恢复社会功能;加强长期随访,减少复发率;不同类型的焦虑障碍在治疗上存在差异。

1. **心理治疗**　根据循证指南,基于认知或行为原则的疗法在治疗焦虑症方面有效。每种焦虑症都有一种或多种公认的特定认知行为治疗方法。治疗通常是短暂的(2～16小时)、协作性的。研究表明,通过心理治疗,50%～85%的人会完全康复。

(1)基于行为的暴露疗法:该方法侧重于长时间故意暴露于恐惧刺激。治疗师引导患者将自己置于恐惧的境地,并通过习惯化过程,逐渐减轻焦虑。恐惧的刺激与恐惧的缺乏成对出现,从而实现了恐惧的"灭绝"。暴露疗法通常用于特定恐惧症。

(2)认知行为治疗:该理论认为事情比客观上更具威胁性时,焦虑就会持续存在。Beck等人在总结前人理论研究的基础上,提出焦虑方程:

$$焦虑程度 = \frac{感知危险的概率 \times 察觉到的代价/危险的严重性}{感知的应对危险的能力 + 感知的救援因素}$$

CBT通过逆转这些过程打破了恶性循环:直面夸大的危险感知,传授应对的方法,反对一味的回避。在信息收集阶段,应教导患者注意积极和消极刺激,而不仅仅是"找麻烦"(从而减少焦虑方程分子)。通过理性的认知过程,增加应对危险的能力和对救援因素的感知,从而提高患者的自我效能和感知的控制感(分母因此增加)。

焦虑障碍的CBT旨在加强应对评估,削弱威胁评估,换言之,增加分母因素,减少分子因素,使焦虑程度减轻。

2. **药物治疗**　药物治疗的原则是单一用药、足量、足疗程。常用的药物包括帕罗西汀、艾司西酞普兰等选择性5-羟色胺再摄取抑制剂类药物,文拉法辛、度洛西汀等5-羟色胺-去甲肾上腺素再摄取抑制剂类药物。SSRIs、

SNRIs 类药物常被推荐为焦虑障碍的一线治疗药物。5-羟色胺 1A 受体部分激动剂坦度螺酮在改善焦虑症状上疗效肯定。苯二氮䓬类药物也常短期应用于焦虑障碍患者,必要时可联用第二代抗精神病药物。

(五)病程及预后

焦虑障碍病程大多迁延,不同类型的焦虑障碍预后不同。焦虑障碍患者在获得及时、有效的治疗后通常能改善症状,恢复社会功能。

三、强迫及相关障碍

强迫障碍(obsessive-compulsive disorder,OCD)是一种很常见的精神障碍。在世界范围的国外的资料显示,OCD 的终生患病率为 0.8%～3.0%,我国强迫障碍的平均发病年龄为 19～35 岁,56%～83% 的强迫症患者至少共患一种其他精神障碍,如情感障碍、焦虑障碍、进食障碍等。

(一)病因和发病机制

强迫障碍是一种多因素、多维度疾病,发病具有鲜明的社会—心理—生物模式特征。

1. 生物学因素　强迫障碍患者一级亲属的患病率明显高于普通人群,在病因学研究中,5-羟色胺假说和多巴胺假说占了重要地位。在神经环路的研究中,强迫症状和皮层—纹状体—丘脑—皮层环路密切相关,不同症状维度的强迫症患者在神经解剖层面存在差异。

2. 社会心理因素　心理社会因素对强迫障碍的发生发展和转归有重要作用。强迫障碍的患者常有内向、胆小、优柔寡断、严肃、认真、刻板、循规蹈矩、十全十美等人格特征。有部分心理学理论尝试对强迫症的发病机制做出解释:

(1)心理动力学理论:传统的精神分析认为强迫症的核心心理冲突与攻击性和性有关,自我功能不足以解决超我与本我的矛盾冲突,且往往采用隔离、抵消、反向形成和置换等防御机制,最后形成相应的强迫症状。

(2)认知理论:强迫症的强迫性思维往往是持续的、侵入性的、引发焦虑的。强迫症患者对这些想法的解释方式是病理性的,会导致强迫症患者的特征性焦虑、抑郁和内疚感,甚至导致强迫性焦虑和仪式动作的机制。

(3)行为理论:行为主义学派的专家提出了两步经典的条件作用通路来

解释强迫症状的产生。第一步是通过经典的条件反射,由某种特殊情境(中性的)引起焦虑,患者为了减轻这种焦虑而采取回避行为或出现强迫性动作。第二步是通过操作性条件反射使强迫行为得以重复出现并持续下去。

（二）临床表现

OCD 的主要临床表现包括强迫思维、强迫动作或仪式、焦虑、抑郁情绪和回避行为。大约 70% 的 OCD 病人同时具有强迫思维和强迫动作,只有强迫思维的 OCD 病人约 25%,仅出现强迫动作的病例少见。

1. 强迫思维 指以刻板形式反复闯入患者头脑中的观念、表象或冲动意向,它们几乎总是令人痛苦的。患者往往试图抵制,但不成功。包括:

（1）强迫观念:主要有强迫性怀疑、强迫性穷思竭虑、强迫联想(包括强迫性对立思维)和强迫性回忆(对过去的经历、往事等的反复回忆)。

（2）强迫表象:反复出现在患者头脑中的形象内容,这些内容是鲜明、具体、逼真的。

（3）强迫情绪:主要是指对自己情绪的恐惧,担心自己的情绪会失去控制。担心自己会发疯,会做出伤天害理的事情等。

（4）强迫冲动意向:是一种强有力的内在驱使,使病人有要去做某种违背自己意愿事情的冲动。

2. 强迫行为或动作 是为减轻强迫思维带来的痛苦,患者有意识地采取一定的动作或行为。这些行为既不能给病人以愉快,也无助于完成有意义的任务。

3. 继发症状 由于 OCD 患者意识到自己的强迫观念或行为是没有必要的、不现实的,但自己又无法控制,为此担心自己失去控制,所以患者感到害怕、焦虑或恐惧。由于强迫症状具有隐蔽性,患者不愿让别人知道,尽量避免与人接触,且在强迫行为上浪费大量的时间,造成患者的社会隔离、功能受损而继发抑郁情绪。焦虑和抑郁情绪反过来又会加重强迫症状,以致形成恶性循环。

（三）诊断及鉴别诊断

1. 诊断 根据 DSM-5 诊断标准,强迫障碍需满足以下几点:

（1）具有强迫观念、强迫行为或两者皆有。

（2）强迫观念或强迫行为是耗时的(例如:每天消耗 1 小时以上),或这些症状引起具有临床意义的痛苦,或导致社交、职业或其他重要功能方面的损害。

(3)强迫症状不能归因于某种物质的生理效应或其他躯体疾病。

(4)该障碍不能用其他精神障碍的症状来更好地解释。

ICD‑11 的诊断标准与 DSM‑5 基本相同,与 ICD‑10 不同的是:在 ICD‑11 中,强迫障碍属于单独诊断单元,不再附属于其他精神障碍。

2. 鉴别诊断 强迫障碍应与以下疾病鉴别。

(1)精神分裂症:鉴别的关键在于思维属性。精神分裂症患者的强制性思维是被动的,是被强加的和异己的思维;而强迫障碍患者的强迫性思维是本人意志的产物,多数患者有强烈的抵制愿望,经常为此感到烦恼不已。

(2)强迫性人格障碍:两者最重要的鉴别点是自我和谐性不同。强迫性人格障碍是自幼人格成长形成,自我和谐,主观认为行为方式合理,没有明显的自我心理冲突抵抗。而强迫症则有明显的反强迫意识,心理冲突明显,伴有明显的焦虑抑郁情绪。

(3)抑郁障碍:这两个疾病的鉴别主要根据哪种症状是原发性的,并占有主要地位而决定,即明确两者之间的临床关系。

(四)治疗

1. 心理治疗 强迫障碍的临床表现复杂多样,对不同症状进行不同的心理治疗,才能达到治疗效果。暴露和反应预防(exposure and response prevention,ERP)及包含行为实验成分的认知治疗是推荐的强迫症心理治疗的首选方式,本书侧重介绍此方法。

(1)理论基础:在 OCD 的认知理论中,常见的概念包括闯入性思维、负性评价、中间信念、核心信念。

闯入性思维是指当个体处于某种情境时大脑中涌现的想法,这些想法对当事人的情绪和行为产生影响。判断闯入性思维是否具有病态性,需关注其频率及持续的时间,而不是其内容。

负性评价是指对闯入性思维的评价。

中间信念在强迫症患者中常表现为:责任感膨胀,夸大危险,夸大思维的重要性,完美主义,不能忍受焦虑等。

核心信念是个体在童年就形成的对自我、对他人、对周围世界的广泛的、稳定的信念,是认知水平上最根本和最深层的想法。

(2)认知模型:OCD 的认知模型包括如下三种:

责任模型:该模型认为一旦将脑海中出现的闯入性思维曲解为代表个人的责任、需要个人为此负责的信号的话,那么将会出现情绪反应以及为了减轻责任感将采取的中和策略,如回避、安全行为、精神上或行为上的强迫动作等。

思想过重模型:该模型认为 OCD 患者常常灾难性地解释闯入性思维,过度将想法与事实联系,认为有不符合道德标准的想法就等于发生了不符合道德标准的行为。

控制想法模型:该模型认为"完全控制想法是可能的""不能控制想法是心理脆弱和无能的表现",过度强调对想法的控制。

这些不同的认知模型都认为负性评价是 OCD 的核心问题,强迫行为不是由强迫思维引起的,而是取决于患者如何评价强迫思维。

(3)治疗技术:治疗 OCD 的 CBT 技术主要有认知重建、理性情绪疗法、自我指导训练。

(4)治疗设置和治疗过程:治疗设置一般分为 8~20 次,也有更长程的治疗。

治疗初期:在治疗初期应建立良好的治疗联盟;评估目前病人的保护因素、维持因素;明确病人目前存在的主要问题和次要问题,并制订治疗计划。

治疗中期:治疗师通过家庭作业等方式,识别病人对闯入性思维的负性评价,采用认知重组技术进行认知干预,计划和安排行为实验以矫正病人的负性评价。

治疗后期:复习家庭作业,了解病人对在治疗中习得的认知行为方面的技能的掌握情况;完成等级表中未进行的强迫思维的暴露,识别和挑战在暴露练习中的安全行为。医生应鼓励患者做一张关于复发的应对卡,让患者清楚当症状复发时,应该如何行动。

2. 药物治疗　选择性 5-羟色胺再摄取抑制剂是目前在临床上治疗 OCD 的一线用药。一般来说,OCD 的药物治疗所需剂量较大,且显效较慢。一种药物治疗是否有效必须经过足量、12 周以上的治疗才能确定。必要时可联合第二代抗精神病药物。药物治疗有效后需要维持治疗 1 年以上。

3. 物理治疗　物理治疗常用于强迫症的增效治疗。常用治疗包括重复经颅磁刺激治疗,该治疗相对安全性较高。改良电休克治疗和脑深部电刺激仍在探索之中。

（五）病程及预后

强迫障碍易慢性化，病程迁延。

虽然传统认为强迫障碍的预后不良，但随着药物治疗和心理治疗的发展，强迫症的预后有了很大的改善，约有10％的患者会进一步恶化。

示范案例3 一例抑郁障碍的心理治疗案例

一、一般资料

1. 人口学资料

患者男性，17岁，汉族，高二学生。

2. 个人成长史

患者小时候一家三口与外婆一起生活，外婆长期带患者在家看书，家庭氛围融洽。患者文化成绩一般，从小学习大管乐器，初中、高中均凭借艺体特长考入市重点中学。母亲对学习成绩要求较高，希望孩子在高中期间提升文化成绩，考入重点大学，在进入高中后学习强度加大。3个月前患者因在课堂中回答不上问题，出现烦躁、恐惧不安、羞愧情绪，觉得提升成绩没希望，人生无望，兴趣减退，不愿上学，前来求助。

3. 家庭情况

患者从小由父母与外婆抚养长大。父母为某市高校老师，父母夫妻关系良好，父亲工作繁忙，陪伴时间较少，生活中较寡言。母亲对孩子学习要求高，生活中追求完美及细节。外婆为高校退休老师，生活中总是在家看书，言语交流和情感沟通较少。家庭成员性格温和，氛围融洽，交流沟通较少。家庭经济情况良好。

4. 社会功能

起病前：学习成绩班级中等，学习积极主动，人际关系良好；

起病后：恐惧上学，不愿吹大管乐器，回避学校与人际交往。

二、评估与诊断

1. 主诉：心情低落3月余。

2. 既往史

患者3个月前因学习压力大，在课堂上不能回答老师的提问后，出现烦躁、恐惧不安、羞愧情绪。继而出现成绩提升无望,人生无望,动力缺乏,不愿上学与社交。除患有哮喘外,无明显躯体不适。患者自我评价低,认为自我无能/不好。未予以正规治疗。

3. 个人史

患者生长发育正常,平素体健,无重大躯体疾病史,无烟酒史。自我要求高。

4. 家族史

两系三代家族成员无精神疾病、性格异常、癫痫及自杀等情况。

5. 体格检查

生命体征平稳,心肺未见明显异常,神经系统查体未见异常。

6. 精神检查

患者神清,对答切题,接触主动,定向力佳,自知力基本完整。无错觉、幻觉、感知综合障碍,无妄想。注意力集中,记忆力略有下降,智力粗测正常。提及学校相关事情时情绪低落、烦躁,觉得人生无望,生活无意义。

7. 辅助检查

肝功、肾功、血常规、尿常规、甲状腺功能未见异常。

8. 心理测量

SCL-90:躯体化 2.5,强迫症状 2.79,人际关系敏感 1.77,抑郁 3.38,焦虑 2.09,敌对 1.83,恐怖 1.57,精神病性 3.4,偏执 1.66,其他 2.71,总分 234。

抑郁自评量表:67 分,认定为中度抑郁情绪。

9. 临床诊断:抑郁发作。

10. 诊断依据

患者于 3 个月前,因遇到学习问题后,出现情绪低落、兴趣减退、动力缺乏、疲乏无力、意志活动减退;意识清楚,时间、空间、人物定向正常,表情悲伤,引出明显抑郁情绪,偶有消极观念,未引出敏感多疑,意志力活动减退,记忆力减退。生活自理,自知力完整,社会功能明显受损,故考虑抑郁发作。

三、个案概念化

促发因素:患者在课堂上未能回答老师的问题是直接诱因。

认知和行为的纵向分析:从对患者影响最大的自动思维考虑,发现其核心信念主题是"我不够好",在现实生活中遇到不同情景时,核心信念激活,会产生"无能"类自动思维"我真糟糕、我做不到、不够优秀、不行"等,这些思维又进一步强化核心信念。为防止触发核心信念,来访者发展出补偿行为策略。如来访者给自己提出高要求:"我要在学业上很优秀,我一定要把学业分数提高";形成一定潜在假设:"只要没有别人的分高,我就是失败的,是没有意义的"。追求完美状态,害怕被批评,害怕和别人有差距。

核心信念的产生和维持:(1)早期经验,导致"无能不行"核心信念不断发展。(2)学习生活中不断强化,学习成绩差、家长的完美要求、现在学业有压力等。

优势:来访者有极强求助意愿、自我探索意识、完整自知力、较高智力和文化水平,能够积极配合,能与人顺畅交流,家庭社会支持较好。

四、治疗目标

1. 近期目标:改善患者抑郁焦虑情绪的状况;

2. 长期目标:构建合理认知,建立信心,学会表达自己的真实情感,自我发现与成长。

五、治疗方案

1. 药物治疗:服用舍曲林、阿普唑仑改善抑郁焦虑情绪。

2. 心理治疗(认知行为治疗):每周一次,每次50分钟,共8次。

第一阶段:初始访谈(第1~2次咨询),资料收集与建立关系。

初始访谈的目的在于收集来访者一般信息,与来访者建立稳定咨询关系,签订知情同意书、问题诊断。重点在于信息收集以及与来访者建立信任、尊重的咨访关系。

第二阶段:正式咨询(第3~6次咨询)。

正式咨询为4次,包括发现自身资源与力量,澄清价值,设定合理目标,增强对自己生活的掌控感,提高对自我价值的认识以及提升生命的主观能动性。

第三阶段:结束咨询(第7~8次咨询)。

最后咨询作为最后一阶段,在此次咨询过程中回顾全部咨询过程,巩固咨询效果,反馈咨询师看到的来访者的改变与成长,重要指出在咨询室外的成长,使其在结束咨询后也有能力帮助自己成长。

病例分析:本案例患者从小内向,不喜欢表达,自我要求高,做事情追求完美。成长过程中母亲不断强调学习的重要性,期望其在学习中不断提高,导致患者在成长过程中形成"我不好、无能"的信念。父母及亲属社会成就较高,长期传递给患者焦虑情绪,为自我保护,患者采用回避行为来应对学习。此案例心理治疗需要为患者提供支持、力量,让其看到自己的价值与能力,增强自我效能感和信心,与此同时患者需要对自己有清晰合理的理解,认识到自己的潜力,发挥内在潜力,激发内在动力。

第四节 躯体疾病所致精神障碍

一、概述

躯体疾病所致精神障碍是指在各种原发躯体疾病的基础上导致产生的精神障碍。个体在产生精神障碍前存在明确的脑部或躯体疾病,并有明确的病理生理改变。此时出现的精神症状常被视为躯体疾病临床表现的一部分。可能引发精神障碍的常见躯体疾病,包括神经系统疾病、内分泌疾病、脏器疾病、代谢和营养疾病等。

躯体疾病所致精神障碍在综合性医院较为常见。有调查结果显示,在综合医院约有 30% 的住院患者存在不同程度的精神障碍。另一方面,躯体疾病所致精神障碍在综合医院中仍存在被误诊、漏诊的现象,导致患者病情延误。因此,加深对躯体疾病所致精神障碍的认识,提高对此的识别能力,对临床心理工作者具有重要意义。

二、病因和发病机制

一般认为,躯体疾病所致精神障碍是由脑器质性病变或其他躯体疾病导致,原发性躯体疾病是直接病因。由于生理结构和躯体疾病的复杂性和多样性,躯体疾病所致精神障碍的发生并非由单一机制造成,可能是多种发病机制相互作用的结果。

根据躯体疾病的起病缓急情况及其种类,躯体疾病所致精神障碍的发病机制包括以下几个方面:

1. 中枢神经递质的改变 部分药品和化学物质可能引起大脑内神经递质的代谢出现异常,使去甲肾上腺素、5-羟色胺、多巴胺等神经递质发生变化,从而导致精神障碍产生。

2. 能量供应不足 部分躯体疾病会引起代谢障碍或脑部循环障碍,导致脑缺氧、脑供血不足,致使脑功能受损,引发精神障碍。

3. 感染和中毒 各种细菌、真菌、病毒等侵入机体,其毒素或代谢物造成的脑和躯体功能严重紊乱可导致精神障碍。

4. 内分泌激素紊乱和酸碱平衡失调 内分泌激素如腺垂体功能减退,体内酸碱平衡失调,及水、电解质紊乱可引发精神障碍。

5. 应激反应 机体受到应激源(如:外源性有害因素)影响,其神经生理、内分泌激素、免疫机制等功能发生变化,进而影响大脑正常的生理功能,导致精神障碍的产生。

三、常见精神障碍的临床表现

1. 临床表现及特点 根据原发躯体疾病的种类、起病急缓和严重程度不同,由其所致的精神障碍也存在不同的临床表现。总的来说,躯体疾病所致精神障碍具有以下特点:

(1)存在明确的躯体疾病病史且有相关阳性体征,相关实验室检查通常存在阳性结果。

(2)精神障碍的发生和原发躯体疾病在时间上、病情严重程度上和变化规律上密切相关,精神障碍与躯体疾病的病情消长多呈平行关系。

(3)精神障碍的症状表现具有多变性和波动性,涉及思维、认知功能、情感、感知和行为等各个方面的精神心理活动。

(4)根据原发躯体疾病的起病急缓,精神障碍的临床表现存在差异。急性起病者以急性精神障碍(谵妄、意识模糊等)为主;慢性起病者多发脑衰弱综合征;躯体疾病晚期可出现智能障碍、人格改变等症状表现。

(5)精神障碍的病程和预后常由躯体疾病的病程和严重程度所决定。一般来说,精神障碍会随躯体疾病的好转而逐渐恢复。

2. 常见躯体疾病所致精神障碍

(1)抑郁综合征 患者表现为持续地情绪低落、动力缺乏、认知功能减退等,其临床表现与抑郁障碍无明显差异,主要区别在于是否存在器质性病因。甲状腺功能低下、脑下垂体功能不全、帕金森病等器质性疾病可出现抑郁症状。

(2)躁狂综合征 临床表现与躁狂发作相似,两者差别在于有无器质性病因。具体表现为情绪高涨、兴奋话多、思维奔逸等。甲状腺功能亢进、指端肥大症等可引起躁狂症状。

(3)焦虑症状 患者表现出惊恐发作症状或明显焦虑情绪。甲状腺功能亢进、系统性红斑狼疮等疾病可引起相关焦虑症状。

(4)急性脑病综合征 该病由急性中枢系统疾病或躯体疾病引发,有起病急、症状鲜明的特点。主要表现包括意识模糊、嗜睡、谵妄等,其中谵妄状态在临床上最为常见。谵妄状态主要有感知觉障碍(包括幻觉、定向障碍等)、思维障碍、情绪障碍等表现,具有昼轻夜重的特点。精神症状的严重程度和病程与躯体疾病密切相关,并可随躯体疾病的好转而逐渐恢复。

(5)脑衰弱综合征 该病多发于躯体疾病的初期或慢性躯体疾病的病程中。主要表现为虚弱乏力、思维迟缓、情绪不稳等,并常伴有头晕头痛、心慌胸闷等躯体不适。

(6)痴呆 以认知功能的全面受损为主要临床特征,具体表现为记忆、思维、计算力等的功能减退和人格改变。

(7)人格障碍综合征 多由脑器质性病变或损害导致,部分内分泌疾病也可引起人格障碍综合征。具体临床表现与大脑的损害部位相关:额叶损害者可表现为意志减退、情感淡漠等;颞叶损害者可表现为易激惹、思维冗杂,部分患者可有敏感多疑、偏执的表现。

(8)遗忘综合征 本病患者一般意识相对清晰,主要表现为近记忆障碍和虚构。通常由脑组织损害导致。

四、诊断

躯体疾病所致精神障碍的病因和临床表现复杂多样,但其诊断常遵循相同的诊断原则和要点,即①躯体疾病是精神障碍的直接原因;②相关体格检查及实验室检查结果呈阳性;③躯体疾病与精神障碍在出现时间上密切相关,病情的消长多呈平行关系。ICD-10中这部分疾病被归类为器质性(包括症状性)精神障碍,在 ICD-11 和 DSM-5 中变更为“神经认知障碍”。

在临床工作中,由于躯体疾病所致精神障碍与功能性精神障碍的临床表现相似,躯体疾病所致精神障碍常存在误诊、漏诊的情况,其重要原因一方面是由于精神障碍症状表现突出而忽略了对器质性病因的检查工作;另一方面可能在临床诊疗过程中,病史了解不够深入,没有将躯体疾病病史结合考虑。因此,上述诊断原则和要点也是躯体疾病所致精神障碍与其他精神障碍的鉴别诊断要点。

五、治疗

（一）治疗原则

躯体疾病所致精神障碍与功能性精神障碍在病因、发病机制上存在本质上的不同，因此在进行治疗时，两者的治疗原则与治疗方案存在一定的差异。躯体疾病所致精神障碍的具体治疗原则如下：

1. 治疗原发躯体疾病　有效地治疗原发躯体疾病是治疗躯体所致精神障碍的首要治疗原则。躯体疾病是躯体疾病所致精神障碍的直接病因，对不同躯体疾病进行相应治疗是治疗本病的根本办法。

2. 对症治疗　应对引发或可能加重精神障碍的因素进行积极的对症治疗，部分躯体疾病并发症如缺氧、缺血、休克、高热等，可能导致精神障碍的发生或加重精神症状。对相关并发症进行有效的对症处理，可有效缓解精神症状。

3. 对精神障碍进行有效控制　有效地控制精神症状是促使精神障碍缓解、减轻躯体疾病病情、保障患者生命安全的重要措施。精神障碍的出现可能会导致患者在精神症状的支配下出现冲动伤人、不配合治疗等行为，导致不良后果。同时由于精神障碍与躯体疾病的高度相关性，精神症状若未得到及时处理，可能导致躯体疾病病情迁延不愈。因此需小剂量、短疗程地使用安全、有效、不良反应小的抗精神病药物进行治疗。

4. 康复治疗　对患者进行康复治疗同样重要。躯体疾病所致精神障碍患者一方面需要对躯体疾病进行维持治疗，另一方面由于精神障碍的出现，患者在认知功能、情绪、行为等方面均可能存在不同程度的损害，影响社会功能。因此，在精神障碍缓解后需对患者进行积极的心理支持和健康教育，使患者树立康复信心，恢复社会功能。

（二）心理治疗

1. 支持性心理治疗　患有躯体疾病及相关精神障碍的病人通常会面临学业、就业、经济等方面的困难，同时可能存在病耻感，由此导致一系列心理行为问题。因此，要充分尊重和理解患者，耐心倾听患者的需求并给出支持性的反馈，给予心理支持和人文关怀，帮助患者建立良好的社会支持系统，树立康复的信心，从而改善患者情绪，恢复社会功能。

2. 心理健康教育 心理健康教育的具体内容主要包括疾病的基本知识及常用应对策略、病情的监测和生活管理等。通过心理健康教育可以有效地增进病人对自身身体状况和疾病相关知识的了解，形成健康的生活方式，提升患者的掌控感和自我效能感，从而减轻消极情绪，增强战胜疾病的信心。

3. 认知行为疗法 在临床上患者常常存在各种情绪和功能失调的问题。一方面，病人在患病后注意力转向自身，对身体变化的感受性明显增强，病人往往会对相关感觉产生不合理的主观评价。因此需要通过认知治疗技术帮助患者识别自己的不良情绪和不合理的认知模式，改变观察问题的角度，纠正错误认知。另一方面，及时应用行为治疗技术可有效帮助病人减轻负面情绪反应，提高自我控制能力。常用的方法包括放松训练、生物反馈疗法和系统脱敏疗法等。

4. 团体心理治疗 团体心理治疗或团体心理辅导是指以小组形式提供心理帮助的治疗方法。通过在团体中个体之间的人际交互，促使个体在与他人的互动过程中通过观察学习、自我觉察等，建立并调整人际关系及互动模式，学习新的态度与行为方式，从而实现良好的生活适应。良好的支持性团体是病人的一种重要资源。有研究表明，参加社会支持团体可以有效改善躯体疾病患者的健康状况和长期生存率。团体心理治疗联合适当的药物治疗能有效缓解患者的焦虑抑郁情绪。

根据患者的实际情况和需求，其他心理治疗方法如家庭治疗、催眠治疗、表达性艺术治疗等可用于处理病人内心冲突，减少应激，改善情绪。消除负面的情绪因素可以使中枢神经系统功能保持正常状态，有助于预防精神障碍的发生。同时，躯体疾病及其相关精神障碍往往会给病人的家属及其照顾者带来沉重的身心负担，因此对患者家属及其主要照顾者进行适当的心理援助对患者的康复具有重要意义。

六、病程和预后

躯体疾病所致精神障碍的病程和预后通常取决于原发躯体疾病的病程和严重程度，即随着躯体疾病的好转，由其所致的精神障碍随之改善，反之则提示较差的预后。本病预后一般可逆，患者精神症状恢复后通常不遗留精神心理缺陷。少数陷入昏迷状态过长者，可能遗留智能减退或人格改变。

示范案例4　一例乳腺癌患者的支持性心理治疗案例

一、一般资料

1. 人口学资料

患者女性,53岁,汉族,个体经营户,确诊乳腺癌2个月。

2. 个人成长史

患者在一个重男轻女的农村家庭长大,家中有一个弟弟,从小就被要求做很多家务,并需要照顾弟弟。性格要强,学习努力,成绩优异,靠自己考上了大学,但由于家庭经济条件有限,父母想把钱留给弟弟上学,所以不愿继续供其上大学。患者只能外出打工,由于学历受限,家庭支持不足,头几年在外吃了很多苦,但自己从不放弃希望。后自己存钱开了小餐馆,凭着自己的勤劳肯干,餐馆生意越来越好,还开了几家分店。经他人介绍认识了现在的丈夫,丈夫是一名性情温和的高中语文老师,婚后陆续生下一儿一女,平日患者生意较忙,多为丈夫照顾家庭。3个月前患者的乳房开始有不适感,刚开始未重视,后不适感增多,2个月前去医院检查,确诊为乳腺癌早期,医生建议尽早进行手术,有康复希望。家人都希望患者尽快接受治疗,但患者自确诊后整日焦虑不安,逐渐出现情绪低落,经常一个人在家发呆,不愿出门,晚上常常睡不着,也不愿接受治疗。

3. 家庭情况

患者现与丈夫一起生活,丈夫性情温和,平常多为丈夫照顾家庭,夫妻关系和睦,家庭经济条件良好。儿女现均已成家,女儿女婿跟着自己打理餐馆生意,儿子在国企上班,逢年过节一家人会相聚,家庭氛围较好。

4. 社会功能

起病前:每天正常外出,打理餐馆生意,正常社交,有时间会出去旅游。

起病后:不愿与人交流,不愿出门活动,不管餐馆的事。

二、评估与诊断

1. 主诉:焦虑不安、情绪低落2个多月。

2. 既往史:患者2个月前查出乳腺癌后惶恐不安,不知该如何应对,认为癌症是治不好的,就算做了手术也没用,还会增添家里人的负担,觉得上天对自己不公平,自己再怎么努力也无法改变命运,情绪低落,深感绝望,不愿出门,也不继续经营餐馆生意,对生活失去信心。

3. 个人史:患者确诊乳腺癌前身体健康,无烟酒史,无不良嗜好。个性较强,对自我要求较高。

4. 家族史:否认家族传染病史、否认家族遗传病史。

5. 体格检查:目前生命体征平稳,神经系统查体未见异常。

6. 精神检查:患者衣着合适,表情自然,对答切题,接触主动,意识清晰,定向力佳,自知力基本完整。未引出感知觉障碍和妄想。注意力略不集中,记忆力有所下降,智力正常。提及患病之事情绪低落,沉默少言。

7. 辅助检查:手术病理结果提示乳腺癌。其余无异常。

8. 心理测量:

SAS:67 分;SDS:68 分。

9. 临床诊断:抑郁发作;焦虑状态。

10. 诊断依据:患者得知自己患乳腺癌后初期表现出紧张、惶恐、不安等焦虑情绪,但与目前患乳腺癌的现实直接相关,且时间较短,未达到焦虑障碍诊断标准,故考虑焦虑状态。后逐渐出现情绪低落,兴趣减退,动力缺乏,消极悲观,意志力减退,社会功能明显受损,故考虑抑郁发作。

三、个案概念化

原生家庭中,患者父母重男轻女,从小被忽视,经常受到不公平对待,尽管患者很努力但是依旧不被父母重视,成长过程中缺乏他人的支持,遇到任何事情都需要靠自己解决,过早独立,没有安全感,以致形成敏感、要强的个性特征。成年后通过自己的努力过上了稳定的生活,对生活有了一定的掌控感,但却又被告知患了癌症,再次陷入童年时期的无助感,感受到不可控的环境因素。在核心家庭中,患者平常较强势,不习惯向家人寻求帮助,吐露内心的担忧和不开心,导致负面情绪长期累积。同时对乳腺癌有糟糕至极的负面认知,觉得不可救治,缺乏治疗信心,以至于消极应对,不再社交,不再经营餐馆,情绪低落,消极悲观。

四、治疗目标

1. 短期目标:改善不良情绪,增强治疗信心。

2. 长期目标:对生活保持希望,长期保持良好心态以应对后续治疗。

五、治疗方案

心理治疗——支持性心理治疗方法。

1. 治疗设置

每周 1 次,每次 40 分钟,共 12 次。

2. 治疗过程

第一阶段(第 1～2 次):资料收集、建立关系阶段

了解患者基本情况,对患者进行个案概念化,耐心倾听,设身处地地去感受,获得患者的信任,建立良好的咨访关系,与患者共同制定咨询目标。

第二阶段(第 3～5 次):心理支持阶段

通过倾听、无条件积极关注、共情等技术支持患者,纠正患者对乳腺癌成因、治疗方式的不合理信念,给予患者适当保证,让患者树立正确认知,改变对自己患病的不合理看待,增强对治疗的信心。通过表扬、鼓励等方法带领患者发现自己的正面力量和积极资源。

第三阶段(第 6～10 次):巩固支持阶段

综合运用鼓励、安抚、问题解决、提供新的视角、共同设定目标、共同探索可能性等支持性治疗技术,让患者情绪更稳定、增强信心,调整生活态度及方式。

第四阶段:结束阶段(第 11～12 次)

回顾所有咨询,进行总结,处理分离。

病例分析:此案例中患者从小性格要强,对自我要求较高,在成长过程中受到父母很多忽视与不公平对待,自己想要的东西都只能靠自己努力获得。外在表现出很强势,但实则内心缺乏安全感、支持感。患者通过自己多年努力获得的对生活的掌控感在被告知患乳腺癌后瞬间被打破,内心极度慌张、不安、恐惧,不知该如何应对癌症,无法接受患病现实,情绪低落,消极悲观;且由于长期表现得较强势,也无法完全向家人袒露自己内心的不安,情绪压抑。对此案例的心理治疗需要为患者提供足够的支持、力量,让患者逐步建立对他人真正的信任感,同时宣泄内心多年的委屈、压抑的情感,增强自我效能感,树立康复信心。支持性心理治疗通过表扬、建议、鼓励等方式可从多个方面改善患者的心理状态,为患者提供足够的支持和动力去正确面对乳腺癌的治疗。

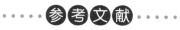

［1］ 王向群,王高华.中国进食障碍防治指南［M］.北京:中华医学电子音像出版社,2015.

［2］ 陈珏.进食障碍［M］.北京:人民卫生出版社,2013.

［3］ 陆林.沈渔邨精神病学［M］.6 版.北京:人民卫生出版社,2018.

［4］ 赵忠新.睡眠医学［M］.北京:人民卫生出版社,2016.

［5］ 张斌.睡眠医学新进展［M］.北京:人民卫生出版社,2018.

［6］ Perlis M L,Jungquist C,Smith M T,等.失眠的认知行为治疗:逐次访谈指南［M］.张斌,主译.北京:人民卫生出版社,2012.

［7］ Bootzin R R. Stimulus control treatment for Insomnia. Proceedings,80th Annual Convention,APA 1972;395－396.

［8］ Spielman A J,Saskin P,Thorpy M J. Treatment of chronic insomnia by restriction of time in bed［J］. Sleep,1987(10):45－56.

［9］ Stern T A,Fricchione G L,Cassem N H, et al.麻省总医院精神病学手册［M］.许毅,主译北京:人民卫生出版社,2017.

［10］ Salonia (Chair) A,Bettocchi C,Carvalho J, et al. EAU guidelines on sexual and reproductive health［M］. European Association of Urology,2020:32－83.

［11］ 姜辉.性功能障碍的流行病学及治疗进展［J］.中国男科学杂志,2006(20 增):15－17.

［12］ 美国精神病学协会.精神障碍诊断与统计手册(第五版)［M］.张道龙,等译.北京:北京大学出版社,2015.

［13］ 美国精神医学学会.精神障碍诊断与统计手册(第 5 版)(DSM－5)［M］.[美]张道龙等译.北京:北京大学出版社,2015.

［14］ Dessel N V,Boeft M D,Wouden J C, et al. Non-pharmacological interventions for somatoform disorders and medically unexplained physical symptoms (MUPS) in adults, a Cochrane systematic review［J］. Journal of Psychosomatic Research,2015,78(6):628.

［15］ Kurlansik S L,Maffei M S. Somatic Symptom Disorder［J］. American Family Physician,2016,93(1):49－54.

［16］ Henningsen P. Management of somatic symptom disorder［J］. Dialogues in Clinical Neuroscience,2018,20(1):23－31.

［17］ The American Academy of Oral Medicine Clinical Practice Statement:Somatic symptom and related disorders［J］. Oral Surgery,Oral Medicine,Oral Pathology and Oral Radiology,2017,124(5):472－474.

［18］ Hedman E,Axelsson E,Andersson E, et al. Exposure-based cognitive-behavioural therapy via the Internet and as bibliotherapy for somatic symptom disorder and illness anxiety disorder:Randomised controlled trial［J］. The British Journal of Psychiatry:the Journal of Mental Science,2016,209(5):407－413.

[19] Fjorback L O, Arendt M, Ornbøl E, et al. Mindfulness therapy for somatization disorder and functional somatic syndromes—Randomized trial with one-year follow-up[J]. Journal of Psychosomatic Research, 2013, 74(1):31－40.

[20] Somashekar B, Jainer A, Wuntakal B. Psychopharmacotherapy of somatic symptoms disorders[J]. International Review of Psychiatry, 2013, 25(1):107－115.

[21] 李占江. 临床心理学[M]. 北京:人民卫生出版社, 2014.

[22] 李凌江, 陆林. 精神病学[M]. 3 版. 北京:人民卫生出版社, 2015.

[23] 中华医学会, 中华医学会杂志社, 中华医学会全科医学分会, 等. 抑郁症基层诊疗指南(2021 年)[J]. 中华全科医师杂志, 2021, 20(12):1249－1260.

[24] 吴文源, 张明园. 焦虑障碍防治指南[J]. 中华精神科杂志, 2013, 46(4):193－195.

[25] 中华医学会精神医学分会《中国强迫症防治指南》编写组. 中国强迫症防治指南 2016(精编版)[J]. 中华精神科杂志, 2016, 49(6):353－366.

[26] Huang Y Q, Wang Y U, Wang H, et al. Prevalence of mental disorders in China: A cross-sectional epidemiological study[J]. The Lancet Psychiatry, 2019, 6(3):211－224.

[27] Beck J. Cognitive Therapy: Basics and beyond[M]. New York: The Guilford Press, 1995.

[28] Foa E B, Hembree E, Rothbaum B. Prolonged Exposure Therapy for PTSD: Therapist Guide[M]. New York: Oxford University Press, 2007.

[29] Roth A, Fonagy P. What Worksfor Whom? A critical review ofpsychotherapy research[M]. 2nd ed. New York: The Guilford Press, 2005.

[30] National Institute of Clinical Excellence (NICE). Management of Anxiety (Panic Disorder, with or without Agoraphobia, and Generalised Anxiety Disorder) in Adults in Primary, Secondary and Community Care. London: NICE, 2004.

[31] Whiteside S P, Abramowitz J S, Port J D. Decreased caudate N-acetyl-l-aspartic acid in pediatric obsessive-compulsive disorder and the effects of behavior therapy [J]. Psychiatry Research: Neuroimaging, 2012, 202(1):53－59.

[32] 郝伟, 陆林. 精神病学[M]. 8 版. 北京:人民卫生出版社, 2018.

[33] 沈渔邨. 精神病学[M]. 5 版. 北京:人民卫生出版社, 2010.

[34] 王飚. 躯体疾病所致精神障碍[M]. 北京:人民卫生出版社, 2012.

[35] 杨玲玲, 左成业. 器质性精神病学[M]. 长沙:湖南科学技术出版社, 1993.

[36] 姚树桥, 杨彦春. 医学心理学[M]. 6 版. 北京:人民卫生出版社, 2013.

[37] Levenson J L, Hamer R M, Rossitor L D, et al. Relation of psychopathology in general hospital medical inpatients to use and cost of services [J]. American Journal of Psychiatry, 1990, 47(3):790－793.

第七章　特殊人群的临床心理问题

第一节　儿童青少年心理问题

儿童和青少年时期是个体生理、心理发展的重要时期,这一时期会面临颇多挑战,如自身生理、学习、人际交往以及家庭关系等多方面的问题,在此时期偶感痛苦是正常的。然而,如果上述问题长期处理不当,则可能引发情绪和行为障碍及其他心理问题,导致更加极端或持久的痛苦。2021 年 5 月,由我国学者郑毅牵头发表了第一个有关中国少年儿童精神疾病患病率的流调报告。调研结果显示:在 6~16 岁的在校学生中,中国儿童青少年的精神障碍总患病率为 17.5%,其中流行程度最高的精神障碍包括注意缺陷与多动障碍(占6.4%)、焦虑障碍(占 4.7%)、抑郁障碍(占 3.0%)等。全世界有 10%~20%的青少年患有精神心理疾病,但未得到充分诊断和治疗。

儿童和青少年时期的心理健康对于个体毕生发展是非常重要的,成功的早期干预或可预防成年以后心理障碍的发生,这不仅有益于个体本身的发展,还可以提高家庭幸福指数,减轻社会经济负担,对于家庭及社会有着重要的意义。因此,重视儿童和青少年心理健康,开展心理卫生服务十分重要。

本章讲述了一系列儿童及青少年时期常见的心理问题,包括抑郁、焦虑、品行障碍、注意缺陷和多动障碍及进食障碍等。究竟是什么导致了这些心理问题,如何帮助儿童及青少年更好地解决这些心理问题,以及临床心理学家能提供哪些帮助,这是本章节将要阐述的重点。

一、儿童青少年常见的心理问题

(一)品行障碍

品行障碍是指在儿童少年期反复、持续出现的社交紊乱性、攻击性和反社会性行为。这些行为严重违反了相应年龄的社会行为规范和道德准则,影响儿童少年的学习和社交功能,损害他人或公共利益。根据行为异常出现的年龄是否在 10 岁之前,品行障碍划分为儿童期起病、青少年期起病和未特定起病型。品行障碍的主要表现为攻击性和反社会性行为,常见表现形式有一般攻击性行为(可表现为躯体攻击或言语攻击)、破坏性行为、违抗性行为、说谎、偷窃、逃学或离家出走、纵火、吸毒和性虐待等。

(二)焦虑障碍

焦虑障碍是儿童少年期常见的情绪障碍,是在无明显原因下发生的发作性紧张、莫名恐惧和不安,常伴有自主神经系统功能的紊乱。与成年人不同,儿童的语言发育尚未成熟,难以准确表达自己的情绪体验。年幼的儿童常表现为爱哭闹,烦躁不安,难以安抚等;随年龄增大表现为对父母或环境不满意或过分的胆小怕事;在学校表现为坐立不安,注意力难以集中;常伴有睡眠差、食欲减退、排便习惯紊乱等。儿童期最常见的焦虑障碍为分离性焦虑障碍、社交焦虑障碍和特定恐怖症。青春期开始后出现更加丰富的焦虑症状,如害羞脸红、害怕当众讲话、过分担忧未来等。因此青春期除了儿童期常见的焦虑障碍类型之外,还容易出现惊恐障碍、场所恐惧症等。

(三)注意缺陷多动障碍

注意缺陷多动障碍简称多动症,主要表现为与年龄不相称的注意力分散,注意广度缩小,不分场合的过度活动,情绪冲动并伴有认知障碍和学习困难,其智力正常或接近正常。注意缺陷多动障碍患病率高,国内外报道学龄儿童患病率为 3%～6%;损害重,影响学业和职业的成就度,给家庭和社会带来沉重负担;但其可治疗性好,如果诊断合理通常可取得较好的疗效。

(四)抑郁障碍

抑郁障碍是指以显著而持久的抑郁症状群为主要临床特征的一类心境障碍,核心症状是与处境不相称的心境低落和兴趣减退,常伴有焦虑或激越,可伴有幻觉、妄想等精神病性症状。儿童和青少年抑郁障碍的发病率近年来有上升趋势,在儿童中发病率约为 2%,在青少年中约为 4%～8%,严重影响儿童及青少年的身心健康和社会功能。儿童和青少年通常以行为来表达抑郁情绪,如烦躁、孤僻、愤怒等。不同年龄呈现不同的特点,在学龄前期表现为对游戏失去兴趣,出现违拗、攻击或退缩行为,与小朋友交往困难,出现睡眠和饮食问题;小学时期表现为厌学、成绩差、人际关系不好、情绪波动大、易激惹、攻击行为等,部分伴有躯体不适,如头痛、腹痛等;青少年期常表现为悲伤、自我评价低、对既往喜欢的活动丧失兴趣、冲动、易激惹、拒绝上学等,在此时期常出现进食障碍、躯体攻击、自杀意念、物质滥用、饮食与睡眠紊乱等。

(五) 进食障碍

进食障碍是指异常的进食行为,伴有对食物和体重体型的过度关注为主要临床特征的一组综合征,主要包括神经性厌食(anorexia nervosa,AN)、神经性贪食(bulimia nervosa,BN)、暴食障碍(binge-eating disorder)及异食癖(pica)。神经性厌食是指有意节制饮食,导致体重明显低于正常标准的一种进食障碍。神经性贪食是指具有反复发作的不可抗拒的摄食愿望,及多食或暴食行为,进食后又因担心发胖而采用各种方法减轻体重的一种进食障碍,可与神经性厌食交替发作。暴食障碍是一种以周期性贪食行为为特征的进食障碍。异食癖是指儿童持续性地(超过 1 个月)进食非营养性、非食用性物质如泥土、颜料、头发、肥皂等。

二、儿童青少年的心理发展

人的一生都在发展,每一发展阶段都有其特定的心理发展任务及相应的心理特征。埃里克·埃里克森的社会心理发展理论认为,自我同一性的形成依赖于社会互动,是一个人健康人格发展十分重要的标志。埃里克森认为人生中有八个阶段,每一个阶段都有其特殊的目标、任务和冲突,都需要面对一种心理社会困境或危机。该危机或困境是发展中的重要转折点,其解决与否将直接影响个体的人格发展。如果儿童在某一阶段的人格发展趋于成功的一端,就会形成积极的品质,反之则形成消极的品质。各个阶段互相依存,后一阶段发展任务的完成依赖于前期冲突的解决。个体解决冲突的方式对自我同一性以及社会观的形成有着深远的影响。在这八个阶段中,有五个阶段集中于童年和青春期。

1. **婴儿期(出生~1 岁)** 面临的危机或核心冲突是信任感对不信任感。基本任务是发展与看护者之间的依恋与信任关系。积极解决核心冲突后,可形成对他人的信赖和安全感,对未来充满希望,否则与人交往时可能会感到焦虑不安。

2. **婴幼儿期(1~3 岁)** 面临的危机或核心冲突是自主感对羞耻感与怀

疑感。在这一阶段婴幼儿的主要任务是形成自主性,习得对自己身体的控制,并知道对自己的选择感到羞愧或怀疑。积极解决核心冲突后,可形成良好的意志品质,提高自控力和行动力,否则会产生自我怀疑,做事犹豫不决,缩手缩脚。

3. 幼儿期(3~6 岁) 面临的危机或核心冲突是主动感对内疚感。幼儿的基本任务是发展主动性。如果该时期幼儿的主动探究行为受到鼓励,有望形成目的感,做事有方向,独立进取,成为一个有责任感、富有创造力的人,否则自我价值感低,缺乏追求幸福的主动性。

4. 儿童期(6~12 岁) 面临的危机或核心冲突是勤奋感对自卑感。该阶段儿童的主要任务是学习文化技能,克服自卑感,发展勤奋感,通过获得成功和各类成就感来增强自信心,否则感觉缺乏生活的基本技能,容易产生自卑感和挫败感。

5. 青少年期(12~18 岁) 面临的危机或核心冲突是自我同一感对角色混乱的冲突。青少年的基本任务是发展自我意识,学习社会角色规定,形成人格、社会性别和职业等方面的自我统一感。积极解决冲突后可望形成忠诚的品质,有明确的自我概念和追求方向,否则生活缺乏目标感,对前途感到迷茫。

如果这些阶段过渡不顺利,个体往往会变得孤僻,在处理新的关系和应对挑战时感到困难。父母和其他照料者在这些过程中扮演着重要的角色。当孩子面对冲突时,父母或其他照料者能够提供支持和鼓励,以积极的建设性的方式予以反馈,将会帮助孩子成功地应对挑战,从而增强孩子的心理韧性。反之,父母和照料者过度保护或者传递出这个世界是可怕且危险的这一信息,将会破坏这一发展过程。

三、儿童青少年心理问题的影响因素

儿童青少年心理问题是生物、心理和社会因素相互作用的结果。从生物学的角度来看,遗传易感性和大脑发育都影响着疾病的发生。已有的研究证实,童年逆境(如情感虐待、情感忽视、躯体虐待、躯体忽视、性虐待)的发生影响着行为及情绪相关的关键脑区的发育。从心理学的角度来看,孩子和照料者之间的关系质量对日后的亲子关系和心理健康有着有重大影响,这种对环境的基本信任感是日后形成健康的个性品质的基础。依恋理论认为,如果主要的照料者在情感上不能始终如一给予关注,孩子所经历的纽带关系可能是

"不安全的",就可能产生一种不信任、不安全感。而不安全的依恋关系可能会对儿童、青少年时期乃至成年后的关系产生严重的负面影响。父母或主要照料者在孩子的情感处理和回应中起着至关重要的作用。然而,如果儿童经历创伤事件以及消极的育儿行为,如冷漠、拒绝和遗弃,这种发展可能会受到严重抑制,将更可能出现心理问题。除了父母和照料者,社会关系对儿童青少年的心理健康也很重要,在成长过程中儿童青少年越来越多地受到同龄人的文化和行为的影响,如遭受校园欺凌等负面社会经历后会对心理健康产生持久的影响。

四、儿童青少年心理问题的干预

儿童青少年很少主动求医,多为父母怀疑有异常才带来就医,这种异常的判定具有很大的主观性和片面性,因为这在很大程度上取决于父母对儿童青少年行为的认知以及对这些"异常行为"的容忍程度。有时,健康儿童可被过分焦虑的父母带着前来就诊,而有严重情绪行为问题的儿童青少年却不能及时就医。对于儿童青少年来说,被诊断为精神疾病可能并无益处,反而会导致周围的人对其产生偏见,并转移人们对其心理问题的促成因素的关注。例如:一个被诊断为"品行障碍"的孩子被要求去治疗,而导致该问题产生的家庭暴力则被忽视。而对于一些家庭来说,明确诊断是有帮助的,家人成员们可团结起来共同解决问题,而不是将问题归咎于个人。

儿童和青少年在遇到心理问题时,可以从多个渠道获得帮助,包括家庭、学校、社会服务或保健服务。随着我国社会经济快速发展,儿童青少年心理行为问题的发生率逐渐上升,已成为关系国家和民族未来的重要公共卫生问题。我国于2019年颁发了《儿童青少年心理健康行动方案》,形成学校、社区、家庭、媒体、医疗卫生机构等联动的心理健康服务模式。各级各类学校设立心理服务平台,为儿童及青少年提供心理教育和心理干预。民政、妇联、共青团等部分可依托城乡社区综合服务设施、社区教育机构、儿童之家、青年之家、家长学校或家庭教育指导服务站点等活动阵地,开展儿童和青少年的心理健康教育。民政、文明办、卫生健康、共青团等部门发挥协调职能,依托社区综合服务设施、社区卫生服务中心、心理咨询室、社会工作站等搭建社区心理服务平台,支持引导专业社工、志愿者向社区开展儿童青少年心理健康服务。如果在学校或社区工作中发现儿童和青少年的心理问题需要更加深入的干预,则应转诊至更为专业的医疗卫生机构。在此过程中,让儿童和青少年了解他们将得到的帮助,并充分参与决策是非常重要的。临床心理工作者在和儿童及青少年一起工作时,需要从多个角度来考虑问题,不仅需要从孩子个人的角度出发,也要考虑父母或其他家庭成员的观点。因此,这是一个将系统理论、发展理论和个体心理学理论相结合的过程。下面我们将针对具体的问题进行阐述。

(一)品行障碍

品行障碍的形成除了生物学基础外,更是多个心理因素和社会因素共同作用的结果。诸如不良的家庭环境,父母管教方法不当,学业的失败,同伴的欺凌,个性心理特征异常以及不良的社会环境等因素。品行障碍的治疗多采用教育和心理治疗。行为矫正治疗是较常用的治疗方法,利用操作性条件反射的原理改变患儿的行为方式,逐渐减少患儿的不良行为。家庭治疗通过改变家庭的功能结构,继而改变患儿的行为。家庭功能治疗从家庭功能的整体上来分析存在的问题,增加家庭成员之间的直接交流和相互支持,但对于问题颇多和功能紊乱的家庭,家庭成员之间通常难以合作,治疗效果相对较差。父母管理训练通过改变父母和儿童之间异常的相互作用方式,采用阳性强化的措施奖赏儿童的亲社会性行为,必要时采用一些轻微的惩罚措施消退不良行为。此方法对攻击型品行障碍的效果最好,其治疗效果受治疗持续时间的长短、家庭功能紊乱的严重性及社会支持强度等因素的影响。此外,临床心理工作者可进行团体干预措施,帮助父母和照料者更有效地预防和管理儿童的行为。

(二)焦虑障碍

儿童和青少年焦虑的治疗以心理治疗为主。通过查明原因,如家庭环境因素、家庭或学校教育方式或缺乏关爱等,解除诱发焦虑的心理应激因素。采用认知行为疗法(CBT)将患儿的焦虑思维重新调整至正确的结构,形成适应的行为方式。值得重视的是,在 CBT 中加入家庭干预可有效提高心理干预的有效性。此外,通过放松训练,如生物反馈疗法,可治疗患儿的紧张、焦虑不安。对年幼患儿再配合游戏或音乐疗法,疗效更佳。

(三)注意缺陷多动障碍

对于注意缺陷多动障碍(ADHD)的治疗,药物的长期使用有可能影响患儿的生长发育,因此心理治疗将成为主流的治疗方法。注意力缺陷多动障碍的心理干预是基于技能训练原则的,目的是尽量减少和适应注意力不集中、多动和冲动方面的困难,以减少它们对人际关系和学业成绩的影响。对于患有多动症的幼儿来说,通过家长教育,帮助父母管理和塑造孩子的行为是有效的。对于学龄儿童来说,团体或个人的 CBT 或社会技能训练具有良好的效果。对于那些严重的多动症患者,这些干预措施通常与药物治疗同时进行。

(四)抑郁障碍

在儿童和青少年抑郁症的治疗方法中,认知行为疗法(CBT)、人际心理疗法(IPT)和家庭疗法是最具有实证依据的心理学方法。NICE 治疗指南推荐,以上心理治疗方法可应用于中度至重度抑郁症,并应持续至少 3 个月。轻度抑郁可以采用非指导性支持性心理治疗、团体 CBT 或者引导自助干预。CBT 基于贝克的抑郁症模型,探讨并重新评价对自我、世界及他人的过度负面观点,并制订可能会带来成就感和愉悦感的活动计划。IPT 关注年轻人之间的关系以及如何满足自我的需求。儿童和青少年抑郁的出现通常被认为是关系中现实与理想之间的落差所带来的负面情绪导致的。基于此,IPT 治疗聚焦于如何以积极的方式来改变关系以及如何看待自己及所处的现实世界。CBT 和 IPT 通常以一对一的方式进行,但家庭成员的参与将为挑战信念和改变关系提供更多机会。家庭治疗则为家庭成员提供了探索导致个别成员抑郁的潜在问题。近年来兴起了针对儿童和青少年的团体干预方式——正念认知疗法(MBCT),这是一种基于佛教的冥想练习,强调对当下体验的非批判性关注,可帮助缓解抑郁症状。

(五)进食障碍

进食障碍,尤其是 AN 和 BN 的治疗相当困难。进食障碍的基本治疗原则为多学科合作、全面评估和综合治疗。综合治疗可能包括营养治疗、躯体治疗、精神药物治疗和社会心理干预。青少年进食障碍的常用心理干预手段包括心理健康教育、支持性心理治疗、认知行为疗法(CBT)、人际心理治疗(IPT)、辩证行为治疗(DBT)、家庭治疗(family therapy,FT)及心理动力性治疗等。在神经性厌食的治疗过程中,对体重的干预必须与心理干预同步实施,以防止因厌食而导致的危害生命的后果。FT 在儿童青少年神经性厌食的治疗中有着不可取代的作用。其中基于家庭的治疗(family-based therapy,

FBT)——Maudsley 法是用于儿童青少年厌食症的特殊形式的 FT,在 6 到 12 个月的治疗周期中进行 10～20 次家庭会议,指导父母管理孩子的进食和增重。之后孩子的自主能力将会充分提升至与其年龄相适应的水平,从而解决进食问题。CBT 是 BN 的一线治疗,但对于儿童青少年来说,FT 的效果优于CBT。IPT 对于 BN 的长期疗效与 CBT 相当,并能持续减少患者的精神症状,改善其低自尊和社会功能问题,有降低复发风险的作用。

示范案例5 日渐消瘦的花季少女

一、一般资料

1. 人口学资料

患者 17 岁,女性,高二学生,汉族,无宗教信仰,平素体健,无重大躯体疾病史,无烟酒史,无精神疾病家族史。

2. 个人成长史

母孕期正常,足月顺产。生长发育期情况正常,入学年龄 7 岁,现在读高二,平时学习成绩较好。从小跟随父母长大,父母对其家教严格。性格外向,追求完美。

3. 家庭情况

患者自幼由父母抚养长大,父母夫妻关系一般,父母对患者比较专制,事事包办,在学习上对患者要求非常高。母亲平素性格急躁,家人之间常有争吵。家庭经济情况良好。

4. 社会功能

起病前:学习成绩较好,人际支持状况一般,朋友不多;

起病后:学习成绩下降,上课难以集中精神,人际关系状况欠佳,常与同学发生矛盾。

二、主诉和个人陈述

1. 主诉　过度节食、运动,体重减轻 6 个月余。

2. 现病史　患者曾于半年前向自己喜欢的男老师表达爱慕之情,但老师明确拒绝并告知中学生不要谈恋爱。但患者坚持认为是自己太胖所致,发誓一定要减肥,开始节食,每日限定主食不超过二两。经过三个月的节食,患者体重减少了十几斤,但其仍不满意,节食的同时增加运动量,每天跑步约 5 公里,游泳约 1 公里。半年后,患者经常感到非常疲惫,伴头晕、心慌,但其哪怕饿得难受也坚持不多吃。慢慢患者发现自己丧失了对食物的兴趣,有时甚至可以一整天不进食。患者入学时身高 1.66 米,体重 93 斤,体重最高时 98 斤,目前体重仅 76 斤,老师和同学多次劝说其已经很瘦了不要再继续减肥,但患者坚决不信。患者整日为体重问题而烦恼,情绪低落,无精打采,上课时注意力不能集中,没有心思学习,成绩一落千丈。与此同时,患者逐渐出现头发干枯、脱发,月经不规律,目前已停经 3 个月,曾于医院就诊未发现器质性病变,遂在父母的要求下前来就诊。起病以来,无发热、抽搐及晕厥史;否认冲动伤人、毁物及自伤、自杀想法及行为;睡眠欠佳,眠浅易醒,饮食情况差,每天仅进食少量饭菜,大便次数少,约三到四天一次,量少,小便正常。体重明显减轻,近半年体重下降近 10 kg。

三、评估与诊断

1. 既往史　既往体健

2. 个人史　母孕期正常,足月顺产。生长发育期情况正常,入学年龄 7 岁,现在读高二,平时学习成绩尚可。从小跟随父母长大,父母对其家教严格。性格外向,追求完美。

3. 家族史　父母健在,独生女。否认家族性遗传病史,两系三代内无精神疾病患者。

4. 体格检查　体温 36.6℃,呼吸 24 次/分,脉搏 65 次/分,血压 105/68 mmHg。发育正常,贫血貌,消瘦,营养不良,面色苍白,头发枯燥,皮肤弹性差,身高 1.66 m,体重 38 kg,BMI 13.79 kg/m²。心肺腹及神经系统检查未见明显异常。

5. 精神检查　患者在父母陪同下自行步入诊室,体形消瘦,衣着宽松。意识清晰,接触交谈被动合作,问答切题,自知力缺乏。交谈过程中注意力欠集中,时有发呆。情绪显低落、焦虑,担心自己不够瘦,身材不够好。意志行为活动增强,运动量明显增加。本能活动减退,食欲明显下降,对食物丧失兴趣,每天仅进食少量饭菜。睡眠欠佳,眠浅易醒。

6. 辅助检查　血常规:血红蛋白 88 g/L,尿常规、肝功能、血脂、快速血糖、空腹血糖、乙肝三对及丙肝抗原、HIV＋TP、甲状腺功能三项未见明显异常。心电图:窦性心律,正常 ECG。头部 MRI 检查:未见明显异常。

7. 心理测量　SCL-90：躯体化 2.5，强迫 3，抑郁 2.4，焦虑 2.5；EPQ：E48，N71，P64，L30，提示内向，情绪不稳定。

8. 临床诊断　神经性厌食

9. 诊断依据　（1）体重指数 13.79 kg/m²，明显低于正常体重；（2）通过节食和过度运动有意造成体重下降；（3）持续存在体像障碍，即使骨瘦如柴仍认为自己过胖，且缺乏对目前低体重的严重性的认识；（4）内分泌紊乱，闭经 3 个月；（5）病程 6 个月。符合 DSM-5 及 ICD-11 神经性厌食的诊断标准。

四、心理因素分析

1. 人格特点　神经性厌食多见于完美主义、自我怀疑、伤害回避的人格特质，这样的特质与发育阶段、生活事件、环境相互作用，是神经性厌食症的易感因素之一。

2. 个体心理因素　对自我身份和性身份的认同是青少年最大的挑战和发展任务，控制自己身体的需求大增，加上恋爱受挫的影响，认知上出现片面的归因，认为是自己太胖导致，于是出现过度控制饮食和运动的行为。

3. 家庭环境因素　家庭教育过于严格或父母较专制，导致孩子缺乏独立性，思维缺少灵活性，也欠缺解决冲突的技能，较容易回避冲突。

五、治疗目标

1. 改善患者营养状态，纠正低体重；

2. 纠正患者恋爱受挫的错误归因和对体重体型的错误认知；

3. 提高自我接纳水平，学会主动创造愉悦感。

六、治疗经过

第一次就诊：予以奥氮平 5 mg qn、氟西汀 20～40 mg qd 治疗，并进行心理咨询，了解患病相关心理因素：（1）对自己要求高，追求完美；（2）恋爱受挫，错误归因。针对其过度节食减肥的极端想法，采用认知疗法使其认识到自己对完美身材的错误认知，并提供形体美的标准、身高体重标准、能量需求与饮食的关系等信息。使其认识到盲目节食可致发育受阻，抵抗力下降易受疾病侵扰，并告知节食所致体脂减少是闭经的原因。鼓励患者逐渐恢复正常饮食。

第二次就诊：患者情绪及精神状态均有改善，肯定其做出的积极改变，并制订饮食计划，建议体重增加每周 1 kg 为宜，让其逐渐适应合理饮食的同时消除体重增加过快所致的心理负担。同时建议其到营养科就诊，以制定健康合理的饮食方案。与家属建立治疗同盟，要求家属监督其饮食，如按计划执行则鼓励和表扬,反之则批评。

第三次就诊:患者营养状况改善,体重稍有增加,但仍较关注身材,担心发胖。咨询师带领其正念练习,助其放松情绪,并建议其在家练习,减少对体型的过度关注。同时建议其适度运动,进行娱乐与社交活动。

第四次就诊:询问疗效,目前可合理进食,不再过度运动,并逐渐恢复自信,对自己身体的厌恶明显减轻。进一步引导其反思病因,对比咨询前后观念的改变,及观念改变后身体状态及学习、生活状态的良性变化。帮助患者树立生活热情,正确认识挫折,建立正确的人生观,保持心情愉悦。

病例分析:神经性厌食症心理因素的核心是对控制的需求,通过控制饮食来表达。从认知行为治疗的角度来看,厌食行为的原因是患者存在功能障碍性的思维,过分看重自身的体型、体重,对自我评价非常低,缺乏掌控感和认同感,为此感到十分痛苦,为补偿自我的低自尊、低认同感,患者企图通过控制进食、获得理想的体重和体型来获得成就感、价值感、认同感、掌控感等,在问题行为的基础上,造成了患者躯体诸多的变化,患者的愿望显然很难实现,由此形成恶性循环。

针对这些问题采用了认知行为疗法结合正念治疗,纠正患者的歪曲认知,帮助其放松身心,减少紧张和焦虑情绪。

第二节　女性心理问题

恩格斯将人的心理活动誉为"地球上最美的花朵",而女性的心理活动则是花中之冠。女性的心理活动相对于男性而言更加感性,所表现出的情感更加丰富,而女性最突出的心理特征是比男性更富于感情。这是因为女性的神经系统具有较高的兴奋性,对任何刺激反应都比较敏感,无论是愉快的或是厌烦的,都会通过表情或姿态表达出来,如脸红、哭、笑、发怒等。

受生理特征的影响,女性的心理也表现出她们独有的特征。有研究表明,女性大脑中"情绪脑(边缘系统)"的体积更大,这让女性有更强的移情能力,使得女性比男性更容易、更自然地建立和巩固与他人的关系。右脑被认为是"情感和精神世界的控制中心",女性比男性更多地使用右脑,它让女性拥有更强的第六感。这种差异意味着女性比男性具有更敏锐的直觉,多数较为健谈,常常向伙伴倾诉内心烦恼,借以消除压力。但仍有部分女性在遇到不易调节的压力和生活事件时产生异常的心理现象,严重时可能会发展为精神疾病。下面将详细阐述女性常见的心理问题。

一、女性常见的心理问题

(一) 适应不良

适应不良是指在明显的生活或环境改变时产生轻度的烦恼状态和情绪失调的现象,常伴有一定程度的行为改变。女性在面对日常生活中的不良刺激或环境改变时,由于其易感特性,容易在学习、工作及人际交往方面受到一定程度的消极影响。

常见的临床症状以情绪和行为异常为主,主要包括焦虑不安、抑郁心境、注意力不集中和易激惹等,同时会伴有社会性退缩,如不愿参加社交活动等。女性适应不良最为突出的表现是躯体不适,如疼痛(头部或其他部位)、呼吸系统症状(胸闷、喘不上气)、生理期紊乱等。

(二) 抑郁发作

抑郁发作具有明显的性别差异,流行病学调查研究发现,女性抑郁状态的发病率是男性的两倍。与女性生育生活等相关的事件,如月经周期、妊娠、哺乳、绝经等,都可能引发抑郁。下面详述女性与抑郁状态有关的几个特殊时期。

1. 经前期综合征　月经周期与女性抑郁情绪密切相关,女性在月经期前后可出现易激惹或其他心理和行为的改变。经前期综合征常见于 30～40 岁的育龄期妇女,典型的临床表现为经前 1 周开始出现烦躁易怒、精神紧张、神经过敏、水肿、腹泻等一系列的症状,同时伴有头痛、失眠、注意力不集中、疲惫乏力等躯体症状。经前期综合征的病因目前还不清楚,推测与神经内分泌、神经递质、遗传和社会心理等因素有关。

2. 围产期抑郁　围产期抑郁是指女性从妊娠开始到生产后 4 周这一时期出现的抑郁状态。孕期压力、抑郁情绪不仅影响孕妇的身心健康,还可影响子代的脑发育、认知、情感发育等,严重者甚至会做出伤害自己的行为,诸如自残、自杀等,累及胎儿的生命。

3. 更年期抑郁　更年期抑郁又称围绝经期综合征,指女性在更年期前后(从 45 岁左右开始到停经后 1 年内),在这段时间中女性出现与绝经相关的内分泌系统、生物学和相应的临床特征的变化,包括泌尿生殖道的改变、神经精神症状出现、心血管系统变化、骨质疏松等。其临床表现为:①精神症状主要表现为抑郁、焦虑、偏执和睡眠障碍等;②血管运动障碍症状主要表现为发热或忽冷忽热,有时伴有头晕,每天可发生几次或几十次,并多在夜间发作;③泌尿生殖系统症状主要表现为大约 40% 的更年期女性出现应力性尿失禁、尿频、尿急,还可出现阴毛及腋毛脱落、性欲减退等症状;④代谢相关症状主要表现为肥胖、关节疼痛及骨质疏松等。

(三)焦虑状态

焦虑是指个体在客观因素相对缺乏的情况下,出现内心极度不安的状态,同时会伴有紧张不安和自主神经功能失调。其临床表现可分为精神焦虑症状和躯体焦虑症状。精神焦虑症状表现为焦虑、紧张不安、害怕、恐惧等;躯体焦虑症状表现为胸闷、心慌、气短、肌紧张性震颤、颜面潮红等自主神经功能紊乱症状。

二、女性心理问题的影响因素

(一)生理因素

1. 神经递质水平或相关神经通路功能　心理问题的产生和精神疾病的发病与大脑神经递质的紊乱有关。神经递质是大脑中枢神经系统中的一类化学物质,具有活性作用,调节神经元之间的信号传递,从而为神经系统的功能稳定发挥重要作用。性别差异对于多巴胺(Dopamine, DA)功能表达不同,女性对递质分泌敏感性更高,额叶和颞叶皮层以及丘脑中的多巴胺 D2 受体表达高于男性。女性由于性激素的周期性变化,更容易受到社会心理环境应激源的影响,认知功能方面会出现一定程度的异常,如注意力、记忆力下降,思维活动变少、愉悦感降低等。此外,在月经周期中,一些女性似乎比其他女性对雌激素水平的变化更敏感,如雌二醇和黄体酮的波动增加了女性对社会心理压力源的易感性,而这些波动可能会引发严重的抑郁症。

2. 年龄　在不同的年龄阶段,女性的生理水平和心理状况也不尽相同。随着年龄的增长,身体机能出现一系列衰退,如免疫功能下降、代谢紊乱等。

女性在更年期时心理和神经内分泌以及身体代谢速率均会发生改变,进而出现各种躯体及心理症状。

(二)心理因素

1. **性格**　内向、高精神质、高神经质的性格特征与心理健康问题的产生密切相关。性格内向的女性多呈现出沉默寡言、敏感细腻、心绪消沉的个性特点,通常无法与他人进行良好交往和沟通,造成人际关系紧张或不协调,继而引起心理困扰;高精神质的女性表现出不合群、同理心较差、感觉迟钝等心理特征;高神经质的女性通常情绪不稳定,对各种刺激反应强烈,在面对压力情境时表现出焦虑、抑郁的情绪状态。

2. **受教育程度**　对个人心理发展而言,早期教育和家庭环境是影响心理健康的重要因素之一。女性如早期处于单调、贫乏的教育环境中,其心理发展将会受到阻碍,抑制其身心健康的发展;成年后面对来自生活和工作的压力时,受到良好教育的女性则更可能找到合适的解决途径和宣泄方式。

(三)社会因素

1. **工作压力/经济地位**　在当前的时代背景下,女性面临的失业风险增大,经济困难和不平等劳动增多,这些新特征深深影响了女性的心理健康水平。面对新的挑战,双薪家庭需要做出艰难的抉择,多数女性不得不牺牲职业而回归家庭,导致她们容易面临压力增大、适应不良等问题,从而诱发不良情绪。

2. **同伴支持**　女性因为社会环境、回归家庭等原因,慢慢出现同伴越来越少甚至没有的状态,在遇到挫折、压力的时候,她们较少寻求他人的帮助,身边缺乏倾听、鼓励的同伴,没有释放情绪的有效途径,从而导致各种心理问题的产生。

3. **婚姻家庭和亲密伴侣暴力**　良好的婚姻状况对女性的生活质量和情绪状况具有重要的影响,夫妻双方在物质支持、日常生活照料和精神慰藉等方面都扮演着无可替代的重要角色。亲密伴侣暴力是世界上最为普遍的以暴力侵害女性的形式之一。亲密伴侣暴力会带来一系列不良后果,包括身体、性和生殖健康问题以及抑郁、焦虑、物质滥用和创伤后应激障碍等心理健康问题。

三、治疗方式

常见的女性心理问题包括抑郁、焦虑和更年期综合征等。应对这些心理问题的干预措施有三方面,包括一般心理护理、临床心理干预及严重时进行的药物或物理治疗。

(一)一般心理护理

女性在应对心理问题时,一般心理护理可以从积极的心理调节、合理的放松活动、合理安排生活节奏以及爱护自己、完善自己等方面入手。

1. 积极的心理调节　在现实生活中,女性面对各式各样的压力,要学会正视自己的压力来源,倾听内心的感受,用积极的语言暗示自己,消除不合理信念,从而减轻心理压力,保持良好的心态,调节好情绪去面对和解决问题。

2. 合理的放松活动　学会宣泄自己的情绪,选择适合自己的方式进行合理宣泄,比如看电影、听音乐、聊天、写信等。平时注意坚持和加强体育锻炼,在一定程度上规律的体育锻炼有利于消除紧张、压力等负性情绪。

3. 合理安排生活节奏　工作繁忙,也要有规律的生活,要合理调节自己的作息与饮食,同时留出空闲去享受属于自己的时间。

4. 爱护自己、完善自己　怀有乐观的心态,不断学习,积极提高自己。接纳自己,尊重他人。

(二)临床心理干预

当女性感到自己的心理问题无法通过自身调节得以解决时,可以寻求专业的心理干预。心理治疗师采用个体或家庭心理治疗等方法帮助女性提高自我感知,使其心身症状得到有效的消除或缓解。

抑郁障碍的心理治疗一般包括认知行为疗法、精神动力学治疗、人际心理治疗、婚姻家庭治疗等。认知行为疗法通过帮助患者认识并矫正自身错误信念,缓解情感压力,达到减轻症状、改善患者应对能力、最终降低疾病复发率的目的。精神动力学治疗是在治疗师较少参与的前提下,让患者自由联想和自由畅谈,通过谈话中的某些具体实例去发现线索和若干问题,从中选择患者认可的某个需重点解决的焦点冲突,通过治疗让患者自我感悟和修通,对该问题和冲突达到新的认识,同时学会新的思考或情感表达方式。人际心理治疗通过识别抑郁的促发因素(包括人际关系丧失、角色破坏和转变、社会性分离或社交技巧缺陷等)处理患者当前面临的人际交往问题,使患者学会把情绪与人际交往联系起来,通过适当的人际关系调整和改善来减轻抑郁,提高患者的社会适应能力。婚姻治疗以促进良好的配偶关系为目标,重点为发现和解决夫妻之间的问题,治疗原则是积极主动、兼顾平衡、保持中立、重在调试和非包办。家庭治疗是以家庭为对象实施的团体心理治疗,旨在改善家庭的应对功能,帮助患者及其家属面对抑郁发作带来的压力,并防止复发,其特点为不着重于家庭成员个人的内在心理分析,将焦点放在家庭成员的互动关系上,从家庭系统角度解释个人的行为与问题,个人的改变有赖于家庭的整体改变。

焦虑障碍的心理治疗一般包括认知行为疗法、森田疗法、精神动力学治疗等。其治疗原则包括处理焦虑症状,改变不恰当的认知,促进人格的成长。关注女性在家庭、婚姻、社会中的人际关系问题,提高其人际交往和解决问题的能力,帮助她们寻求更积极的应对方式。

女性更年期综合征的心理治疗一般包括健康教育、认知性心理干预、支持性心理干预等。通过心理治疗可以调节女性的认知能力与思维方式,从而改善其自主神经功能紊乱的状况,帮助其提高对外界环境与环境刺激的耐受性,降低其对外界刺激的敏感性,消除其情感障碍,进而提高生活质量。

(三)药物或物理治疗

药物治疗方面,在医生的指导建议下,可以选用选择性 5 - 羟色胺再摄取抑制剂(SSRIs)和 5 - 羟色胺 - 去甲肾上腺素再摄取抑制剂(SNRIs)等。物理治疗方面可以选用无抽搐电休克治疗(MECT)、重复经颅磁刺激(rTMS)和其他补充治疗。

第三节　老年心理问题

据我国人口老龄化研究报告指出:自 2015 至 2035 年,我国将进入急速老龄化阶段,老年人口将从 2.12 亿增加至 4.48 亿。人至暮年,机体的生理结构、功能及代谢均出现不同程度的退行性改变,使老年人对内外刺激的反应性、适应性、防御性及代偿能力等均有所减弱。这些身体机能的改变会使老年人出现一系列的心理问题,"莫道桑榆晚,为霞尚满天",我们应该重视老年人的心理健康。

老年人的心理特点主要体现在以下几个方面：

（1）老年人认知的特点。老年人躯体的全面衰退导致视觉、听觉、嗅觉等感知觉能力的全面下降以及运动灵活性及速度的明显减退。躯体的衰退导致老年人的认知能力在多个方面受损，表现为记忆衰退、认知加工速度减慢、思维迟缓等。这些都会影响老年人的日常生活，给他们造成一定的心理困扰，出现挫败感。

（2）老年人情绪的特点。老年人的情绪有积极和消极之分。常见的积极情绪有愉快感、自主感、自尊感等；而常伴随的消极情绪包括紧张敏感、孤独寂寞感、丧失感以及抑郁等。毋庸置疑，老年期是负性生活事件的频发期，随着生理功能的老化、多种疾病的侵扰、社会角色与地位的改变、社会交往的减少，以及丧偶、子女离家、好友病故等负性生活事件的冲击，老年人经常会产生消极的情绪体验。

（3）老年人社会参与的特点。从整体上看，随着年龄的增长，受限于活动能力，老年人的社会参与呈减少的趋势。这一趋势主要与老年人的个性特点有关，受出生时代及社会文化的影响，许多老人被认为个性保守、古板、顽固，这虽然与老年人接受新观念、新事物的速度减缓有一定联系，但究其根本原因，是由于时代与社会的飞速发展，引起知识结构与观念的迅速更新。

一、老年人常见的心理问题

（一）疑病

疑病症的起病与老年人的性格、个人经历、现实环境等多种因素有关。性格通常是重要的发病基础，患疑病症的老年人性格通常敏感多疑、主观固执、凡事要求十全十美；个人经历如在童年时缺乏关爱、亲人意外死亡等会对老年人造成心理创伤，到老年时有可能会引发疑病；随着年龄的增大，老人目睹亲朋好友生病或死于某种严重的疾病这样的事件逐渐增多，常在探望病友或赴丧后也感到身体不适，渐渐发展到疑病。此外，社会环境因素如子女忙碌或分离也会引起老年人的疑病。

老年疑病症表现的躯体症状多样。通常对某躯体部位的敏感性增加，对一般人所察觉不到的内脏活动，如心跳或躯体微不足道的疼痛、酸胀都很敏感，常伴有焦虑、忧虑、恐惧和植物神经功能障碍症状。尽管客观检查并没有相应的阳性结果，但老年人对自己患有臆想中的疾病坚信不疑。诚然，老年人的各种躯体不适感很难用躯体疾病来解释,但却是客观存在的,这种不适感给老人带来的痛苦是真实的。这时,老年人常常表现出焦虑烦躁、抑郁低落、失眠、进食减少等症状。

(二)抑郁状态

抑郁是威胁老年心理健康的最主要的问题之一,随着老龄人口的急剧增加,这种威胁将越来越大。根据抑郁发病的年龄,老年抑郁可分为晚发型老年抑郁(late on-set depression,LOD)和早发型老年抑郁(early onset depression,EOD)。LOD 又称狭义的老年抑郁,特指 60 岁后第一次出现的老年抑郁性疾病;EOD 又称广义的老年抑郁,特指发生在老年期的所有抑郁发作患者,包括既往发生的抑郁发作延续到老年期的患者。一般老年抑郁发作常常指的是狭义的概念。

抑郁发作的主要表现为心境低落、思维迟缓、意志活动减退、认知功能损害、躯体症状等,而老年抑郁患者在以下三方面的表现更加明显:①躯体疾病与不适感突出。随着年龄增长,躯体会出现各种病症,而老年抑郁发作患者会过分关心躯体疾病,并往往持悲观态度,常单方面幻想病情恶化。常见为患者偶感身体不适,则怀疑自己患病,到处求医。经医院多次检查确认无病而感到迷茫,并坚信自己有病,从而滋生悲观情绪。②焦虑激越症状。老年抑郁发作患者在情绪低落、悲观失望的同时,通常也夹杂着焦虑不安的情绪。患者会表现出终日坐立难安、搓手顿足、面部表情痛苦甚至绝食。③妄想与自杀现象普遍。老年抑郁患者自杀的危险性较之其他年龄段大得多,有研究报道,老年人自杀案例中,有 55％都与抑郁发作相关。

(三)焦虑状态

焦虑症又称焦虑障碍,是以持续性紧张、担心、恐惧或发作性惊恐为特征的情绪障碍,伴有植物神经系统症状和运动不安等行为特征。据统计,焦虑症在老年人群中非常普遍,老年焦虑症的发病率是老年抑郁发作的两倍。可见,焦虑症正成为我国老年人中最具威胁性的疾病之一,严重影响老年人的生活质量,限制老年人的日常活动,降低老年人的主观幸福感。

老年焦虑症是一种发生在老年期的,表现为与现实处境不相称的、没有明确对象和具体内容的担心和恐惧,并伴有显著的植物性神经症状、肌肉紧张和运动不安等特征的神经症性障碍。它具有如下特点:①老年焦虑症存在客观的诱发因素,如对死亡的恐惧、对身体日益衰弱的担忧、对生活环境改变的不适应等;②老年焦虑症患者对自身情感体验表述困难,不会说"我很紧张,很担心"等,而是用"我感到难受,身体不舒服"等句子来表达焦虑情绪;③老年焦虑症患者常伴有各种慢性躯体疾病,如糖尿病、冠心病等,并服用多种药物,慢性躯体疾病和药物的长期服用均可影响焦虑症的发生和治疗,甚至许多疾病和药物本身就可引起焦虑;④老年焦虑症患者对声音和光线很敏感,会格外关注每天大小便的次数与顺畅情况,为自己的心烦不安找借口。

(四) 失眠

失眠是最常见的睡眠障碍之一。许多老年人退休后,一时间无法适应新的生活模式,精神状态大不如前,常常伴随有抑郁、焦虑等负性情绪。在这些不良情绪的影响下,睡眠也随之呈现出这一时期独有的特点。

原发性失眠是老年人失眠的表现之一,突出主诉为入睡困难,早醒、易醒,睡后不解乏,患者感到痛苦或使其社会功能受到损害,主要包括:①睡眠时间短,60~80岁的老年人实际睡眠时间平均为 5~6 小时,较年轻人而言,睡眠能力显著降低。②睡眠结构改变,随着年龄的增长,浅睡眠期增多,深睡眠期减少。60 岁以上老年人深睡眠仅占睡眠总时间的 10% 以下,75 岁以上老年人的深睡眠基本消失。③觉醒次数增多,由于老年人的生理功能改变,松果体钙化,分泌的褪黑素减少,夜间觉醒次数增加。④睡眠效率下降,老年人常常出现日间打盹儿、晚间入睡困难、夜间频醒、次日早醒等睡眠问题,总睡眠效率低于 85%。

二、老年人心理问题的影响因素

(一) 生理因素

1. 生理功能　老年人的生理功能全面衰退,包括全身细胞、组织以及器官的衰退,老年人会出现皮肤松弛、毛发稀疏,还有视力减退以及动作减慢等等改变,这一系列身体机能的改变会使老年人常常表现出焦虑、抑郁等心理问题。

2. 受教育水平　老年人出现心理问题的一大诱因就是自卑心理以及由此产生的无价值感,随着老龄化的发展,多数老年人认为自己是家庭的负担。但是接受过一定教育的老年群体往往会参与一些自己力所能及的工作并从中获取人际交往,以保持良好的心理健康。

(二)心理因素

1. 自卑心理 老年人退休后收入减少,社会经济地位下降,容易被人忽视。与年轻时相比,状态有明显的反差,容易产生失落感与自卑心理,从而导致常有无价值感的体验,表现为容易埋怨身边的人,常常抱怨周围环境。再有,社会的主流刻板印象将"老年"与"体弱多病"形成紧密联结,过分关注老龄化带来的丧失感,消极建构老化与增龄过程,而不是强调渐渐老去也是一种探索、一种成长。老人们往往会在"消耗家庭资源"与"不想给孩子添麻烦"的矛盾中形成自卑心理。

2. 适应不良 适应不良引起心理问题可以分为两个方面讨论:①由增龄老化引起一系列生理与认知功能改变的适应不良。生理老化主要表现为感知觉敏锐度逐渐下降,身体各项机能逐渐衰退。根据马斯洛的需求层次理论分析,老年人身体有各种疾病及安全需求未得到满足时,其心理会失衡,容易形成错误的认知。认知老化是与增龄相关的认知功能衰退趋势,反映在记忆、智力、感知觉和思维能力等多个方面。这样的改变导致老年群体的工作生活能力受到限制,生活独立性严重受限。这样的改变意味着个体核心的崩塌,缺乏自主能动性,不愿意接受这样的事实导致老年人产生一系列心理问题。②部分老年人因为子女工作原因在养老院或因照顾下一代到陌生的环境生活,环境与生活习惯的改变导致的适应不良往往也会引起心理问题。生活环境改变后,与过去的生活相比,他们不再有权对自己最基本的活动加以控制,生活中的自主权逐渐丧失,这会让老人产生一系列的丧失感,如失落、被遗弃、孤单、寂寞等。

(三)社会因素

1. 家庭因素 在现实生活中,部分家庭是三世甚至四世同堂,由于家庭结构和成员关系较为复杂,老人在家庭中的地位也是影响老年人身心健康的重要因素。①婚姻关系:通常会随着年龄的增长而逐渐提高,夫妻恩爱可以促进老人心情愉悦,丧偶的老年人则经常处于孤独的状态,常常表现为抑郁失眠,丧失生活兴趣;②家庭关系:多数的老人与子女相处融洽,而两代人之间会发生的矛盾一般是婆媳之间的矛盾,这主要与个人的文化修养、经济条件以及饮食习惯等有关;③孤独因素:每个人都会遇到生老病死,这是生长的自然规律。孤身老人比例逐渐增高,习惯于夫妻共同生活的老人难免一时间会不适应,这就导致孤身老人更容易产生负面情绪。

2. 社会支持 离退休是社会进行新陈代谢的过程,是一种客观规律。许多的老年人在离退休后容易产生抑郁伤感的情绪,进而出现各种疾病,造成这一现象的原因可以归纳为三点:①工作生活缺乏规律性,社会圈相对缩小,没有能力实现自己的愿望,容易产生失落感;②过分留恋过去的美好时光无法自拔,只能怨天尤人,产生压抑的情绪;③社会交际圈的变化让老年人感到孤独,不愿意结交新朋友,发展新的人际关系。

三、治疗方式

(一)一般心理护理

老年群体在应对心理问题时,一般心理护理可以从支持与鼓励,坚持运动、规律作息等方面入手。①支持与鼓励。当老年人独自一人面对问题时,心理负担较大,缺乏信心,需要别人的支持与鼓励。在现实生活中,老年群体在面对困难时,及时寻求子女、朋友等人的帮助,对自己进行积极暗示,调整心态,从容解决自己遇到的问题。②坚持运动,规律作息。保证身体健康,合理安排睡眠和就餐时间;对于患有多种慢性躯体疾病的老人,要坚持服药和监测,保证身体健康。此外,可以通过音乐和运动调节肌肉张力,如太极十八拍、八段锦、放松训练等。

(二)临床心理干预

1. 支持性心理治疗 支持性心理治疗是心理治疗的基本技术,它具有支持和加强患者防御功能的特点,能使患者增加安全感,减少焦虑和不安。最常用的方法是倾听、鼓励、安慰、解释、保证和暗示等。专心、耐心、关心地倾听老人诉说他的种种不适和苦恼,是建立良好关系的基础,带着对老人的尊重与他讨论躯体与心理问题,是对他最大的支持。

在老年患者中,最常谈到的问题就是丧失。对于一些老年人来说,之所以如此痛苦,是因为迅速接踵而来的丧失,没有给他们足够的时间来哀悼并消除这种痛苦。老人最伤心的事,莫过于丧失自己的配偶,但有些人,特别是配偶突然去世,自己又不能十分独立生活的人,对于丧偶的挫折反应就会特别大。这时的心理治疗目标是:帮助他/她度过正常的悲哀反应过程,使他/她能正视痛苦,表达对死者的感情,找到新的生活目标。治疗者需要帮助患者现实地对待丧失。接受由此带来的痛苦,要鼓励他们参与哀悼活动,而不是躲避或否认。让他们了解悲哀会持续一段时间,但不会永无尽头。

2. 怀旧或回顾生命疗法 生命的意义和价值对一个人来讲是非常重要的,对老年人尤其如此。生命的意义来自各个方面,如事业的成就、人际关系、人生观和信仰等,老年人因身体健康每况愈下,身份、地位、社会关系等接二连三丧失,因此心灵上日趋孤寂、不安和消沉。家人对老弱者的尊重、爱与关怀,能增强老年人生活的勇气。

怀旧是以对过去的记忆和表达为特征,尤其是那些有意义或冲突性的记忆。治疗中大部分患者,包括老人,都不同程度地怀旧,寻求生命的意义,为解决人际和内在心理冲突而努力。生命回顾疗法的目的是加强这一过程,使其在更为自觉和周密的思维状态下进行。生命回顾疗法包括鼓励患者回到过去经历中到过的地方,写下或录下自传,与家人或旧友重聚,回顾大事记,试着做口头或书面的人生总结。但是,这种方法禁用于现实中罪恶感重或未能从过去的失望和丧失中解脱的患者。

(三)药物或物理治疗

在对老年人进行药物治疗时,临床医生可以采用选择性 5 - 羟色胺再摄取抑制剂(SSRIs)、5 - 羟色胺 - 去甲肾上腺素再摄取抑制剂(SNRIs)等进行抗抑郁治疗。抗焦虑剂常用苯二氮类,也采用三环类抗抑郁剂,如丙米嗪、氯米帕明,若患者伴有入睡困难、睡眠轻浅、早醒等睡眠障碍时,可以合并安定类药物口服治疗。进行物理治疗时,主要有无抽搐电休克治疗(MECT)、重复经颅磁刺激(rTMS)、经颅直流电刺激(tDCS)等。

示范案例6 郁郁寡欢的暮年人生

一、一般资料

1. 人口学资料

患者 61 岁,女性,无业,汉族,无宗教信仰,平素体健,无重大躯体疾病史,无烟酒史,无精神疾病家族史。

2. 个人成长史

患者平素性格内向、要强,兴趣爱好一般,人际关系一般,无宗教信仰。16岁工作,工作能力一般,对工作基本满意,与同事和领导的关系一般,目前未工作。22岁结婚,育3女,目前与配偶共同居住,配偶及女儿均健康。

3. 家庭情况

生于原籍,久居当地,家中同胞3人,患者排行第2。本人及家庭经济条件一般,家庭关系一般。父母亲性格不详,父母关系一般。

4. 社会功能

起病前:性格内向、要强,兴趣爱好一般,人际关系一般。

起病后:情绪低落压抑,自觉自己现在活得不如别人,遇事或情绪波动时有头晕、心悸、气短、腹部不适、出冷汗、四肢无力、血压波动,常持续约半小时,注意力集中困难,记忆力下降,睡眠轻浅、多梦,食欲欠佳,明显影响生活。

二、主诉和个人陈述

1. 主诉:间断情绪低落、烦躁3年,加重2个月。

2. 个人陈述

患者3年前生活事件后渐出现情绪低落、压抑、委屈、烦躁、胡思乱想,对事件难以释怀,持续约1个月后外出散心自行调整,情绪较前稍缓解,但仍有心烦、情绪低落、压抑、委屈、气短、长出气、睡眠轻浅、多梦,食欲欠佳,自行间断口服"舒肝颗粒"症状可稍改善,基本正常生活。2个月前生活事件后上述症状加重,低落压抑、委屈想哭,对之前喜欢的活动兴趣下降、精力下降、烦躁、易发脾气、坐立不安、胡思乱想,自觉自己现在活得不如别人,遇事或情绪波动时有头晕、心悸、气短、腹部不适、出冷汗、四肢无力、血压波动,常持续约半小时,注意力集中困难,记忆力下降,睡眠轻浅、多梦,食欲欠佳,明显影响患者生活。

今日为求进一步诊治,来我科住院治疗。目前患者入睡正常,睡眠轻浅多梦,早醒,食欲欠佳,小便正常、大便正常。

3. 他人陈述

患者自3年前因生活事件出现情绪低落,爱胡思乱想,容易发脾气,睡眠轻浅,食欲下降,平时与人沟通减少,没有太多朋友,不愿出去与人交流,情绪断断续续,时好时坏。

三、评估与诊断

1. 既往史

20 年前行"胆囊切除术",目前无不适主诉;6 年前行"子宫切除术",具体不详;发现血压升高 6 年,最高 160/110 mmHg,目前服用"苯磺酸氨氯地平片 2.5 mg/d",血压控制尚可;诊断"慢性胃炎"数年,间断药物治疗(目前具体情况不详),先后 3 次行胃息肉切除术。

2. 个人史

患者平素性格内向、要强,兴趣爱好一般,人际关系一般,无宗教信仰。生于原籍,久居当地,同胞 3 人,排行第 2。16 岁工作,工作能力一般,对工作基本满意,与同事和领导的关系一般,目前未工作。已婚,与配偶共同居住。本人及家庭经济条件一般,家庭关系一般。

3. 家族史

患者父母两系三代亲属无精神异常史、癫痫病史、家族遗传倾向的疾病、家族群体性的传染病。父亲性格不详,母亲性格不详,父母关系一般。

4. 体格检查

体温 36.1℃,脉搏 74 次/分,呼吸 18 次/分。血压 138/84 mmHg,身高 167 cm,体重 67 kg。发育正常,营养良好,体型正常,表情忧虑、神志清楚,精神状态良好,查体合作。全身皮肤黏膜无黄染,上腹部可见长约 6 cm 陈旧性瘢痕。心肺腹及神经系统检查未见明显异常。

5. 精神检查

患者在家人陪同下自行步入诊室,意识清晰,衣着服饰整齐适时,注意力集中,记忆力下降,接触主动,对答切题,时间、地点、人物及自我定向力完整。情绪低落、压抑、委屈、烦躁、胡思乱想。头晕、心悸、气短,腹部不适,出冷汗,四肢无力。意志行为活动减退,运动量明显减少。

6. 辅助检查

血压 138/84 mmHg,尿常规、肝功能、甲状腺功能三项未见明显异常。心电图:窦性心律,正常 ECG。

近红外脑功能成像:考虑焦虑、抑郁可能性大。

脑诱发电位检查结果:P300 结果提示,该患者认知活动心理资源匮乏,认知功能明显减退;MMN 结果提示该患者大脑对新奇刺激信息自动加工功能减退;P50 结果提示,该患者对无关刺激信息干扰能力明显减退;CNV 结果提示唤醒水平过高所致注意障碍。

7. 心理测量

SDS:82.5;SAS:75;HAMD:28;HAMA:1。提示患者存在重度焦虑抑郁情绪。

8. 临床诊断:

不伴有躯体症状的重度抑郁发作。

9. 诊断依据:

①几乎每天大部分时间都心境抑郁;②几乎每天大部分时间对于所有活动的兴趣或乐趣明显减少;③几乎每天都失眠过多;④几乎每天都疲劳或精力不足;⑤几乎每天都感到自己毫无价值,过分地、不适当地感到内疚,这些症状引起有临床意义的痛苦,导致社交、职业等方面的损害;⑥病程2周。符合DSM-5及ICD-11的诊断标准。

四、心理因素分析

1. 生活事件与环境应激事件　应激性生活事件与心境障碍,尤其与抑郁障碍的关系较为密切,负性生活事件,如婚姻不和谐、失业等均可导致抑郁障碍的发生。

2. 人格特征　抑郁发作多见于自罪自责、自我怀疑、认知歪曲的人群中,这样的特质与童年经历、生活事件、成长环境相互作用,是抑郁发作的易感因素之一。

五、治疗目标

改善患者抑郁情绪;改善人际交往状态。

六、治疗经过

1. 药物治疗　盐酸舍曲林片:100 mg/d;阿立哌唑片:5 mg/d;右佐匹克隆片:3 mg/d。

2. 心理治疗(认知行为治疗)

①接受每周一次的个体治疗。

②治疗中治疗师会询问一些问题,如疾病的表现、诉求、发生的时间、经历的事情。会引导患者回忆当她经历特定的事情的时候,怎么看待当时的场景,想法如何(即自动化思维)、有哪些行为、身体有哪些不舒服、接受过哪些治疗、效果如何等。同时,还会了解患者的身体健康状况、既往的精神疾病情况、从小到大的成长经历(尤其是特殊的经历)、日常生活规律。治疗师还可能使用

一些心理量表进行测查。治疗后，会让患者了解认知行为治疗的原理，再基于患者自身的经历、症状和困扰，帮助患者转变自己的功能不良性的想法或是功能不良性的行为应对模式。让患者自己学会方法，从而好转。治疗师会监测这些变化，使患者自己对自己有更多的了解。由于人有惯性，所以接受治疗后的好转过程并不是直线性的。治疗需要过程，因为旧的认知行为模式可能还会出现。当出现这种情况时，还需要重新学习，重新掌握。通过这样反复的练习，把治疗的方法和技术运用在生活当中，让患者自己学会帮助自己，从而回归普通人的生活。

③认知行为治疗的目的是改变认知扭曲（例如思想、信念和态度）和行为，改善调节情绪。该疗法对于改善焦虑抑郁有明显的效果。该患者存在一些自动化思维，影响其日常生活，认知行为疗法需要患者通过改变自己来起作用，该患者依从性良好，有足够的认知能力和精力来参与治疗并完成分派的任务，因此在治疗过程中选择认知行为治疗对其进行干预。

④家庭支持与预防复发；支持与鼓励。当患者独自一人面对问题时，心理负担较大，缺乏信心，需要别人的支持与鼓励。在现实生活中，应学会在面对困难时，及时寻求子女、朋友等人的帮助，对自己进行积极暗示，调整心态，从容解决自己遇到的问题。坚持运动，规律作息。保证身体健康，合理安排睡眠和就餐时间；此外，可以通过音乐和运动调节肌肉张力，如太极十八拍、八段锦、放松训练等。

3. 物理治疗　同时辅以经颅磁刺激治疗、径路直流电刺激治疗、生物反馈治疗、经皮神经电刺激治疗。

病例分析：抑郁发作的核心临床特征是以连续且长期的心情低落为主要表现的心理疾病。临床可见，情绪长时间地低落消沉、自卑、痛苦、悲观、厌世，感觉活着没有意思，最后甚至更有自杀倾向和行为。患者同时伴有躯体化症状，如胸闷，气短等。从认知行为治疗的角度来看，该患者存在明显的自动化思维，爱胡思乱想，自我评价较低，进而影响情绪及日常生活。在问题行为的基础上，患者出现各种情绪变化，进而引起躯体行为改变，由此形成恶性循环。针对患者上述问题，我们予以认知行为治疗，纠正患者的负性认知，调节情绪及行为，让其在治疗中获得成就感和价值感；予以物理治疗，进而缓解其紧张焦虑的情绪。

第四节　残疾人心理问题

残疾是指一类影响到日常正常生活的身体或精神功能障碍,常见残疾种类包括肢体残缺、感知障碍、活动障碍、脏器功能不全、精神行为异常和职能缺陷等。2011年世界卫生组织发布的《世界残疾报告》表明,全球约有15%的人有某种残疾。截至2015年,我国各类残疾人总数超过8 700万,预计到2050年,我国残疾人口数将增至1.68亿,占总人口的11%。由于肢体或精神的残疾,残疾人往往产生强烈的自卑感、负罪感、孤独感、焦虑和抑郁等负性情绪,且存在认知和行为上的异常。抑郁是残疾人常见的情绪问题。曾有学者对我国唐山地区肢体残疾的人的抑郁症状进行了现状调查,结果显示可能有抑郁症状者高达29.91%,肯定有抑郁症状者为21.73%,有严重抑郁症状者为11.68%,比率显著高于正常人群。残疾人的心理问题不仅影响自身和家人的生活质量,也会导致一系列的社会问题。例如,许多残疾人都很消极,不愿做力所能及的事情,给家庭及社会带来负担;残疾人往往容易产生自卑,缺乏自信心,周围人的歧视、家人的冷漠使其产生严重的孤独感,甚至丧失生活的信心,导致自杀;此外,有一部分残疾人会产生报复心理,走上犯罪的道路。显然,残疾人的心理健康已成为当今社会不可忽视的公共卫生问题。过去,关爱残疾人往往是从物质上关心,忽视了他们的内心感受和情感需求,导致各种各样心理问题的产生,影响残疾人身心发展和社会和谐。因此,我们在物质帮助的同时还要关爱残疾人的心理健康,帮助残疾人调整心态、恢复社会功能,以良好的心理状态参与社会活动。

一、残疾人的心理特点

(一)认知特点

残疾人由于躯体的缺陷,认知方式具有局限性和不完整性,影响对事物的认识。例如,视觉残疾人由于看不清外部的很多事物,对颜色没有概念,难以理解和辨别红绿灯的运行。听觉残疾人由于听不到外面的声音,只能通过一些表面现象加上自我的想象,导致认知偏差。认知内容具有波动性,尤其体现于后天智残者,从健全突变到残疾,残疾人在此期间经历着一个长期的心理和行为的波动期,加之生活空间相对较小,认知范围有限。再者,残疾人在认知活动过程中受到时间、空间、群体等种种局限,影响其认知水平。部分残疾人的认知能力发展严重不足,无法理性对周围事物进行合理的分析、综合、归纳、整理。

（二）情绪特点

残疾人的情绪反应强且不稳定,如聋哑人因听不到且难以表达,通常反应强烈,容易发怒,和别人发生冲突。其次由于残疾人具有较强的自尊心,封闭自己的内心世界,可能会有意识地掩饰自己的真实情绪,导致情绪外部表现与内心体验不一致。由于残疾人内心比较敏感脆弱,其情绪活动容易被应激源激发,即使应激源消失或发生变化,其不良情绪仍会持续较长时间,甚至转变成一种心境。

（三）人格特点

多数残疾人表现出独立、自觉、主动、果断、坚强、勇敢、坚持等良好的性格特征,在面对困难和挫折时,表现出比健全人群更强大的坚韧、自强、自信。而有些残疾人则表现出一定的盲目、依赖、被动、冲动、优柔寡断、敷衍等不良的性格特征。残疾人因身体缺陷导致能力的发展和健全人群存在一定的差异,如盲人的听觉和触觉能力强于一般人,但其操作、行走及定位能力较一般人要差。在对待社会、集体和他人时,一些残疾人表现出自私、冷漠、孤僻的性格倾向;一些人表现出极度的自尊、自负或自卑、缺乏自信、敏感、爱钻牛角尖等。一项对成年残疾人的人格特点的调查显示,残疾人在精神质（P）、掩饰倾向（L）两个维度上和健全人群一致,但情绪稳定性（N）得分明显高于健全人群,内外向（E）维度的得分明显低于健全人群,说明残疾成年人在性格上倾向于内向、孤僻、封闭、内省、安静、处事谨慎、不主动与人交往、情绪不稳定的特点。

（四）人际交往的特点

残疾人由于生理的局限性,生活和社交圈子较小,而其内心渴望社交和友情,期待他人的理解,建立温馨和谐的人际关系。而实际交往中,较多残疾人因语言障碍、被歧视、挫败的交往经历等往往压抑自己的社交需求,在人际交往中被动不积极。残疾人交往的对象通常局限于家庭成员或其他残疾人,人际关系较为封闭,也不利于建立和发展人际关系。

二、残疾人心理健康的影响因素

影响残疾人心理健康的因素是多方面的,我们将从个人因素、家庭因素和社会因素三个方面来探讨。

从个人因素来看,由于身心缺损和功能障碍,残疾人丧失了健全的生活能力,会认为自己低人一等,产生强烈的自卑心理,在社会活动方面会自动将自己与正常人区分开来,也希望获得他人的同情和帮助。一些后天性的残疾人,由于曾经历过健全人的生活,致残后落差较大,会产生严重的挫折感,严重者甚至一蹶不振。由于自身的残疾,残疾人通常对他人的态度和评论特别敏感,尤其是与自身残疾相关的称呼或绰号等有损自尊心的事情,往往难以忍受,产生愤怒情绪和报复心理。许多残疾人情绪反应强且不稳定,也是影响心理健康的重要原因。

从家庭因素来看,父母及其他家庭成员对待残疾的态度、家庭是否和睦、父母对残疾子女的教育方式及教育态度直接影响残疾人的生活,并对残疾人心理健康产生重要的影响。

从社会因素来看,对于学龄期的残疾人来说,学校的教师、同伴以及学校环境都影响着残疾人的心理健康。教师对残疾学生合理的期待可增加残疾学生的学习动机和成就动机,提高其自我效能感。同伴关系是残疾儿童发展社会能力的重要背景,是其获得社会支持和安全感的重要来源。同伴交往经验可促进残疾儿童自我概念和人格的发展,增强其适应能力和合作意识。同时,良好的学校环境和氛围可培养学生良好的心理素质,促进残疾儿童身心和谐发展和全面素质的提升。由于网络媒体的快速发展,传媒文化的范围广、渗透力强,对整个社会的文化氛围都有着极大的影响,对推动全社会形成关爱残疾人的文化氛围、残疾人事业发展起着重要作用。

三、残疾人常见的心理问题及调适

残疾人由于其生理上的缺陷,很难正确认识自己的残疾,容易产生非理性的认知和情绪,表现为情绪不稳定、依赖、偏激、执拗、敏感多疑、自卑孤独等心理特点,导致其在家庭生活、人际交往、婚恋关系及就业中出现不良适应。

(一)家庭适应问题

当家庭有人出现残疾时,残疾人及其家庭会面临一系列问题。家庭成员通常会经历拒绝、否认,然后悲观、失望,再出现自责,最后到求助这一心理状态的转变过程。如果家庭成员出现自责,往往会对残疾者过度保护,减少其与社会接触,一方面可能导致残疾人产生依赖心理,另一方面可使残疾者变得更加自卑、孤独,因害怕被歧视而不能正常进行社交,久而久之形成孤僻的性格。残疾人自身也会对家庭产生负罪感和自责感,担心拖累家庭,给家庭增加舆论和经济负担,一些残疾人因负罪感最终会选择自杀。

家庭成员应接受现实、调整心态,给予残疾者适当的关心,帮助残疾者勇敢面对困难,树立自尊、自信、自立和自强的决心。家庭成员应鼓励残疾人回归社会,正常与人相处和沟通,做自己力所能及的事情,通过参与社会活动让残疾者感觉自己并不孤独,且能通过自己的能力创造社会财富。

(二)社会适应问题

社会歧视是很多残疾人都可能遇到的问题。尽管社会提倡要善待残疾人,仍有不少人对残疾人持歧视态度,尤其是在就业、婚恋方面。曾有针对残疾人就业歧视的调查显示,超过70%的残疾人在就业过程中有被歧视的经历,其中32%的残疾人表示自己经常遭遇歧视。残疾人感到被歧视,不仅影响其生活及就业,同时也会导致残疾人在婚恋问题、人际关系处理中出现不良心态。

残疾人在人际交往中呈现出以下特点:渴望而被动、对象局限、范围狭窄、同类交往。残疾人内心渴望与人交往,而现实中由于语言障碍、行动不便、被歧视等因素,往往更容易体验到挫折感,逐渐变得被动、压抑,甚至积郁成疾。残疾人,尤其是行动不便的残疾人,通常活动范围狭窄,有些甚至很少走出家门,平时交往的对象也仅局限于家人和邻居,导致人际关系封闭,不利于建立和发展正常的社会联系。由于缺乏社交经验,其社交热情逐渐下降,社交技能也不足以维持友谊和爱情,更容易导致孤独和自卑。许多残疾人倾向于与同类交往,以获得理解和共鸣,但也将自身局限于一个封闭的生活圈子里。基于上述特点,残疾人在人际交往中容易出现孤独、敏感、猜疑、自卑等心理,引起人际关系紧张。

针对残疾人人际交往的问题,一方面可以运用松弛疗法,通过呼吸松弛训练、想象松弛训练或自我暗示松弛训练,使自己放松下来,消除紧张和恐惧,增强意志,对抗或转换不良心理状态。另一方面可以运用认知行为疗法帮助残疾人找到自己的错误认知或思维方式,以合理的认知或思维方式来替代,从而调整他们的心态。要正确认识生理上的缺陷以及家庭条件的不足,立足当前,找到最适合现状的方式改善处境,提高谋生能力,改善家庭经济条件,获得他人的认同和尊重。要善于发现自己的优点,生理缺陷并不代表自己就比健全人差,应改变对自己的错误评价,积极融入社会。要培养广泛的兴趣爱好,陶冶情操,丰富生活,找到志同道合的朋友。

在婚恋方面,一方面由于活动和社交范围狭窄,认识异性的机会较少;另一方面收入水平和社会地位较健全人低,也影响其择偶;再者残疾人大多希望婚后生活能得到照顾,想找到健全人或条件比自己好的人结婚,但这种要求通常难以得到满足。针对残疾人择偶困难和成功率低的问题,应鼓励残疾人谨慎对待婚姻,端正结婚动机;面对爱情时勇敢表达自己的爱,不惧怕失败;和伴侣相互理解和支持,共同面对困难。

在就业方面,由于社会歧视,残疾人很难实现真正的就业。尽管政府已出台促进残疾人就业的相关政策,实际上仍有诸多不合理现象,如残疾人挂名在企业但不上岗、求职受阻或者工作时遇到困难。因此,残疾人求职难,求职过程中被歧视,以及残疾人自身因无法给家庭缓解经济压力或实现社会价值而产生一系列心理问题。针对以上问题,建议残疾人用合法手段维护自己的权益,采取一些心理调适方法调整自己的心态,如松弛疗法、自我暗示疗法等。

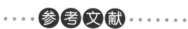

参考文献

［1］ 姚树桥,傅文青,等.临床心理学(第2版)[M].北京:中国人民大学出版社,2018.

［2］ 杨艳杰,钱明.大学生心理健康教育人民卫生出版社,2018.

［3］ 谢利·泰勒.健康心理学[M].7版.朱熊兆,唐秋萍,蚁金瑶,译.中国人民大学出版社,2012.

［4］ 李祚山.残疾人心理健康服务体系建设[M].北京:科学出版社,2020.

［5］ 任能君,李祚山.残疾人心理健康与调适技巧[M].重庆:重庆大学出版社,2009.

［6］ 郝伟,陆林.精神病学[M].8版.北京:人民卫生出版社,2018.

［7］ 美国精神医学学会.精神障碍诊断与统计手册(第五版)[M].张道龙,等译.北京:北京大学出版社,2014.

［8］ 陆林.沈渔邨精神病学(第6版)[M].北京:人民卫生出版社,2018.

[9] Davey G，Lake N，Whittington A. Clinical Psychology[M]. Second edition. London：Routledge，2015.

[10] 刘甜芳,杨莉萍.中国老年心理问题的现状、原因及社区干预[J].中国老年学杂志，2019,39(24):6131-6136.

[11] 殷华西,刘莎莎,宋广文.我国老年人心理健康的研究现状及其展望[J].中国健康心理学杂志,2014,22(10):1566-1569.

[12] 傅宏,陈庆荣.积极老龄化:全球视野下的老年心理健康研究和实践探索[J].心理与行为研究,2015,13(5):713-720.

[13] 范永红,王宁兰,杨春燕.老年患者常见心理问题及护理对策[J].中国药物与临床,2015,15(4):517-518.

[14] Clarke P，Marshall V，House J，et al. The social structuring of mental health over the adult life course：Advancing theory in the sociology ofaging[J]. Social Forces，2011，89(4):1287-1313.

[15] Schafer M H，Shippee T P. Age identity，gender，and perceptions of decline：Does feeling older lead to pessimistic dispositions about cognitive aging? [J]. The Journals of Gerontology：Series B，2009,65B(1):91-96.

[16] Petra S，Areti S，Vasilios K，et al. Management of depressive symptoms in peri-and postmenopausal women：EMAS position statement[J]. Maturitas，2019:91-101.

[17] 余敏,徐东,蔡毅媛,等.围产期女性不同时点抑郁症状检出率及影响因素[J].中国心理卫生杂志,2021,35(1):19-25.

[18] 魏宏强,孔德荣,霍军,等.围绝经期女性抑郁症发生的相关因素[J].中国健康心理学杂志,2019,27(6):819-823.

[19] Joffe H，de Wit A，Coborn J，et al. Impact of estradiol variability and progesterone on mood in perimenopausal women with depressive symptoms[J]. The Journal of Clinical Endocrinology & Metabolism，2019,105(3):e642-e650.

[20] 李凌江,马辛.中国抑郁障碍防治指南[M].2版.北京:中华医学电子音像出版社,2015.

[21] Comacchio C，Antolini G，Ruggeri M，et al. Gender-oriented mental health prevention：A reappraisal[J]. International Journal of Environmental Research and Public Health，2022,19(3):1493.

[22] Liu G D，Kong L，Baweja R，et al. Gender disparity in bipolar disorder diagnosis in the United States：A retrospective analysis of the 2005—2017 MarketScan Commercial Claimsdatabase[J]. Bipolar Disorders，2022,24(1):48-58.

[23] 谢幸,孔北华,段涛.妇产科学[M].9版.北京:人民卫生出版社,2018.

［24］ 金群,张守亚,杜志梅.更年期女性心理健康相关影响多因素 Logistic 分析及心理健康指导干预机制[J].中国妇幼保健,2021,36(7):1666-1669.

［25］ Huang R R. Effectiveness of peer support intervention on perinatal depression：A systematic review and meta-analysis[J]. Journal of Affective Disorders，2020(276)：788-796.

［26］ Qian F，Lin Lu，Chen Q Y，et al. Effect of peer support intervention on perinatal depression：A meta-analysis[J]. General hospital psychiatry，2021:78-87.

［27］ Paphitis S A，Bentley A，Asher L，et al. Improving the mental health of women intimate partner violence survivors：Findings from a realist review of psychosocial interventions.[J]. PloS one，2022(3):1-22.

［28］ Brown P. Men and women's brains differ：Leaders be Aware! There are practical consequences due to functional differences，2015.

［29］ Swart T，Chisholm K，Brown P. Neuroscience for leadership：Harnessing the brain gain advantage[M]. Basingstoke：Palgrave Macmillan，2015.

第八章　自杀与危机干预

第一节　非自杀性自伤

非自杀性自伤行为的发生率正在逐年增加,尤其在新冠肺炎疫情后发生率有所上升,在全球范围内已成为严重威胁青少年身心健康的重要公共卫生问题之一,是学校教育、家庭教育、医疗诊治关注的重点。本章节从非自杀性自伤的定义,流行病学现状,发生机制,行为功能,评估和诊断,治疗等方面介绍非自杀性自伤。

一、非自杀性自伤的定义

非自杀性自伤(non-suicidal self-injury,NSSI)是指个体在没有明确自杀意念的情况下,所采取的一系列不被社会和文化所认可的直接、故意、反复伤害自己的行为,这种自伤行为通常不具有致死性或致死性较低。狭义的自伤行为是指直接自我伤害的行为,包括以切割、灼伤、刮擦、划伤、咬伤、掐伤和干扰伤口愈合的方式损伤身体组织的行为,也包括拽毛发、吞咽危险物品、撞击或敲打头部、用绳索捆绑自己、把头浸埋在水中使自己窒息等自我伤害的行为。这类行为多发于青少年,其中最常见的是切割皮肤,大多数有自伤行为的人通常不止使用一种方法。广义的自伤行为还包括酗酒、药物滥用等间接伤害自己的行为。

二、流行病学现状

非自杀性自伤一般始于青春期前后,在 12～16 岁的青少年中较为常见。由于选取的样本和研究工具不同,检出率在不同研究中也有所差别。普通人群中的调查显示,青少年非自杀性自伤行为的发生率介于 5.1%～24%,5%～35%处于成年早期的个体报告至少曾经有过一次自伤的行为,7.8%的青少年有过反复自伤的行为。近年来,这一现象还有明显的上升趋势:重庆况利团队在重庆部分地区多年的研究中发现,NSSI 的发生率从 2006 年的 3.7‰(18～20 岁年龄段)增加到 2012 年的 4.6‰(15～19 岁),再到 2021 年的 15.32%(11～18 岁);而在 COVID-19 大流行后,青少年的各种情绪障碍发生率都有所增加(抑郁和焦虑情绪的发生率分别高达 43.7% 和 37.4%),其中加拿大的一项调查发现青少年故意自我伤害达 32%。

三、理论模型

关于非自杀性自伤行为产生、维持的机制,学者们尝试从不同角度出发去理解,并创立了主要包括经验回避模型(experiential avoidance model)、四功能模型(four function model)、获益和阻碍模型(benefits and barriers model)在内的三大理论模型。

(一)经验回避模型

经验回避模型由 Chapman 等人提出。提出者认为,部分人惯用回避倾向来回避想法、情绪、躯体感觉或其他痛苦的内在体验。这种倾向在发生非自杀性自伤的人群中尤为突出。当刺激使个体有不舒服的情绪体验时,非自杀性自伤可以通过将注意力和行为转移到躯体的疼痛上,以此避免不必要的情绪。自伤缓解了消极情绪,情绪缓解负强化了自伤行为,进而使非自杀性自伤成为一种自动逃避反应。

(二)四功能模型

四功能模型由 Nock 等人提出。该模型主要解释了非自杀性自伤的发生和维持。此模型提出,非自杀性自伤是一种调节情绪、改变认知体验、影响他人的手段。非自杀性自伤通过 4 种强化过程来维持:(1)内部负强化:非自杀性自伤能够转移或减少对不想要的想法及感觉的注意力;(2)内部正强化:通过非自杀性自伤能够体验期望的感觉;(3)人际的积极强化:能够通过非自杀性自伤得到帮助;(4)人际的消极强化:能够通过非自杀性自伤避免不想要的人际接触。

(三)获益和阻碍模型

获益和阻碍模型由 Hooley 和 Franklin 提出。该模型假设某些因素可以诱发个体出现自伤行为,即自伤行为的获益,获益因素包括:改善情绪、满足自我惩罚的欲望、获得或拉近与同龄人的关系、促进有效的沟通。某些因素会阻止个体出现自伤行为,即自伤行为的阻碍,阻碍因素包括:缺乏对自伤的接触或自伤意识、避免身体疼痛的愿望、对自伤刺激的厌恶、高水平的自我价值感、社会规范的要求。该模型认为一部分人为了获得自伤行为的益处而出现自伤行为,这也是自伤行为出现的主要原因。虽然非自杀性自伤能够提供情绪上的获益,但这是一种需要付出相当大的身体和心理代价的行为,大多数人存在阻碍,而选择不去实施自伤行为。

四、行为动机

了解非自杀性自伤这一行为出现背后的动机,有助于临床工作者更好地理解非自杀性自伤,为临床治疗提供新思路。非自杀性自伤的动机主要包括:

(1) 情绪调节:暂时缓解强烈的负面情绪。

(2) 避免解离:结束人格解体或分离症状。

(3) 对抗自杀:减少自杀的冲动或替代自杀行为以避免糟糕的结果出现。

(4) 自我惩罚:对自己表达愤怒或不满。

(5) 报复:通过自我伤害报复其他人。

(6) 人际影响:向他人传递求救信号或让他人重视自己。

(7) 人际链接:通过模仿同伴的自伤行为,拉近与同伴的距离。

(8) 寻求刺激:产生兴奋或者欣悦的情绪体验。

(9) 自我挑战:测试自己是否能忍受和克服身体上的疼痛。

五、影响因素

非自杀性自伤的发生以及持续出现会受到多方因素的影响,主要包括:生物学因素、个人因素、社会环境因素、家庭因素。

(一) 生物学因素

1. 内源性阿片肽系统　现有研究表明,自伤行为可能与内源性阿片肽系统相关。研究者将关注点放在疼痛的主观体验上,结果表明自伤者的内源性阿片肽水平较低,这会降低个体对疼痛的感受性。自伤行为会促进内啡肽快速释放,从而有更欣悦、愉快的体验,个体为了追求这种愉悦感会再次自伤,而多次的自伤行为会增加内源性阿片系统的耐受性,从而提高疼痛的阈值,需要更高强度的自伤行为才会再次带来愉悦的体验。

2. 神经内分泌机制　自伤行为也可能与多巴胺、5-羟色胺、下丘脑—垂体—肾上腺轴(the hypothalamic-pituitary-adrenal axis，HPA axis)等系统的异常相关。青春期是 HPA 轴发育的关键时期，调节 HPA 轴的边缘系统和前额叶经历明显的发育改变，这个阶段 HPA 轴对应激的敏感性容易发生变化。大量研究结果表明，有自伤行为的青少年 HPA 轴的应答反应减弱。这可能与青少年这一群体的自伤行为相关。

3. 脑结构和功能的发展　青少年时期，与情绪调控、认知加工相关的脑区，如前额叶皮质、边缘系统(扣带回、杏仁核、下丘脑)的结构和功能都处于发展的特殊阶段，这种特殊的发展可能也是非自杀性自伤产生的重要原因。青少年时期脑的情绪系统与认知控制系统发展不均衡，情绪相关脑区发展迅速，使得青少年情绪变化快，反应大，就像坐过山车一样。而与认知加工相关的脑区发展相对滞后，使得在情绪控制方面略显困难，这很容易导致出现冲动性的行为。同时，青少年大脑中奖励驱动机制增强，使得青少年更倾向于看到积极的结果，较少关注潜在的消极结果，从而更容易习得成瘾行为。

(二) 社会环境因素

1. 压力　随着社会经济文化的发展，当下对个体综合素质的要求越来越高。对于自伤行为发生率较高的青少年这一群体而言，压力主要来源于学业。中考的分流政策也增加了初中阶段学习的压力，而初中时期也是情绪—认知调控的不稳定期。当面对作业完不成、知识学不懂、学习跟不上、考试失利等状况而无法有效地调节和应对时，更容易采取非自杀性自伤行为缓解压力带来的不良体验。

2. 环境　个体所处的环境学校是青少年成长的重要场所，教师和同伴作为学校的主体，对青少年的心理发展有着重要影响。老师的指责、无法达到老师的要求、无法建立同伴亲密关系、同伴关系紧张、遭受同伴欺凌和孤立的个体更容易出现非自杀性自伤行为。

3. 社交媒体　随着社交媒体在青少年群体中的盛行，青少年有更多的渠道了解网络上宣扬的与自伤行为相关的信息，使得青少年产生模仿行为。甚至存在自伤行为的网络群组，组内成员相互出招，相互鼓励，更容易将自伤行为合理化，增加该行为出现的概率。

（三）个人因素

1. 人格特质　人格（personality）是个体形成的带有倾向性的、本质的、比较稳定的心理特征的总和，一个人的人格表现在知、情、意、行等心理活动的各个方面。从艾森克人格理论的角度，高神经质、高精神质、内倾性的个体更容易出现非自杀性自伤行为。从人格障碍的角度，边缘性人格障碍（borderline personality disorder，BPD）在情绪稳定性、人际关系、自我认同等方面存在问题，使得边缘性人格障碍更容易出现非自杀性自伤行为。

2. 自尊水平　自尊（self-esteem）是个体基于自我评价产生和形成的一种自重、自爱、自我尊重，并要求受到他人、集体和社会尊重的情感体验。自尊水平较低的个体在遇到事情时通常内归因，否认自己，自我要求高，导致对生活的掌控感降低，从而用非自杀性自伤的方式增加掌控感，缓解情绪。而自尊水平过高的个体总会体验到别人的敌意和不友好，影响人际关系的平衡，进而更容易出现非自杀性自伤行为以减少痛苦体验。

3. 认知行为模式　认知行为模式（cognitive behavior pattern）是个体在面对事件时所产生的对事件的理解、认识和评价，以及采取的相关行为方式。一方面，以绝对化要求、过分概括化和糟糕至极等的不合理信念看待事件的个体，更容易产生不良情绪，进而出现非自杀性自伤行为。另一方面，采用回避、拖延、反刍、追求完美的方式应对应激事件，可能会导致个体陷入更糟糕的困境，增加非自杀性自伤出现的概率。

（四）家庭因素

1. 家庭环境　家庭环境是影响青少年心理健康的重要因素。父母离异、父母关系紧张、不良的家庭氛围、家庭成员的离世、家庭成员社会功能受损、家庭成员有精神疾病史、独生子女、同胞竞争、家庭经济情况困难等都有可能会影响青少年的身心健康，导致出现非自杀性自伤行为。

2. 家庭教养方式　家庭成员对青少年的教育和养育方式对青少年的认知模式和行为方式有着重要的影响。严厉、高要求、溺爱、唠叨、缺乏肯定、情感忽视、言语暴力、躯体惩罚、缺少支持和理解的教养方式更容易让青少年陷入无助的状态里，产生消极的体验和情绪，增加非自杀性自伤发生的概率。

非自杀性自伤的产生并不是由单一因素导致的,而是生物—应激—心理交互作用的结果。

六、评估与诊断

(一)评估

目前已有多个有较好信效度的评估工具评估自伤行为的方式、频率、类型、严重程度、持续时间等内容。包括:蓄意自伤量表(deliberate self-harm inventory,DSHI)、自伤问卷(self-harm inventory,SHI)、自伤功能性评估(functional assessment of self-mutilation,FASM)、渥太华自伤调查表(Ottawa self-injury inventory,OSI)等。

(二)诊断

1. 诊断标准 临床工作者非常希望了解非自杀性自伤群体中各种精神疾病的出现率,但目前缺乏这方面的准确数据。有研究显示在伴有非自杀性自伤的青少年精神疾病患者中,抑郁障碍出现率最高,其次是边缘型人格障碍、焦虑障碍、心境恶劣、物质滥用等,而且共病比例高。在 ICD - 10 中,NSSI 仅存在于症状水平;但在新近的 DSM - 5 中,已将非自杀性自伤列于"需要进一步关注的问题"中的独立实体,并提出了建议的诊断标准:

(1)在过去一年中,有 5 天以上的时间故意对其身体表面进行自我伤害,但没有自杀意图。

(2)个体能从自我伤害中达到下述 1 个预期或更多:

①从负性的感觉或者认知状态中获得缓解。

②解决人际困扰。

③诱发正性的感受。

(3)这些故意的自我伤害与下述至少 1 种情况有关:

①在自我伤害行动的不久前,出现人际困难或负性的感觉或想法。

②在从事该行动之前,有一段时间沉浸在难以控制的故意行为中。

③即使在没有采取行动时,也频繁地想自我伤害。

(4)该行为不被社会所认可。

(5)该行为或其结果引发具有临床意义的痛苦,或妨碍人际、学业或其他社会功能。

（6）该行为不能更好地用其他精神障碍和躯体疾病来解释。

2. 鉴别诊断

（1）边缘型人格障碍：如前所述，历史上非自杀性自伤被认为是边缘型人格障碍的特征性病理现象，但这两种情况有多方面不同：有边缘型人格障碍的个体经常表现出令人不安的攻击和敌对行为，而非自杀性自伤更经常与亲密、合作的行为，以及正性的关系有关。

（2）自杀行为障碍：自杀行为的目标是希望伤害乃至自杀；而 NSSI 的自我伤害行为，患者能从其行为中体验到症状的缓解，有频繁的自我伤害的 NSSI 患者，尽管伤害存在疼痛与不适，但短期内基本是良性的。

（3）刻板性自我伤害：包括咬自己，打自己，撞头等。通常在较低的外界刺激因素下产生，也可能与神经发育迟缓有关。

（4）抓痕障碍（皮肤搔抓障碍）：多出现在女性中，直接搔抓皮肤的某个部位，面部或头皮居多。如发生在 NSSI 患者中，一般会有先前的冲动以及体验的愉悦感。

（5）拔毛癖（拔毛障碍）：局限于拔掉自己毛发的自我伤害行为。最有可能出现在放松或者心境转移的时候。

七、非自杀性自伤与自杀的关系

尽管非自杀性自伤和自杀行为是两个截然不同的概念，但两者在青少年中较难区分。研究表明，既往有自伤行为的个体出现自杀行为的概率显著增加，有自伤行为的青少年自杀致死率是没有自伤行为青少年的 30 倍。而准确地对两者进行区分确实较为困难，约三分之一的年轻人在自杀身亡前的 3 个月中，都有过非致命性的自伤行为。对于自杀的预防，非自杀性自伤是一个重要危险因素。但并不是所有有过自伤行为的个体都会自杀，还与其他因素相关，例如自伤的方式、抑郁情绪的严重程度、人格特征、人际关系、家庭环境、自我评价等。

八、治疗

非自杀性自伤的治疗方法主要包括药物治疗、物理治疗和心理治疗。药物治疗和物理治疗根据症状对症处理,与心理治疗的联合治疗对于非自杀性自伤有较好的疗效。

(一) 药物治疗

由于非自杀性自伤的病理生理机制尚不清楚,在药物治疗上目前没有只针对自伤行为的特效药物。有研究表明,抗精神病药物和心境稳定剂,如阿立哌唑、利培酮、奥氮平、齐拉西酮等能够降低青少年非自杀性自伤行为的发生率。选择性 5-羟色胺再摄取抑制剂(SSRIs)对自伤行为的疗效研究结果目前无统一定论。如果在有自伤行为的同时伴有其他精神疾病,可根据症状对症处理。

(二) 物理治疗

针对非自杀性自伤的物理治疗可以根据有无共病其他精神疾病,根据症状对症处理,主要包括无抽搐电休克治疗、电针治疗、重复经颅磁刺激、迷走神经刺激、深部脑组织刺激等治疗。

(三) 心理治疗

非自杀性自伤的心理治疗包括认知行为治疗、人际关系治疗、家庭治疗、辩证行为治疗、心理健康教育等。其中,有较多的循证证据表明辩证行为治疗能有效地缓解负性情绪,减少自伤行为发生的频率。

1. 认知行为治疗　认知行为治疗被认为是治疗焦虑抑郁情绪的"金标准",旨在通过改变个体适应不良的认知、态度和行为改善情绪。认知行为治疗在儿童青少年群体中也同样适用。从认知行为治疗的角度,认为自伤行为是由于非理性思维模式和缺少问题解决方法导致的,通过改变不合理信念、提高问题解决的能力可以消除自伤行为。

2. 人际关系治疗　人际关系治疗的主要关注点是人与人之间的互动,通过解决人际关系的丧失、人际角色的纷争、人际角色的转变以及人际关系的缺陷,从而达到改善情绪的目的。从人际关系治疗的角度,有自伤行为的个体在人际互动中遇到阻碍,通过自伤行为错误地满足人际交往的需求,该治疗通过改善人际关系获得良好的人际互动,进而减少自伤行为。

3. 家庭治疗　家庭对每个人来说既是力量的来源,也是压力的来源。家庭成员之间不良的沟通模式、家庭成员对不良情绪的误解和指责都有可能导致自伤行为。家庭治疗通过改变家庭成员间不良的互动模式,增进成员间的良性互动进而减少冲突,给有自伤行为的个体更多的关注、理解和支持,从而减少自伤行为。

4. 辩证行为治疗 辩证行为治疗以需要改变的行为为导向,强调以辩证的(接纳和改变)态度和方法应对问题,最终塑造更有意义的人生,过值得过的生活。辩证行为治疗主要包括个体治疗、团体技能训练、电话指导、咨询团队、家长指导/家庭治疗 5 个部分。辩证行为治疗是一个咨询团队共同完成的治疗,团队包括个体治疗师、团体技能训练治疗师、家长指导教练等。在个体治疗中,评估心理状态、确定治疗目标、激活治疗动机并学会行为链分析。在团体技能训练中,学习正念、痛苦耐受、情绪调节、人际效能 4 个板块的技能,这也是辩证行为治疗的核心。教会青少年识别情绪、想法和冲动,有效管理情绪,学会如何与痛苦的感觉共处,学会人际沟通技巧。当遇到技能使用障碍时,可通过电话指导寻求技能的帮助。同时也会对家长进行指导,以减少家长在治疗中的阻碍作用,更有效地帮助青少年减少或消除非自伤性自杀行为。

九、预防和控制

青少年非自杀性自伤的结局主要包括自行好转、持续自伤的状态、发展为其他精神疾病等。但目前能自行好转的概率较低,持续的自伤状态或发展为其他精神疾病使青少年有更多的痛苦体验,同时加重了家庭、学校以及社会的心理、经济负担。若能做到早期筛查、早期识别、早期干预,就能有效减少自伤不良结局发生的概率。

研究表明,教养方式和青少年自伤行为有明显的相关性,评估教养方式和支持系统对青少年非自杀性自伤的防控有重要作用。重庆况利团队多年来致力于青少年防控体系的研究和实践,结果表明,青少年心理问题的早期筛查需要学校、家长、医院、社区的共同配合。在家庭中,关注家庭教养方式及支持系统;在学校中,关注同伴关系、师生关系;在社区中,特别关注家庭及学校等社会支持系统差的青少年。通过多角度、全覆盖的量表评估,筛选出儿童青少年自伤行为的疑似高危人群。一方面,通过一对一访谈,按照风险等级进行分层,对于高危人群及时转介医疗机构,开展相应的联合治疗。对于中危和低危人群中需要干预的个体,积极开展心理健康教育、心理咨询与治疗,并定期动态随访。另一方面,由于不同年龄阶段的儿童青少年心理认知发展水平不同,针对各阶段儿童、青少年的心理认知发展水平开展相应的干预。对于小学阶段的个体,进行形式和内容上较为直观和有趣的心理健康教育、游戏治疗、行为治疗等。对于处在青春期中学阶段的个体,进行心理健康教育、家庭治疗、辩证行为治疗等。对于心理认知发展趋于成熟的大学阶段的个体,进行心理健康教育、认知行为治疗、辩证行为治疗等(见图 8-1)。

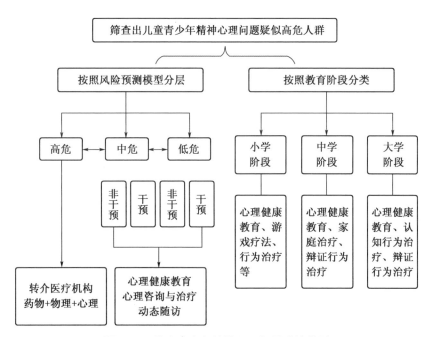

图 8-1　儿童青少年精神心理问题防控模型

示范案例7　用美工刀伤害自己的花季少女

一、一般资料

1. 人口学资料

患者女性,14 岁,初三学生,汉族。

2. 个人成长史（见下）

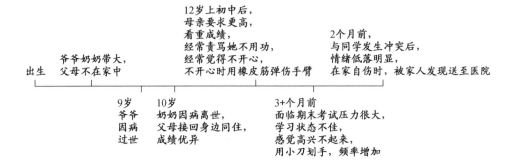

3. 家庭情况（见下）

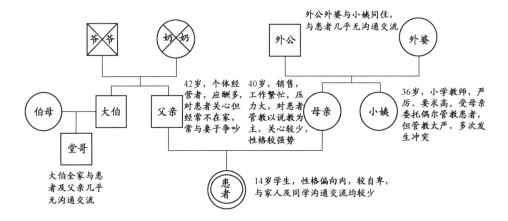

4. 社会功能

自伤前：学习成绩好，长居班级前三，人际关系和谐；

自伤后：上课注意力不集中，听课听不进去，学习成绩下降，人际关系状况欠佳，常与同学有矛盾。

二、评估与诊断

1. 主诉：开心不起来，伴自伤行为1年余。

2. 现病史：

患者1年前因学习压力大，与母亲经常发生矛盾，人际关系不佳，出现开心不起来、烦躁的情况，偶有自伤行为（用橡皮筋弹伤手臂）。3个月前，开始用美工刀划伤手臂，自伤行为频率较高（2～3次/周），间断存在自杀想法，只要白天与同学或母亲发生过冲突，晚上就会入睡困难。除偶有胸闷气短外无明显躯体不适,就诊于精神科,医生建议药物治疗配合心理治疗,母亲坚持自己的孩子没问题,不接受药物治疗,未予以正规治疗。今因与同学发生冲突后不愿去上学,在家用美工刀划伤手臂,由母亲陪同前来就诊。

3. 个人史:

患者生长发育正常,平素体健,无重大躯体疾病史,无烟酒史。自我要求高,人际关系敏感。

4. 家族史:

两系三代家族成员无精神疾病、性格异常、癫痫及自杀等情况。

5. 体格检查:

生命体征平稳,心肺未见明显异常,神经系统查体未见异常。

6. 精神检查:

患者神清,对答切题,接触主动,定向力佳,自知力基本完整。无错觉、幻觉、感知综合障碍,无妄想。注意力集中,记忆力略有下降,智力粗测正常。提及学校相关事情时情绪低落,略显烦躁,有自伤行为,偶有自杀观念但无计划。

7. 辅助检查:

肝功、肾功、血常规、尿常规、甲状腺功能未见异常。

8. 心理测量:

问卷辅助评估:SAS——52;SDS——60。

BIS(冲动行为量表):117;ERQ(情绪调节问卷):27。

提示患者存在轻度抑郁情绪,冲动性较高,同时存在一定的情绪调节困难。

9. 临床诊断:非自杀性自伤、抑郁状态。

10. 诊断依据:患者在学习压力大、人际关系不佳、与母亲发生冲突后出现情绪低落,学习效率下降,目前处于抑郁状态。患者存在每周2~3次的自伤行为,通常在有事情导致自己不开心的时候出现,自伤能快速缓解消极情绪,符合 DSM-5 中非自杀性自伤的诊断标准。

三、行为功能分析

1. 情绪调节:患者在情绪低落、烦躁的时候不知道怎么调节,只能用自伤的方式暂时缓解强烈的负面情绪。

2. 对抗自杀:患者存在自杀观念,但是觉得不能去结束自己的生命,想通过自伤的方式让自己冷静一点,减少自杀的冲动以避免糟糕的结果出现。

3. 自我惩罚:患者觉得自己很没用,情绪控制不了,学习也学不进去,用自伤的方式表达对自己的愤怒和不满。

四、治疗目标

1. 改善患者的抑郁情绪,减少自伤行为频率。

2. 改善父母与患者的沟通模式。

3. 改善患者的人际交往状态,修正社交过程中非适应性信念和沟通模式。

4. 提高自我接纳水平,学会主动创造愉悦感。

五、治疗方案

考虑到患者存在频繁的自伤行为,偶有消极观念,给予药物治疗联合整合式心理治疗,以减少患者的自伤行为,改善抑郁情绪。

1. 药物治疗:通过对母亲进行健康教育,同意服用舍曲林 50 mg, qd。

2. 心理治疗

(1) 对患者的概述如下:

①年龄特征:患者 14 岁,处于青春期,青春期大脑和身体飞速发展,个体有情绪变化快、好奇心强、倾向于追求刺激、对人际关系需求高等特点。

②社会环境因素:患者学习压力大,与同学人际关系欠佳,社会支持系统较差。

③个人因素:患者自我要求高,追求完美,自尊水平较低,遇到问题存在不良的应对模式。

④家庭环境:患者核心家庭中父亲缺位,母亲较为强势,经常以说教和责骂的方式与患者沟通。

基于对上述因素的考虑,该患者的心理治疗采用整合式心理治疗,以有效改善青少年非自杀性自伤行为的 DBT 治疗为主,同时融合团体心理治疗、家庭治疗、催眠治疗。

(2) DBT 治疗

①前治疗阶段(每周 1 次,共 4 次)。第一次:收集患者相关资料,与患者

建立治疗关系,介绍 DBT 工作模式;第二次:评估患者的自伤行为,介绍生物社会模型,增加患者的治疗动机;第三次:确定治疗目标,教会患者使用日记卡片,对最近的一次自伤行为进行链分析,获得承诺;第四次:回顾日记卡,在目标层次结构的基础上进行链分析,介绍电话指导。

②团体技能训练(每周 1 次,共 12 次):参加青少年团体技能训练,学习正念、痛苦耐受、情绪调节、人际效能的技能。每周一次,共 12 次。

③电话指导:在治疗过程中如果遇到技能使用问题,可使用电话指导。治疗期间共使用电话指导 2 次,第一次是在考试的前一天晚上情绪无法控制时,第二次是在和母亲发生争执后。

④家长教练(每周 1 次,共 4 次):对父母开展父母教练,帮助父母让孩子更好地塑造有效的行为。第一次:收集家庭相关资料,介绍青少年生理、心理发展的特点;第二次:对父母和孩子的沟通过程进行双链分析,清晰互动模式对情绪的影响;第三次:停止通过说教改变孩子的行为,学习接纳,父母习得自身情绪调节的技能;第四次:学习设立界限、差异强化并练习。

(3)联合治疗

在 DBT 治疗的基础上,联合家庭治疗、团体心理治疗、催眠治疗。在家庭治疗中,让家庭成员觉察界限、边界、沟通模式等问题,促进良性的沟通;在团体心理治疗中,借助团体凝聚力,让患者在团体中获得支持,减少病耻感,通过团体内部的观察学习,改善患者的人际沟通问题;在催眠治疗中,增强患者的稳定感和安全感,同时在催眠状态下进行情绪宣泄、认知重建、躯体脱敏。

病例分析:此案例中患者的自伤行为是个性特征、自我评价、同伴关系、家庭关系、生活事件交互作用的结果。对青少年非自杀性自伤行为的治疗,一方面要考虑青少年的生理、心理快速发展的特点;另一方面,要根据每个青少年具体的情况开展整合式的心理治疗。此案例中,患者的母亲较为偏执、认死理,家庭关系是导致患者情绪行为问题的主要因素之一,同时家庭关系也是阻碍治疗效果的重要影响因素。因此根据遇到的问题,以辩证行为治疗为主,同时联合家庭治疗、团体心理治疗、催眠治疗,全方位、多角度、深层次地治疗青少年情绪、行为问题,促进青少年健康成长。

第二节　自杀预防

纵观古今,不论中外,生与死都是人类长期探讨和研究的一个重要话题。父母赋予我们生命,我们从世界万物汲取能量,成长壮大,享受阳光、空气、微风、流水等大自然赋予的美好,体验家人、朋友、社会带来的温暖;与此同时也承受各种压力、失败甚至丧失带来的无奈与痛苦,但不论如何,所有的酸甜苦辣均是生活的一部分,是生命赋予的体验,对于我们的成长和发展具有深远的意义。时至今日,随着时代的进步,科学、经济、社会飞速发展,生活在当今社会的人们在生活、工作、学习中,往往面临着更多的竞争和压力,经历着各种意识和社会思潮的冲击,这往往给我们内心带来动荡不安,抑郁、焦虑等负面情绪频发,心理健康受到严峻挑战,甚至有些人不堪内心和身体的巨大压力与痛苦,最终选择终结自己的生命,造成一幕幕让人唏嘘不已的惨剧。

流行病学调查显示,我国的自杀人数逐年增长。世界卫生组织(WHO)近年来的调查表明自杀目前是排名第 5 位造成人类死亡的原因。北京心理危机研究与干预中心统计数据显示,在中国每年大约有 28.7 万人自杀死亡,年均自杀死亡率是 0.23‰。同时一些研究还表明,1 例自杀死亡可波及 6 个亲友重大的负面影响,即便是 1 例自杀未遂造成的重大负面影响也可波及 2 个亲友,自杀死亡和自杀未遂给亲友造成的心理伤害的时间分别可长达 10 年和 6 个月。世界卫生组织和国际自杀预防协会于 2003 年共同确定:每年的 9 月 10 日确定为"世界预防自杀日",自杀已经成为心理学研究中的一个重要课题。自杀行为的发生往往在一瞬间,而在这个行为发生之前往往伴随着长时间的痛苦和挣扎,在自杀行为之后留下的是一个个承受无尽悲伤和痛苦的家庭,甚至震荡一个社会的稳定和安全,而事实是在自杀事件的发生时,我们往往很难在第一时间到达现场,也并非一定能在那种紧急的情况下,成功地阻止自杀行为的发生。如何在早期识别自杀的风险? 如何建立起一套可能的方案,成功地将自杀的意念扼杀在摇篮期呢?

一、自杀的定义和概念

要想做到预防自杀,减少自杀行为的发生,我们首先要弄清楚什么是自杀,自杀的定义是什么。在不同的历史时期、从不同的角度思考,人们对自杀也有着不同的理解,但总体上学者们还是主要集中在从自杀的结果、意愿、行为的实施等多维度来合理地定义自杀(见表 8 - 1),对于自杀的定义,目前看来人们更倾向于认同 2004 年 WHO 提出的观点,即自杀是自发完成的、故意的行动后果,行为者本人完全了解或期望这一行动的致死性后果。在实际生活中,从社会层面上我们定义的是一种结果,就是自杀是一种死亡,是通过自杀的行为导致的死亡,而在医学角度上,我们所谓的自杀实际是一种行为,也就是这里说到的自发完成的以致死性结果为期待目标的行为。

表 8 - 1　不同时期和观点下的自杀定义

人物(时期)	观点	观点内容
Karl Menninger (1938)	精神分析	①谋杀(仇恨和杀人的意愿);②自我谋杀(内疚或被杀的愿望);③死亡的意愿(绝望)
Email Durkheim (1951)	社会学	受害者在知道行为会导致死亡的情况下,采取积极或消极行为而直接或间接导致的死亡
Jean Baechler (1979)	存在主义	自杀是通过影响主体生存的企图来寻求解决存在问题的所有行为
Edwin S. Shneidinan (1985)	心理学	自杀是有意识的自我毁灭行为,处于多方面困境中采取自杀行动的人认为自杀是从困境中解脱的最好方式
Joseph H. Davis (1988)	法律	自杀是行为者在明显缺乏生存愿望的情况下,采取的致死性的、故意的危害自我生命的行动。强调:致死性和主观故意性
David J. Mayo (1992)	哲学	4 个要素:①死亡的最终结果;②实施者是死亡者本人;③手段可以是主动的也可以是被动的;④有意识故意地结束自己的生命

二、自杀的形成机制

作为一个身心健康健全的人，是什么促使他最终选择自杀的方式结束自己的生命？怎么来理解自杀行为的产生呢？国内外的学者普遍认为，自杀行为是在各种保护和风险因素，在自我素质和应激源的影响及作用下，通过复杂机制形成的一种行为。自杀的行为涉及社会学、医学、心理学、哲学等多个学科。

（一）精神分析理论

经典精神分析中弗洛伊德认为，人一方面具有自我保存本能和性本能，即生本能；另一方面也具有攻击与破坏的原始冲动，即死的本能。生命始于无机物，而最终目的地是归向死亡，即一种无生命的、稳定的状态。只有在这种状态下才会永远摆脱为不断满足生物需要而进行的斗争。死和杀以及破坏本就存在于人们的精神结构之中，自杀是本能地指向自己的无意识的敌意，是向自己发泄的愤怒。门宁格尔在此基础上进一步阐述，死本能向外表现为攻击、施虐倾向，极端时杀人，而向内表现为自我惩罚、受虐倾向，极端时甚至自杀。在人格结构角度，人格分为本我、超我和自我。其中本我寻求所有欲望幻想的无原则满足；超我是一切针对本我的限制、扼杀、禁忌、规范的总和。本我和超我之间矛盾重重，自我是中介，负责协调这两者之间的矛盾，当超我过于严厉，在某种情形下，可能会战胜本我向生的驱动力，满足超我向死的要求，自杀行为就成了一种选择。从防御机制的角度来看，自杀也是一种防御机制，是被动攻击和攻击转向自身的防御机制。被动攻击指期望通过攻击自己来达到攻击别人的愿望，例如"我是因为你而死，我死了让你后悔去吧"；攻击转向自身则指，直接或间接地把攻击表达在自己身上，正如"我什么都干不好，不如死了算了"。当内心冲突引起焦虑等情绪时，自我就可能会运用这种防御机制，来缓解负面的情绪。

在精神分析的分支，客体关系理论中，内在客体关系的贫乏以及认同危机被认为是自杀的两个主要影响因素。内在客体及内在自体客体关系上的贫乏，不仅仅指客观现实中的独居、无亲朋好友，更是一种心理意义上的与客体隔绝，这种状态下的个体不能从与客体的关系中汲取能量，即便处于温暖的怀抱中，也一样感觉孤独，他们无法享受亲密关系，无法体验到亲密关系带给他们的温暖、愉悦与接纳,往往萌生自杀的念头。认同危机是导致自杀的另一个原因。所谓认同是一个心理过程,是主体借以吸收他人的一个方面、属性或特征,并按照他人提供的模式部分或全部发生变化。正是一系列的认同过程塑造并规定了一个人的性格。认同可以分为原始性认同、自恋性认同和部分认同。健康的认同有助于自我的形成,健康人格的建立,以及人与人、人与社会之间普遍的链接,而当个体遭遇重大事件,如社会环境的动荡、亲人的离开时,这种认同出现混乱、危机甚至崩塌,继而出现适应障碍,剥离于群体之外,甚至选择自杀。

作为精神分析发展的另一重要分支,自体心理学认为脆弱的自尊也是自杀的重要原因,自尊是通过社会比较形成的,是个体对其社会角色进行自我评价的结果。当一个人无力维持积极的、稳定的自我价值感,自尊水平随着外界的评价而忽高忽低,当觉得自己一无是处、毫无价值的时候,往往绝望崩溃;有些人为了保留完美的理想化自我形象的幻想,可能在事业成功之时产生一种对自体理想化破灭的恐惧,自恋中无所不能的自我形象面临着泡影幻灭般的危机,当最后难以承担这种内心的空虚和无价值感时,人就会陷于崩溃甚至选择死亡。根据自体心理学的理论,理想化超我与理想化客体的召唤,也可能成为个体慨然赴死的理由。当个体所认同的道义原则成为其自恋形成的重要支撑,在其人格发展中起到理想化超我的功能时,个体可能将其视为自己以坚持不弃的忠贞与奉献的对象,此时个体的生命可以消失,他可以设想自己与理想化的客体共生永存,正是死亡,成全了英雄与自我,正如"人生自古谁无死,留取丹心照汗青"。

(二)社会学理论

社会学对自杀的研究最有影响的当属迪尔凯姆,他在《自杀论》一书中提出当个体与社会团体或整个社会之间的联系发生障碍或产生离异时便会发生自杀现象,自杀行为起因于个人"社会适应性"的破坏,而保持个体在社会经历中的适应性需要三个基本需求:一个高于个人的社会目标;社会目标所赋予的社会义务不至于使个体失去自主性;个体的欲望受到社会秩序一定程度上的限定。基于此,迪尔凯姆提出了自杀行为的四种类型。

1. 利己性自杀(egoistic suicide) 处于社会中的人必须以他为之服务的社会作为生活前提,需要一种高于自我的生活目标和意义,西方近代个人主义的发展使个人与家庭和社会相脱离，从而使一些人感到生活空虚并失去目标。当个人与生活之间的联系变得松弛，当个人远离社会生活并表现出极端的个人主义的时候，这类自杀就有可能发生。

2. 利他型自杀（altruistic suicide） 当个人与社会紧密结合，个人过分屈从于社会目标和意义，往往影响个人的自主性。而自主性的丧失往往使得人们生活的乐趣消失，导致自杀率的增高。因此当个人过度整合于社会时，这类自杀就可能发生。利他型自杀的目的是满足社会规范的要求。

3. 失范型自杀（anomic suicide） 此类自杀常常继发于社会的混乱，人们的痛苦往往源自欲望与满足之间的不平衡，而唯有界限内的欲望，才可能被满足，从而产生快乐。欲望的界限正来自社会。正常社会的秩序被大多数成员接受，当社会成员认为这种秩序合理，自己应处在社会的秩序中，他也就接受了社会秩序给他的限定欲望，与满足手段也就有了平衡的可能。当社会发生动乱、变迁时人们失去了种种秩序和规范，欲望与手段无法协调，行为混乱而无节制，也就造成种种痛苦，导致自杀率升高。当经济危机发生，经济大萧条时期社会的动荡、秩序的紊乱，往往导致人群欲望和满足欲望手段的失衡，从而自杀人数急剧上升。

4. 宿命型自杀（fatalistic suicide） 此型自杀是由于社会秩序的过于严格，导致社会对于秩序和规则中的人群过度的压抑和管制，当人们认为社会的秩序和规则过于稳定无法撼动和挑战，失去了进一步生活的希望。例如在奴隶社会中生活的奴隶阶层，由于残酷的压迫、剥削与压抑，往往自杀率远远高于普通人群，当然此型在当今社会中已不常见。

社会学理论更多考虑到了社会广泛的影响因素，认为自杀行为不仅受到个人心理动力的趋势，也更广泛地受到了特定历史时期、社会文化条件的影响，这种观点对自杀行为的研究具有重大意义。

（三）认知理论

贝克的自杀行为认知模型认为，自杀行为的产生受到"气质易感因素""与心理障碍有关的认知过程"（即个体的思维和想法）和"与自杀行动有关的认知过程"（即个体信息加工偏见）三个主要因素的影响（见图 8-2）。简而言之，当患者自杀"气质易感性因素"、个体消极思维越多，认知偏差越显著时，其自杀风险越大。当个体出现自杀意念（即个体的自杀想法、画面、信念、冲动）或表达自杀企图,就可被认定为该个体正处于自杀危机中。这些自杀相关认知过程在实施自杀行为时达到顶峰,个体实施自杀行动的精确时间取决于个体的痛苦达到并超过容忍度阈限,在此时个体无法再继续忍受心理痛苦从而采取自杀的行动,这种心理痛苦与个体的认知加工有密切关系。

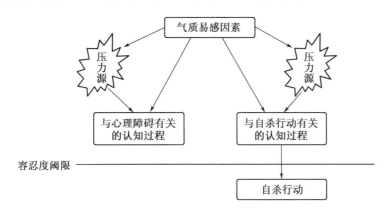

图 8 - 2　自杀行为认知模型

1. 气质易感性因素　气质易感性因素包括以下五方面的内容:

(1)冲动性、敌意与攻击性

冲动性攻击包括冲动性、攻击性和敌意三种特质,个体倾向于以攻击性对负性事件和情绪进行回应——这是一种可高度遗传的特质,会增加个体在自杀意念下的冲动自杀。冲动性、攻击性和敌意可以显著预测自杀行为,有学者研究表明在控制了边缘性人格障碍各项因素后,攻击性是三者中唯一可明显区分曾有过自杀尝试和无自杀尝试个体的心理特质。

(2)问题解决缺陷

与非自杀个体相比,自杀个体往往会消极评估替代性解决方案,更少使用替代性方案,代之以拒绝或回避应对策略。问题解决缺陷往往出现于那些认知僵化个体中,在负性生活压力下促使绝望感和自杀意念加剧。存在问题解决缺陷的个体容易出现心理疾病、绝望感与自杀意念。

(3)过度概括化记忆风格

以过度概括化记忆风格为特征的人往往难以从过去记忆中提取与个体有关的特定记忆。在被要求提取某些记忆时,他们往往会给出一些总结性的模糊回答,进而当个体被要求对某种具体情境作出判断和决策时,提取过往的具体个人记忆受阻,造成负性情绪的泛化,并影响个体理性决策,容易沉溺于负性情绪之中,加剧绝望感和自杀意念,导致自杀个体总是会感知并相信自己无法摆脱痛苦情绪。

（4）认知偏差

个体倾向于出现消极歪曲（如非黑即白思维、以偏概全、糟糕至极等）和功能不良的认知。自杀个体的认知偏差往往呈现普遍性,对自己、环境和未来秉持持续性的消极认知,即使当下未体验到心理症状或自杀危机,仍倾向于使用该认知风格行事。

（5）人格特质

大量研究显示,自杀意念和自杀尝试与神经质和内向性有关。有边缘人格特质或边缘人格障碍群体更容易出现自杀意念和行为。

而完美主义是目前自杀文献中研究最广泛的人格特质。完美主义通过诱发持续压力、将个体注意力集中于自身的缺点或失败而不是优势和成功上,从而增加个体自杀意念,而完美主义中与自杀意念和自杀行为最相关的方面是"以社会或他人标准为导向的完美主义",这项指标相比于抑郁或绝望感往往更能准确地预测个体的自杀行为。

2. 心理障碍相关认知过程　精神病理学的认知模型认为,心理障碍的患者对外部事件或内部刺激的认知加工是存在偏见的,这会系统影响个体的经验构建,从而导致各种认知偏差。例如,抑郁障碍的常见认知偏差包含对"丧失"和失败的消极态度,使抑郁个体更关注负面信息（而不是正面信息）；另外,焦虑障碍的认知偏差往往涉及夸大威胁与痛苦以及低估个体的应对能力,导致焦虑个体更强调对潜在威胁信息的过度加工,而忽略中性或安全信息。而在通常情况下,这种心理障碍的认知偏见往往是沉睡的、非外显的。直到个体处于压力状态下被激活,诱发了消极认知内容,促进了偏见信息加工。超过90%的自杀个体诊断至少患有一种心理障碍,这表明自杀个体至少存在一种精神障碍的认知偏差。

3. 与自杀行为相关的认知过程　在自杀行为的相关认知中,有两个重要的内容,即"绝望感"和"注意固着"。每个人都具有特质性绝望,"绝望"被定义为对未来的消极预期。绝望状态是在任意时刻被激活的绝望程度（如在自杀危机期间）,个体本就抱有对未来持续消极悲观的预期,在压力和负性遭遇下,这种绝望感被强化和加深（我再也忍受不了这个越来越糟糕的世界）,促使患者采取自杀行为。个体处于状态绝望期间,更容易选择性关注消极绝望与自杀相关的信息,对自杀相关刺激的注意偏见会加速自杀危机,随即承受来自这些刺激的压力,将关注点聚焦于自杀。自杀患者存在"注意固着",注意固着不仅指认知狭隘(思维狭窄),也包括一种挥散不去的想法,即自杀是唯一解决方案(见图 8-3)。

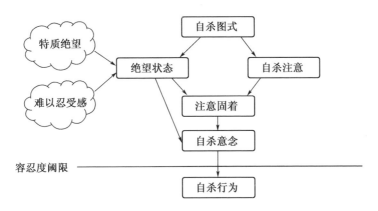

图 8-3 与自杀行为相关的认知过程

对于系统思考替代性的解决方案,他们将自杀视为合理解决方案的可能性随即上升,越是视自杀为唯一解决途径,个体对他们的生活处境就越绝望,且更可能感知自己的处境难以忍受。换句话说,状态绝望和注意固着间存在双向关系——状态绝望会增加注意固着,而认为自杀是唯一选择的注意狭隘(narrow mind)会加剧绝望状态。

三、自杀的分类

目前国际上尚未形成一个公认的自杀分类,但通常在对自杀进行分类时,主要会考虑到三个方面的问题,一是自杀的客观结果,二是主体客观的行为,第三个是主观层面上死亡的意愿,其中很多的探讨和争议往往在主观死亡意愿层面,下面对自杀进行分类,用以指导自杀预防实践。

(一) 自杀死亡

自杀死亡(completed suicide)的基本特征是采取了伤害自己生命的行动,该行动直接导致了死亡的结局。死者在采取行动时必须有明确的死亡愿望才能认为是自杀死亡,但死亡愿望的强烈程度不作为判断是否自杀的主要依据。

（二）自杀未遂

自杀未遂（attempted suicide）的基本特征是采取了伤害自己生命的行动但该行动没有直接导致死亡的结局。自杀未遂者通常存在躯体损伤但躯体损害不是自杀未遂的必备条件。必须将自杀未遂与蓄意自伤、类自杀、自杀姿势之类的术语区别开来，因为一定强度的死亡愿望是自杀未遂的必备条件。蓄意自伤（deliberate self-harm）、类自杀（parasuicide）、自杀姿势（suicide gesture）的含义基本上是指明确地没有死亡愿望情况下出现的故意自伤行为。

（三）自杀准备

自杀准备（suicidal preparation）的基本特征是做了自杀行动的准备但没有采取导致伤害生命的行动。这一类包括实际准备了用于自我伤害的物质、工具、方法，比如购买了用于自杀的毒物、药物或者枪支弹药，或者到自杀现场做实际的考察。

（四）自杀计划

自杀计划（suicidal plan）的基本特征是有了明确的伤害自己的计划，但没有进行任何实际的准备，更没有采取任何实际的行动。如一个人考虑用安眠药自杀，但还没有购买或积存安眠药。

（五）自杀意念

自杀意念（suicidal ideation）的基本特征是有了明确的伤害自己的意愿但没有形成自杀的计划，没有行动准备，更没有实际的伤害自己的行动。

这种所谓的自杀分类只是为了更好地让我们了解和描述患者现在所处的状态，以及目前状态下所存在的自杀风险的大小，以便我们更好地在实践中开展自杀的预防和干预工作。

四、自杀预防

自杀的预防是一个非常庞大的系统化工程，生活在时代飞速变迁下的人们，随时都可能面临来自学习、生活、工作中的巨大压力，加上自身有可能在特殊的情况下展现出脆弱的一面，出现自杀的风险，而人群中的特殊事件经历者，或者精神障碍疾病的罹患者也确实展现出更高的自杀风险，因此必须用整体、系统、层次化的视角来审视自杀预防工作，必须要照顾到各个层级的对象，选取各种适合的防范手段。

（一）自杀预防干预工作的三级分层

1. 广泛性的预防　对于社会上所有的人群开展的自杀预防工作，无论这些人群中的个体是否具有自杀的风险，均可以开展自杀预防工作，开展关于滥用药物、抑郁症的公共教育项目，生死意义的培训；在跳楼自杀高发地带设立屏障；推动媒体进行负责任的自杀报道等。

2. 选择性的预防　指针对处于特别事件中的自杀高风险状态下的高危人群，既往研究显示自杀存在一系列的高风险因素，此类人群应该包括精神障碍性疾病患者、药物滥用者、巨额债务者、长期失业者、老年慢性病患者、丧亲者等，对于此类高危人群，可以采取对特殊职业者如警察、教师、医务人员提供一定培训，成为这些选择性人群的守门人。

3. 针对性的预防　此级预防主要针对测试过后处于极高危自杀的人群，如近期自杀未遂，或者高危自杀因素人群中经过评估处于极度高自杀风险状态下的人群，此级人群采取由专门人员一对一的自杀危机管理以及跟进性的服务。

在层级理论中的三个层级，虽然很容易发现针对性的预防层级更为紧急，需要花费巨大的精力和人力，但是这并非意味着其他两个层级就不重要，广泛性的预防和选择性的预防占据着同样重要的地位。自杀预防的核心目标是降低自杀的发生率，我们尽最大努力，采用最为科学有效的干预方法，很大程度上降低高危人群的自杀率，从而在总体人群的自杀率上取得一定的成果，但高危人群相对只是较小的群体，我们同样需要采取行动，积极地科普宣教、阐释生死意义，提高普通人的防自杀意识和心理抗性。基于普通人群巨大的人口基数，只要让普通人群的自杀率降低一点点，也能起到明显地降低总体人群自杀率的效果。

（二）自杀预防的策略和方法

1. 科普宣传、生死教育　每个人从出生起就面临着生与死的抉择，生和死也是生命最基本的形式，生活中人们总会有七情六欲，有喜、怒、忧、思、悲、恐、惊，生和死的想法难免出现在我们的思维之中，如何让现代人正确地看待生与死，看待失去与得到，探寻生与死的意义，以积极的态度寻找生的资源，用生的欲望战胜死的意念,是科普宣教的任务也是核心使命。形式上可以在各级学校开设与学生学历年龄相对应的知识,可以大力发挥新媒体的便利性和作用性,制作科普视频,在内容上可以是对情绪变化的识别、内心复原能力的培养、生命和失去意义的探究。生命教育内涵即包括关爱自己、关爱他人、关爱大自然。相关教学单元包括品格教育、伦理教育、安全教育、服务教育、生态教育及生死教育,主要是探讨人与自己、人与人、人与社会、人与自然及人与宇宙的和谐。生死教育是生命教育中的重要单元,包括生命意义探索、生命价值澄清、自杀防治、忧郁症认知、艾滋病防范、临终关怀及悲伤辅导。推动生命教育的时代意义为:探索生命意义、澄清生命价值、多元适应性发展、启发创造力与培育沟通艺术、提升承担挫折能力,这些议题的学习和科普宣传可以提高人们对于生死和情绪的认知,起到预防自杀的效果。

2. 重点区域和特定自杀方式的预防　研究发现某些特定的区域(海边、地铁、高层楼顶、高层窗户、医院顶楼与窗户)是自杀事件特别高发的区域,做好对于这些特定区域和自杀方式的预防干预,封闭高层楼层的顶部,不准许人员随便上下,医院所有高层病房的窗户安装防护栏,在海边海滩设立警卫和海岸救援人员,这些往往也能取得良好的预防自杀的效果。研究还发现,在设立站台安全门后,铁路事故和自杀事件均显著减少了,促使履行这一承诺,保障整个铁路系统都有这些安全设施,这样就可以切实阻止人们在铁路上自杀。另一个非常成功的自杀预防项目是在中国香港长洲岛的社区实施的。长洲岛原本是一个度假岛,2002 年,许多人到那里自杀。想要自杀的人们需要找到一个自杀地点,所以他们会租岛上的度假房屋来实施。当地居民提高了警惕,为谨慎处理这一问题,长洲的整个地方社区联合了起来。当地的店主、便利店雇员以及警察会辨别出疑似有自杀倾向的游客,然后打电话对来访游客进行确认。度假屋的租住规定更为严格化,这样使独自来这里自杀的人不容易租到地方来结束生命。该项目实施后,这一地区的自杀率显著下降,从每年12~14 人降为每年 2 人。

3. 减少模仿效应　研究发现,自杀事件具有一定思想上的传染性,自杀的方式会具有模仿性,处在自杀情绪的人很容易关注到各种途径了解到自杀的方式和方法,他们也很愿意尝试、效仿和分享自杀的方式和尝试的经验,这对于自杀的预防工作是很不利的。目前随着网络和媒体的迅速发展,一些媒体为了吸引注意获取流量,往往会对一些自杀的事件大肆报道,甚至很详细地描述具体自杀的过程和细节,这些内容往往会导致不好的结果,需要国家层面对这样的报道加以控制。

4. 精神卫生与自杀预防 在国际前瞻性研究中发现,自杀死亡占精神障碍患者总死亡原因的 5.4%,而在普通人群中自杀死亡在总死亡原因中占比仅为 1.5%～2%,可以看到精神障碍病人的自杀死亡率明显高于一般人群。而对于自杀死亡人群的研究,美国文献报道 95% 的自杀死亡者有精神障碍,国内研究显示约 2/3 的自杀成功者有精神障碍,所以精神卫生机构及时有效的识别、预防、干预是降低自杀的重要手段。

对于精神障碍患者的自杀危险评估,第一方面要特别注意患者精神症状的评估,了解症状是否和自杀有密切关系;第二方面要了解患者有无自杀意念,自杀的意念是否强烈,自己、家人、亲属中是否有自杀史的情况;第三方面要了解病人所处的环境,对患者的照顾者、治疗者、护理者是否具有预防和防备自杀的知识技能进行评估,对家属进行相关培训和宣教;第四方面要评估、了解患者既往对抗自杀的内部正性和有利资源,鼓励和支持患者运用既往方式战胜自杀意念;第五方面要全面评估患者能够获得的社会支持,告知患者可能获得支持的社会机构、社区心理中心等资源。评估发现高度危险的患者时,及时备案并转介至上级医疗机构处理。

5. 重大创伤事件后的及时有效的干预 每一次重大的突发事件,不仅给人们的躯体、经济、生活秩序带来冲击,往往也给人们的内心和情绪带来巨大的痛苦,如果不能很好地及时应对,往往会引起一系列的情绪反应,乃至于出现急性应激反应、创伤后应激障碍,严重的时候导致人们痛苦不已,最终选择自杀行为结束自己的生命,对于唐山大地震、汶川地震、本次新冠疫情后的人群跟踪随访表明,事件的亲历者、目睹者、丧亲者等人群的自杀发生率显著高于其他人群,研究同时表明突发事件后的 24～72 小时内第一时间及时、科学的应急心理救援,定期的随访和长程的心理干预,能有效地减少经历创伤事件人群的心理反应,减少此类人群的自杀行为发生率。

第三节　危机干预

日常生活中,不论受长期的压力事件抑或突发的创伤性事件影响,人们心理状态的稳态难免可能会被打破,进入一种失衡状态,从而产生紧张、焦虑、抑郁、恐慌、悲伤、痛苦等负面情绪,如果长期处在失衡状态无法自拔,可能导致人格、社会功能、日常生活能力等多方损害,甚至产生悲观、绝望,出现自伤、自杀乃至危害他人及社会的行为。危机二字有"危"有"机",而及时科学的危机干预就是要将心理危机转危为机,重塑被干预者的心理平衡,促进被干预者的心理成长。

一、危机干预概述

危机有两个含义:一是指突发事件本身,如地震、水灾、空难、疾病暴发、恐怖袭击、战争等;二是指人所处的紧急状态,当个体遭遇重大灾难后,正常的生活受到干扰,内心的紧张不断积蓄,进入一种失衡状态,这就是危机状态。

(一)心理危机的含义

Caplan 首次提出心理危机理论,并认为当一个人面临突然或重大生活困难情境时,他先前的危机处理方式和惯常的支持系统无以应对眼前的处境,即当他必须面对的困难情境超过了他的能力时,这个人就会产生暂时的心理困扰,这种暂时性的心理失衡状态就是心理危机。

Kanel 认为不管哪种方式的定义,心理危机实质上都包括三个方面的内容:(1)危机事件的发生;(2)对危机事件的感知导致当事人的主观痛苦;(3)惯常的应付方式失败,导致当事人的心理、情感和行为等方面的功能水平较突发事件发生前降低。这种定义比较全面而准确地概括了心理危机的过程与实质,因而得到了许多学者和临床工作者的认同,因此,目前较为公认的心理危机的定义是:由于突然遭受严重灾难、重大生活事件或精神压力,使生活状况发生明显的变化,尤其是出现了用现有的生活条件和经验难以克服的困难,以致当事人陷于痛苦、不安的状态,常伴有绝望、麻木不仁、焦虑,以及植物神经症状和行为障碍。

（二）心理危机的后果

一般认为，心理危机持续的时间大约在 4～6 周，由于处理危机的方式不同、个体的人格特质不同、所获得的支持不同，危机发展的后果也不同。一般来说，心理危机会带来四种后果：

第一种，当事人不仅顺利渡过危机，而且从危机过程中学会了处理危机的新方式，不仅心理健康水平得到提高，还获得成长的机会；

第二种，虽然渡过危机，但当事人却在心里留下创伤，形成偏见，当下次遇到同样的危机事件时，可能出现新的不适应的情况；

第三种，自杀，当事人经不住强大的心理压力，对未来产生失望的情绪，于是试图以结束生命来得到解脱；

第四种，未能渡过危机，陷于神经症或精神病。因此，心理危机可能带来紧张、焦虑、抑郁、恐慌、悲伤、痛苦等消极情绪，这些情绪能对人的心理和生理造成极大伤害。

（三）心理危机干预

心理危机干预是在紧急状况下进行的，用于处理灾难和暴力恐怖事件后心理危机后果的支持性干预措施，其主要目的在于尽快稳定受灾群众的心理，减少严重心理问题的发生及其对救灾工作的影响，为灾后心理健康的尽快恢复打下基础。

（四）谁来向创伤者实施心理救援

心理救援是有组织的灾难救助行为的一部分，由向受灾难影响的儿童、家庭以及成人提供援助的心理卫生工作者和灾难救助工作人员来实施。这些心理救援者可加入不同的灾难救助机构，如快速反应分队、事故指挥系统、现场急救医疗队、学校危机应急队、宗教性团体、社区应急分队、医疗服务后备队、民间团体以及其他灾难救援机构等。

（五）心理救援的对象

心理救援适用于身处灾难和暴力恐怖事件中的儿童、青少年、父母或临时监护人、成年人以及家庭等。心理救援同样也适用于事件的责任人以及救援人员。

（六）心理危机干预的原则

1. **正常化原则** 该原则强调在应激干预活动中,建立一个心理创伤后调整的一般模式,涵盖在这个模式中的任何想法和情感都是正常的,尽管有时这些情感体验是痛苦的。干预者必须建立起"合理即正常"的理念。只有"正常",才意味着一切应激反应都在干预者的掌握中,当干预者向当事人解释为什么这些反应是正常的同时,被干预者已经主动参与到自己的情绪调整过程中。

2. **协同化原则** 干预活动双方的关系必须是协作式的,最好建立一个联盟或俱乐部,对于那些自尊感和安全感降低的人要给予适当的授权,让其恢复自我意识。这条原则对于那些目睹了亲朋好友遇难的创伤场景的人尤为重要,一些极端残酷的创伤场景使他们的自我意识和生存价值感下降,严重者导致精神分裂状态出现。

3. **个性化原则** 个体在受到急性事件应激后康复的通道是独特的,Weybrew 等人早在 1967 年就指出人类应激反应非常复杂,个体的反应就如其手印一样与众不同。这条原则给予的启示在于当个体受到各种急性事件应激时,这条独特的通道应该被期待和重视,而不是被担心或轻视,干预者在意识到解决问题的一般指导原则的同时,也要估计到将遇到的困难,应和当事人共同面对问题,一起寻找适合他们的调整模式。

（七）心理危机干预的方法

1. **建立社会支持系统** 这是做好心理干预的一个重要措施。面对各种突发灾害事件,受害者如得不到足够的社会支持,将会增加创伤后应激障碍的发生概率;相反,个体对社会支持的满意度越高,创伤后应激障碍发生的危险性越小。良好的家庭和社会支持是创伤后应激障碍发生的保护因素。对受害者来说,从家庭亲友的关心与支持、心理工作者的早期介入、社会各界的热心援助到政府全面推动灾后重建措施,这些都能成为有力的社会支持,可极大缓解受害者心理压力,使其产生被理解感和被支持感。

2. **认知干预** 个体对灾难事件的认知评价是决定应激反应的主要中介,问题取向与情绪取向是主要应对策略。面对突发灾害事件,人们所出现的心理应激反应也有个体差异性,因此在评估个体应激程度时要充分考虑其认知和情绪反应。个体对事件的认知评价是决定应激反应的主要中介和直接动因,创伤性事件发生后,受害者是否发展成创伤后应激障碍以及是否会成为慢性创伤后应激障碍与个体的认知模式有关。恐惧、焦虑和抑郁情绪反应可以严重地损害人的认知功能,甚至造成认知功能障碍,从而使人陷入难以自拔的困境,失去了目标,觉得活着没有价值或意义,丧失了活动的能力和兴趣,甚至悔恨、自责、自杀,这些都是应激条件下认知功能受到损害的结果。因此应提高个体对应激反应的认知水平,纠正其不合理思维,正视灾难、疏泄情感、重建信心、获取支持,积极面向未来,投入生活与工作,减少或远离创伤,以提高应对生理、心理的应激能力。

3. 提供准确信息　面对突发事件,政府的权威信息传播得越早、越多、越准确,就越有利于维护社会稳定和缓解个体的不良情绪。在突发事件来临之际,人们出于自我保护和了解事情原委的本能,十分渴望得到充分的信息。某种信息或某种事物的不确定状态是焦虑和恐惧的唤醒因素,信息的透明可降低焦虑或恐慌程度。充分发挥传媒的社会稳定功能,起到防止个体受应激的消极影响,控制恐慌,稳定大众情绪的屏障作用。

4. 帮助居丧者顺利度过悲哀过程　痛失亲人是人生最大的悲哀之一,必须帮助居丧者认识、面对、接受丧亲这一事实,这是干预成功的第一步。居丧之初为休克期,居丧者多处于麻木状态,此时治疗者应与居丧者建立支持关系。居丧之初,往往存在否认的倾向,为了接受丧失这一事实,需要对居丧者与死者的关系及其他有关事件进行回忆,必须鼓励居丧者表达内心感受及对死者的回忆,允许并鼓励居丧者反复地哭泣、诉说、回忆,以减轻内心的巨大悲痛。居丧者在经受了难以承受的打击之后,往往无力主动与人接触,因此必须动员亲友们提供具体的帮助,可暂时接替居丧者的日常事务,如代为照看孩子,料理家务。必要时还需提醒居丧者的饮食起居,保证他们得到充分的休息,帮助他们分清事情的轻重缓急等,使他们能正视痛苦,找到新的生活目标。

5. 提供积极的应对方法　理解、支持、安慰,给予希望和传递乐观精神,可使其看到光明前景,有效地应付危机。强制休息、鼓励其积极参与各种体育活动,可有效地转移注意力,给当事人提供宣泄机会,有助于疏导当事人自我毁灭的强烈情感和负性情感的压抑。

（八）心理危机干预的常用技术

1. 支持性的心理干预技术　对于重大灾难后的心理干预来讲,支持性的心理干预技术是不可缺少的,不论在灾后的早期还是晚期,也不论是个体干预还是团体干预,这项技术的应用价值都得到了广泛的肯定。

这项技术包括认真地聆听、细心地陪伴、适当地疏导、无条件地接纳、由衷地尊重、深切地理解、充满爱意地同情,这些心理学专业训练的最基本的技能对帮助灾后人们的心理康复是很重要的。

2. 稳定化技术 重大灾难性事故之后,经常破坏的是人的五个方面的需要,即安全、信任、控制、自尊和人际关系。人们会随时感觉将受到环境和他人的伤害,失去对自己及周围人的基本信任,会失去对世界的安全感和对自己生活的掌控感。有些人很难接受自己,也很难亲近他人。所以,在创伤治疗的最初阶段,稳定化技术是必不可少的,而且在后续的治疗当中,这种技术也很常用。稳定就是要在一个人的内心创伤和积极体验之间找到一个平衡点。

稳定化内容包括躯体的稳定化、社会性方面的稳定化、心理的稳定化和治疗计划、心理教育。

3. 保险箱技术 保险箱技术是一种很容易学会的负面情绪处理技术,也是靠想象的方法来完成的。它是将所面对的一些负性事件和情绪放入想象的容器中,以减轻这些负性事件和情绪对自己的影响。

保险箱技术早先被设计作为严重的心理创伤的掌控技术,它可以用来有意识地对心理创伤进行处理,从而使自己在比较短的时间内,从痛苦的情绪中解脱出来。它通过对心理上的创伤性材料"打包封存",来实现个体正常心理功能的恢复。但事实上,这一技术不仅可以用于严重的心理创伤的处理,更能有效地处理我们平时一般的压力和情绪困扰。

在保险箱练习中,可以将给来访者带来负面情绪的东西锁进一个保险箱,而钥匙由他自己掌管,并且可以让他自己决定是否愿意以及何时打开保险箱的门,来重新触及那些带来负面情绪的压力以及探讨相关的事件。

二、自杀危机干预的注意事项

1. 什么是自杀危机干预 自杀危机干预是指对处于强烈的自杀情绪下或者正在采取自杀行为的对象所采取的以减弱自杀意念、阻止自杀行为为目标的干预行动。自杀危机干预是心理危机干预的一部分,在干预原则、技术使用、干预方法上其实都有相同之处,但由于所面对的干预对象所处的情境较之普通危机干预更为急迫,所以也存在一些特别之处,有一些特别需要注意的事项。

2. **自杀的高危因素** 研究表明有近一半的自杀者在其采取自杀行动前的一个月曾有过就诊史,不过自杀并不一定会就诊于心理或精神专科门诊,很多时候医生并未能完全发现和意识到求助者的自杀风险,未能及时给予治疗及心理危机干预,与拯救自杀者的机会擦肩而过,研究表明自杀的高危因素可以分为三层(见表8-2),掌握这些高危因素有利于帮助我们在第一时间识别出可能的自杀风险。

表 8-2 自杀的高危因素

类型	内容
精神疾病因素	a. 严重精神障碍(抑郁症、精神分裂症、药物滥用)、共病焦虑或人格障碍、严重躯体疾病、绝望感、失眠 b. 既往自杀未遂(企图) c. 交谈中流露出想死/自杀的观念(直接或间接) d. 家庭成员中有自杀死亡者(生物学或社会学遗传) e. 5-羟色胺系统调节异常,低胆固醇,抑郁症期间地塞米松抑制试验异常
心理社会因素	a. 童年期负性生活事件(分离、失去父母) b. 隔离、独居(离婚、分居、丧偶等) c. 失业 d. 严重急性负性生活事件 e. 吸烟
人口学因素	a. 男性 b. 青少年和青年男性,老年(男女) c. 易感季节或周期(春季/初夏、经前期等) d. 少数群体(自杀者亲属,灾难受害者,双性恋、同性恋倾向者等)

3. **自杀危机干预的步骤** 自杀危机干预注重实效和以环境为基础,这意味着干预者需自然、流畅、灵活、系统地使用一系列技术。总的来说自杀干预可以分为六步:①建立关系、确定问题;②承诺问题可以得到解决、确保求助者安全;③给予支持,主要是倾听而非采取行动;④提出并验证可变通的应对方式;⑤制订改变的计划;⑥提出条件性的不自杀要求,促成不自杀协议的达成。

干预者可以在步骤中,灵活地运用之前所述的心理危机干预的各项技术,在自杀危机干预中,稳定、安全、支持是所有干预操作的核心内容,阻止自杀行为的发生是自杀危机干预的核心目的。

示范案例8 唤起内心的力量

一、一般资料

1. 人口学资料

被干预者32岁,女性,某单位工作员工,汉族,无宗教信仰,平素体健,无重大躯体疾病史,无烟酒史,无精神疾病家族史。

2. 个人成长史

被干预者是家中独女,从小在父母身边呵护下长大,父母对被干预者并不严厉,多以鼓励、正向的方式对待被干预者,上高中之前,学习成绩表现良好,受到学校老师的好评,能和同学保持良好的人际关系。高中后被干预者升入当地重点高中,学习成绩在同学中排在中等,父母并未给予过多压力,但被干预者对自己的学习成绩不满意,时常闷闷不乐,与同学的关系有过一段波动,回家后容易发脾气,后被干预者逐渐平静下来,但性格变得相对内向,不太愿意外出,尽量回避不必要的人际交往,学习成绩一直在中等水平,后考上大学,顺利毕业,进入工作。事件发生前,因工作单位面临上级单位的检查,工作任务较重,被干预者工作压力较大,受过领导的指责,几乎不与同事及舍友过多交流。

3. 家庭情况

被干预者为家中独女,由父母亲自抚养长大,假期和周末有时在爷爷奶奶家短暂居住,与父母、爷爷奶奶的关系亲密。父母性格均内向,平时除工作外多待在家中,社会交往不多,夫妻关系良好,对被干预者宠爱,上高中后被干预者因学习压力大,对自己学习成绩不满意,与父母交流减少,工作后因与父母异地工作,平时偶尔通过视频、电话等方式与父母保持联系,家庭经济情况良好。

4. 社会功能

高中前被干预者学习成绩优秀,人际关系良好,高中后学习成绩中等,与同学的交流沟通较前减少,非必需不愿外出主动与人交流,工作后被干预者能较好地完成工作当中的任务,但当面临加班等工作任务加重时,被干预者易情绪波动,烦躁时被干预者喜独处,通过看书、睡觉来调节压力。人际关系欠佳,只有一个闺蜜,较少与其他人交流,有一个男朋友,但关系一直不稳定,尚未结婚。

二、事件陈述

1. 个人陈述

自诉2天前因工作压力较大,夜间睡眠情况差,与舍友就晚上失眠环境问题产生争论,后遭到舍友暴力殴打,致全身多处软组织损伤,后情绪低落,伤心落泪,紧张不安,总感觉舍友还要再次殴打自己,夜间睡眠情况差,反复想起被舍友殴打的画面,脑子里反复想舍友为什么要打自己,感到痛苦委屈,害怕紧张,总认为自己有错、事情做得不对,担心再次受到舍友的殴打,心想与其被人殴打,面对这些痛苦,不如死了算了,并存在头晕、头痛、颈部疼痛、腹部疼痛及全身软组织疼痛。被干预者对自己目前的状况痛苦不已,有悲观消极念头,感觉不想活了。

2. 他人陈述

被干预者母亲诉:被干预者经历被殴打事件后,整日不出门,反应较前明显迟缓,伤心难过,以泪洗面,反复地重复"为什么要打我?""不要打我了,我错了",食欲差,不想吃饭,总是躺在床上,但又难以入眠。

被干预者姐姐诉:被干预者遭遇殴打事件后,情绪极不稳定,经常在电话中放声大哭,多次询问"如何可以开上氯硝安定""一次可以开多少片""如何获得水银",非常担心被干预者想要采取行动寻死。

三、情绪状况

被干预者既往性格内向,做事较追求完美,遭遇挫折较少,遇事情绪易波动,遇事喜欢内归因,易选择逃避的模式应对,本次因单位遇到检查,工作任务加重,感压力巨大,被干预者在应对过程中存在困难,情绪低落、不稳定,加之事发当晚,被干预者入眠困难,而舍友嘈杂影响被干预者睡眠,被干预者压抑已久的情绪爆发,与舍友发生冲突,后遭到舍友的殴打。本次为被干预者第一次遭受被打事件,冲击很大,感到整个人被击垮了。

目前被干预者神志清、精神状况欠佳,情感反应协调,无感觉、直觉、感知觉的障碍,语速缓慢、语调低沉,反应迟缓,存在一定的被害妄想,总感觉自己背后有人,有人要加害自己,思维逻辑未见异常,情绪不稳定,显低落、紧张不安,存在大量悲观消极念头,定向力基本正常,注意力明显不集中,记忆力有所减退,自制力基本存在,社会功能严重受损。被干预者目前有自杀念头、有自杀计划,尚不存在自伤、自杀行为,自杀风险高,需立即给予心理危机干预。

四、干预目标

1. 稳定化处理,使得被干预者在躯体、心理、社会层面重归稳定。

2. 支持性心理治疗,发动一切可利用资源,使得被干预者重获活下去的勇气与决心。

五、应对措施步骤

1. 药物治疗 被干预者存在担心害怕、紧张不安情绪,夜间睡眠情况差,白天精神欠佳,可在被干预者入睡困难、情绪剧烈波动、紧张不安时临时给予阿普唑仑0.4 mg稳定情绪、改善睡眠治疗。

2. 心理危机干预

(1) 自我介绍,告知干预目的,介绍保密原则,与被干预者建立信任。

(2) 鼓励被干预者重述事件的发生过程,仔细聆听被干预者对事件的描述,及时共情给予回应。

(3) 对于被干预者出现的反应给予无条件的接受,对于被干预者出现的悲伤、紧张、落泪等情绪、行为上的表现给予正常化、合理化肯定,表明是正常人遭遇突发事件后的正常表现。

(4) 给予被干预者鼓励、支持,肯定她在事件应对中的表现。

(5) 引导被干预者一起发现其不合理认知,如认为自己有错、无力、无勇气;帮助被干预者一起发现行为模式中经常出现的逃避的应对模式,分析被干预者目前现状远未达到穷途末路,还有很多可以利用的有利资源,死亡并不能解决问题,也不能解决自己内心的痛苦。

(6) 被干预者遭遇挫折后缺乏力量以及自信,支持力度不足,治疗师在治疗过程中给予被干预者一只毛毛熊毛绒玩具,被干预者在心理干预过程中紧紧抱着小熊,毛茸茸的小熊给被干预者传递了温暖和支持,被干预者也从此获得了力量与勇气,不再试图用毁灭自我的方式应对挫败。

病例分析:被干预者平素性格内向,性情温和,不与他人争执,内心力量较弱,此次经历突如其来的伤害,被他人欺负后不敢还击,不敢面对痛苦的场面,采用了消极回避的方式,退缩在角落里,对于这类内心较为脆弱,不敢反抗与还击的受害者要多给予无条件的接纳、深切的理解和充满爱意的同情。心理危机干预工作者给予被干预者一个大的毛绒玩具熊,被干预者抱在怀里感受到了温暖与力量,不再试图用毁灭自我的方式应对挫败。

需要注意的是被干预者从小生活、学习均顺利,抗压、抗挫折能力较差,做事理想化,追求完美,人际关系处理能力较差,可以接受精神分析或认知行为心理治疗,提高心理韧性、心理复原力,改善认知行为模式及人际交往模式,避免在其以后的生活中再次出现类似事件。

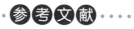

参考文献

[1] 尹慧芳,徐浩林,刘肇瑞,等.青少年非自杀性自伤行为的理论模型研究[J].中国心理卫生杂志,2022,36(8):707-713.

[2] Turner B J, Robillard C L, Ames M E, et al. Prevalence and correlates of suicidal ideation and deliberate self-harm in Canadian adolescents during the coronavirus disease 2019 pandemic[J]. Canadian Journal of Psychiatry Revue Canadienne De Psychiatrie, 2022,67(5):403-406.

[3] 黄倩,况利.自杀与非自杀性自伤青少年额边缘系统脑区神经影像学研究进展[J].中国神经精神疾病杂志,2021,47(11):689-693.

[4] 李泓志,况利.辩证行为疗法治疗非自杀性自伤的效果研究进展——来自脑功能影像的证据[J].四川精神卫生,2021,34(3):280-284.

[5] Kuang L, Wang W, Huang Y, et al. Relationship between Internet addiction, susceptible personality traits, and suicidal and self-harm ideation in Chinese adolescent students[J]. Journal of Behavioral Addictions, 2020,9(3):676-685.

[6] 李雅兰,冉柳毅,艾明,等.青少年抑郁症患者非自杀性自伤的系统性评价[J].中华行为医学与脑科学杂志,2020,29(6):567-571.

[7] Gilbert A C, DeYoung L L A, Barthelemy C M, et al. The treatment of suicide and self-injurious behaviors in children and adolescents [J]. Current Treatment Options in Psychiatry, 2020,7(1):39-52.

[8] 王我.青少年自杀行为的年龄特征:心理社会机制的研究[D].重庆:重庆医科大学,2019.

[9] Vega D, Sintes A, Fernández M, et al. Review and update on non-suicidal self-injury: Who, how and why? [J]. Actas Espanolas De Psiquiatria, 2018,46(4):146-155.

[10] 美国精神医学学会.精神障碍诊断与统计手册(第5版)[M].张道龙等译.北京:北京大学出版社,2015.

[11] 张桂青.心理救援与心理危机干预[M].北京:中国劳动社会保障出版社,2019.

[12] 樊富珉,贾烜.生命教育与自杀预防[M].北京:清华大学出版社,2013.

［13］ 张桂青.妇女儿童心理创伤与心理危机干预［M］.北京:中国劳动社会保障出版社，2020.

［14］ 樊富珉,张天舒.自杀及其预防与干预研究［M］.北京:清华大学出版社,2009.

［15］ World Health Organization. Suicide worldwide in 2019. ［EB/OL］. ［2021 - 06 - 16］. https://www. who. int/publications/i/item/9789240026643.

［16］ Conwell Y, Duberstein P R，Hirsch J K，et al. Health status and suicide in the second half of life［J］. International Journal of Geriatric Psychiatry，2010,25(4):371 - 379.

［17］ Fu K W，Yip P S F. Estimating the risk for suicide following the suicide deaths of 3 Asian entertainmentcelebrities：A meta-analytic approach［J］. The Journal of Clinical Psychiatry，2009,70(6):869 - 878.

［18］ 杜睿,江光荣.自杀行为的分类与命名:现状、评述及展望［J］.中国临床心理学杂志,2015,23(4):690 - 694.

［19］ 王求是,刘建新,申荷永.国外自杀心理学研究与理论评介［J］.心理科学进展,2006,14(1):105 - 110.

第九章　心理治疗与心理咨询

　　心理治疗（psychotherapy）是在良好治疗关系的基础上，由经过专业训练的治疗师依据心理学的理论与技术，以达到治疗疾病、促进心身健康的专业性人际互动过程。心理咨询（psychological counseling）与心理治疗的概念类似，都是运用心理学的理论和技术进行以助人为目的的专业性人际互动过程。两者的主要区别在于服务对象和工作内容各有侧重：心理治疗主要针对具有躯体或精神疾病的患者，侧重于消除症状、治疗疾病、促进康复；而心理咨询主要针对有现实问题或心理困扰的正常人，主要关注教育、指导、启发和支持来访者。因本章主要介绍心理治疗与咨询的方法和技术，故对两者不做区分。

　　心理治疗与咨询作为促进个体和群体身心健康、提升幸福感的专业工作，已经得到了广泛认可，同时由于来访者的心理健康意识不断提高，心理治疗与咨询的需要也在急剧增加。经过近 50 年的发展，我国的专业人员经由对国外心理治疗的初步引进、吸收和转化，进入了推广的阶段，同时也结合社会文化背景，积极发展本土心理治疗。本章将介绍心理治疗与咨询的理论和技术、心理治疗与咨询的督导、计算机辅助和网络心理治疗与咨询。

第一节　心理治疗与咨询的理论和技术

　　心理治疗与咨询是一组基于不同理论发展而来的心理干预方法，本部分主要介绍使用最为广泛的精神分析治疗、认知行为治疗、人本主义治疗、家庭治疗和团体治疗。

一、精神分析治疗

　　精神分析是一门探讨人类心智运作的学说，最初由奥地利精神病学家、心理学家西格蒙德·弗洛伊德提出并逐渐完善。精神分析的核心是精神决定论和潜意识理论。所谓精神决定论是指人的任何行为表现,哪怕是看似偶然的行为,都全部或部分由内在的精神活动所决定。而潜意识理论则认为人内在的精神活动绝大部分是无法被意识到的,必须通过一定的方法才能进入意识。精神分析的主要任务就是探索这些没有被意识到的、隐藏在外在表现背后的内在精神世界。弗洛伊德根据细致的临床观察、缜密的思考和敏锐的直觉,提出了人类心智的三个模型,驱力理论、性心理发展等一系列理论,勾勒出了人类内在精神世界的样貌、运行规则和发展历程,也阐明了相应的探索和干预的方法。

弗洛伊德提出的上述理论被称为经典精神分析理论,而后继的分析家们根据不同的临床经验和理解,不断地对经典理论进行补充、修正,提出新的观点,逐渐形成了不同理论体系的精神分析学派。这当中就包括以安娜·弗洛伊德为代表的自我心理学派,以克莱因、费尔贝恩、温尼科特等为代表的客体关系学派,以科胡特等为代表的自体心理学派,以及近年来逐渐兴起的关注关系、主体间性以及社会建构的理论模型,统称为后现代学派。

本部分的内容主要集中于经典精神分析理论及技术,之后将对自我心理学派、客体关系学派及自体心理学派做一简要介绍。

(一)精神分析治疗的基本理论

1. 经典精神分析理论

(1)三个心智模型

①阻抑情感,治疗性宣泄模型:创立精神分析的灵感来源于弗洛伊德在治疗癔症患者时的发现。在催眠状态下,癔症患者可以回忆起一些完全不记得的创伤性的经历。当患者可以述说这些经历并且重新体验伴随的强烈情感时,患者的癔症症状便明显地减轻或消失了。弗洛伊德推测,患者之所以不记得这些经历,是因为其伴随的创伤体验让患者无法承受,因而将其压抑了,而这些被压抑的记忆以及伴随的强烈情感并未消失,而是转换成了癔症的症状。治疗的工作则是营造安全的氛围,使用技术(比如催眠)帮助患者回忆起这些经历,宣泄伴随的痛苦情感(解除压抑)。

②地形学模型:随着对癔症及其他神经症(包括焦虑症、强迫症、抑郁症等)的进一步探索,弗洛伊德发现有些患者"回忆"起的,或者根据患者提供的信息而构建的"创伤性经历"其实并未真的发生过,它们是患者的幻想,以及患

者隐藏的跟性和攻击有关的欲望、冲动、愿望等(比如乱伦或杀死亲人等)。这些内容平时并不被意识到,只有在治疗中才显现出来。而一旦被意识到,它们的致病作用便大大削弱了。弗洛伊德据此提出人的心智活动存在可以被意识到的领域和不被意识到的——无意识(也被称作潜意识)领域。所谓治疗,便是将活跃于无意识中的致病记忆、幻想或其他秘密带入意识当中。但又是什么原因使这些内容被排除于意识之外呢?弗洛伊德发现,那些被拒绝进入意识的无意识内容往往会引发巨大的痛苦,也是非理性的、不现实的、不整合甚至是互相冲突的,如果进入意识,它们会强烈冲击意识领域的理性秩序。人类心智中存在一些监察机制,用于阻止这些有威胁的、非理性的、荒诞的无意识内容进入意识,或将它们以改头换面的方式呈现出来(比如转换为神经症的症状)。弗洛伊德提出,可以通过前意识和睡眠状态的探讨来了解无意识的内容。前意识是在意识与无意识之间存在一个区域,无意识内容可以部分进入前意识。在那里,如果我们主动放松监察机制的审核,就能窥见无意识内容在前意识中的呈现,弗洛伊德基于此发展出自由联想技术。在睡眠中的意识活动——梦——也成了精神分析了解无意识的重要来源。弗洛伊德因此发展出的释梦技术也成为精神分析的核心技术之一。

③结构模型:弗洛伊德提出了描绘三个不同功能的心理结构:本我、自我和超我。本我(id)代表着人的本能,是活跃的性与攻击的能量,这些能量时刻寻求释放和满足。本我完全处于无意识中,它的运作遵循着快乐原则,即无条件地寻求即刻满足。超我(superego)代表的是规则、评价标准和良知。它警惕地观察着所有心理过程,并准备对任何的逾越情形施以惩罚。超我的运作一部分是有意识的,一部分是无意识的。自我(ego)由本我与现实接触的部分发展而来,它一方面遵循着现实原则,为本我的能量寻求着可实现的释放或满足途径;另一方面协调着本我与超我及现实环境间的冲突。举一个拟人化的例子,当一个小伙子遇到一个美丽的姑娘,本我想立即与她发生性关系,超我严厉地告诫他:要这么做的话,你就等着蹲大牢吧。自我想出了一个主意,他压抑了小伙子直接的性欲望,并将其转变成了追求女孩的愿望。如果本我冲动过强,超我过度严苛,而自我力量不足以调和它们的冲突,则可能引发神经症。结构性模型的提出使精神分析的目标从"将无意识内容意识化"转向对心理结构功能和冲突的探索。

（2）焦虑与防御机制

自我的另一重要功能是抵御焦虑。焦虑可以源于内在或外在的现实（比如丧亲的现实或对丧失亲人的恐惧），也可能源于不同心理结构内部（比如本我中生与死的本能）或之间（比如本我与超我）的冲突。自我为抵御焦虑采用的无意识方法称为防御机制。

所谓防御机制，是指自我通过不同程度的歪曲/修饰外部或内部现实，阻挡/调节情感体验来避免或缓和焦虑的方法。虽然避免了焦虑，但对客观现实的过度歪曲也可能损害个体的功能。根据对内外现实的歪曲程度，防御机制可以分为原始的、不成熟的、神经症性的和成熟的。

原始的防御机制指对内外现实的严重歪曲，包括否认（完全拒绝意识到不愿接受的现实，比如否认亲人的过世）；病理性投射（将内在无法忍受的体验投射到外在环境中，比如感觉被迫害、被监视等）；分裂（将客体好和坏两种品质完全分开，非黑即白的态度）。这些防御机制可见于幼童以及精神病患者，正常成年人在一些压力情境下也会偶尔使用。

不成熟的防御机制对现实的歪曲程度低于原始的防御机制，但很大程度上歪曲了体验，包括非精神病性的投射（把自己不接受的情感放在别人身上）、认同（比如认同攻击者，认同丧失的亲人）、躯体化（将难以忍受的情感体验转化为躯体的症状）、付诸行动（避免体验情感，而直接行动化）等。这些防御机制多见于未成年人、人格障碍或情感障碍患者。

神经症性的防御机制对内外现实的歪曲较少，但阻碍痛苦的想法或情感进入意识，包括压抑、情感隔离、合理化、置换、反向形成等。多见于神经症患者，也是成人使用较为普遍的防御机制。

成熟的防御机制相比于神经症性的机制在于疏而不是堵，引导无意识冲动以更符合社会认同、更有建设性的方式释放和获得满足，包括升华、幽默等。

僵化的使用防御机制曾被认为是造成各种心理问题的主要原因。所谓僵化，是指自我无差别地使用同一种或一组防御机制来应对各种可能引发焦虑的情境。故而治疗的方式是削弱防御，使被压抑的无意识记忆或愿望能够浮现，隔离的情感得以被体验。但之后的研究发现，防御其实是自我的重要功能，很多人得病并非防御过度，而是防御不足，比如一些精神病患。对于这些患者则应帮助其发展防御。当代治疗对于防御的看法是，应根据患者的情况，帮助其灵活、适应性地使用多种防御策略。

（3）驱力及性心理发展理论

在结构模型中，本我处于人格结构的最底层，其中以各种欲望、冲动为表现的精神能量是推动整个人格结构发展及各种心理现象发生的根本动力，即内驱力。弗洛伊德归纳出两种根本的内驱力——力比多驱力和攻击驱力。力比多驱力指的是与生存和繁衍相关的基本能量，是生的本能的体现。攻击驱力则表现为攻击、毁灭的欲望，是死本能的体现。力比多也被称为性力、原欲力，因为在弗洛伊德对它的描述中，力比多源于躯体的性欲区，其基本的表现形式是性欲，并追求性的兴奋和满足。虽然躯体性欲是力比多最直白的表现形式，但力比多的转化并不局限于此。可以说从对吮吸乳头的迷恋到伟大的艺术创造，乃至所有归结在爱的名义下的人类心理和行为，其背后的推动力量都是力比多。

力比多的发展贯穿着人格的发展历程。围绕着力比多躯体发生区（也称性欲区）在成长中的演化，弗洛伊德创造性地划分和命名了人格发展的阶段，也称性心理发展阶段。

口欲期（0～1岁）：婴儿的性欲区集中在口腔，从吮吸中获得快感。吮吸并非只为填饱肚子，也是为了获得兴奋、满足与安全的感觉。此时的婴儿处于自恋的状态（力比多的自我投注）。只有在母亲没有及时满足婴儿时，婴儿才会痛苦地察觉有一个自己依赖的他人。太过强烈的痛苦会让婴儿固着于口腔提供自足的幻想，并用原始的防御机制处理痛苦的感觉。而足够好的照料和偶尔的不满足会让婴儿的力比多向外投注并逐渐发展出以依赖为特质的母婴二元关系。

肛欲期（2～3岁）：这一阶段的性欲区转移到肛门，在学习控制肛门括约肌的过程中，幼儿体会到强烈的快感，这是发展自主感的重要基础。而这一时期幼儿发展自主感的需求常常与父母教养的要求冲突，在如厕训练中的对抗情形也出现在穿衣、吃饭、玩玩具等情境中。父母过于严厉的责罚会让幼儿感觉自己肮脏和羞耻，并固着于使用情感隔离、理智化、反向形成的方式来防御。耐心、鼓励的教养方式则有助于幼儿发展更为坚实的自主感，以更为独立的姿态与照料者建立二元关系，为进入下一发展阶段做好准备。

性器期（4～6岁）：也被称为俄狄浦斯期，儿童的性欲区转移到生殖器，在对生殖器的触摸中体会到快感，并开始对异性的身体变得好奇。由于此前与母亲的二元关系，男孩很自然地把性欲指向母亲。但他注意到父亲的存在以及他和母亲的关系。在无意识幻想中男孩想要占有母亲,驱逐(或杀死)父亲,但又害怕受到父亲的惩罚而被阉割,这样的冲突带来了持续的焦虑。最终男孩放弃了独占母亲的幻想,认同并内化了父母之间的关系来解决俄期冲突。女孩的俄期经历与男孩类似,但更复杂。俄期发展的一项重要意义在于帮助个体获得了建立更为成熟的三元关系的能力——爱一个人,但容许他/她与另外一个人有重要的关系。此外对于父亲/母亲作为权威、规则的内化帮助个体发展出了超我。

潜伏期(6~11岁):这段时期儿童失去了对性的兴趣,部分力比多的能量被压抑,部分通过升华转向了学习、社交等活动。通过对同性父母的认同,儿童巩固了自己的性别身份。

青春期(11~18岁):由于身体及激素水平的变化,前期沉寂的性欲再次活跃起来。身体层面较早成熟的性功能冲击着尚未成熟的心理结构,使得早期各个发展阶段的未解决冲突再次浮现。在力比多的指引下,青少年需要进一步完成与原生家庭的分离,将性的欲望和幻想指向家庭以外的同龄人,并在与同龄人的关系中进一步发展性别和身份认同。顺利地度过青春期,个体将带着稳定的身份认同和发展成熟亲密关系的能力进入成年期。

性心理发展理论对治疗的指导意义在于提供了从人格发展的角度理解临床现象的视角。个体在某个阶段的发展受阻,就会表现为固着于那个阶段的人格特点。从临床表现我们可以大致推测出患者发展受阻的阶段,在更深入理解患者的基础上找到治疗的方向。

2. 自我心理学　前已述及,在结构模型中,自我的功能是为本我的能量寻求可实现的释放或满足途径,同时协调着本我与超我及内外现实间的冲突。冲突引发焦虑,为了缓解焦虑,自我会调用防御机制,而其所使用防御策略的僵化程度以及防御方式的成熟度则决定了个体的功能或病理程度。因此,对自我功能的分析成为自我心理学派工作中的重点。同时分析家在工作中也认识到,自我为抵御焦虑而进行的无意识运作是分析中阻抗的主要来源,自我心理学强调,对阻抗的分析应优先于对潜意识愿望和冲突的探索。

3. 客体关系理论　客体关系学派认为,婴儿与照料者之间关系的体验是塑造内在精神世界的核心因素。新生儿的精神结构是一个未分化的组织,并不能区分自己和环境的区别。在与主要照料者(外在客体)的互动中,婴儿逐渐将这些互动的经验内化,并形成内在世界中主体(自己)和客体的表征以及它们之间的情感连接,即内在客体关系。一开始,客体并不是作为一个完整的人,而是作为某种功能被而感知的,比如母亲可以被感知为提供乳汁的乳房、提供温暖和抚慰的怀抱等。另外,根据客体是否能满足婴儿的需求而被感知为好的客体或坏客体。基于这些特性,这时的客体被称为部分客体。在客体能够提供足够好和稳定的照料的情况下,婴儿的内在世界会逐步发展,并最终有能力将客体的不同功能以及好与坏的特质整合起来,形成一个稳定、复杂的(足够好,但也有不好的特质)且独立于自己的客体,即完整客体。早年内化的客体关系,成为个体成年后感知自己、他人和世界的模板,并决定着个体与他人建立关系的方式。这些模板很大程度上是无意识的,精神分析的治疗工作则是探索这些早年体验到并被内化的客体关系,或是通过诠释使之意识化而获得改变,或是通过患者与治疗师的关系体验而重塑内在客体关系。

4. 自体心理学 自体心理学聚焦于人对于健康自恋的需求以及自体的发展。科胡特提出,自恋者把自恋性的力比多投向客体,并将客体体验为自体的一部分,即自体客体。婴儿通过将母亲体验为自体客体来获得自己安全、有价值、有力量的感觉。而这种符合婴儿年龄特点的自恋在心理发展中是有积极意义的。科胡特认为,人在一生中的不同阶段都需要一个能够响应他发展水平的自体客体的氛围,即健康的自恋,以便其能发挥正常功能。对自恋的调节是自体重要的功能,而自体的发展有赖于自体客体对自体恰如其分的镜映。在生命初期,父母需要镜映婴儿全能的自体感并提供足够好的照料。随着孩子原始自恋的逐渐减弱,父母需要扮演孩子心中理想化的客体并镜映孩子夸大的自体。在这个阶段之后,父母需要以适应孩子年龄阶段的方式,以更为现实的态度镜映孩子,逐步修正其对自己过高的评价和对父母过度的理想化。良好的自体发展帮助个体维持稳定的、适应现实的自恋,并与他人建立健康的关系。而自体发展受阻的个体则可能通过夸大的方式维持自恋,损害与他人的关系,并在自恋无法维系时陷入暴怒或抑郁之中。在治疗中,自体派分析师通过"神入"的方式贴近患者的内心体验,扮演患者的自体客体,以符合其发展阶段的方式镜映患者的自体状态,促进自体的健康发展。

(二)精神分析治疗的基本技术

精神分析治疗的核心是对患者的无意识进行工作,探索无意识的驱力、冲突、防御和客体关系和自体发展。

1. 精神分析的态度　中立、匿名、节制是精神分析的基本态度。

中立一般指不带倾向性地评价或看待患者呈现的材料，但不代表以冷漠或理智化的态度对待患者。另外相对于在治疗中情感卷入的一部分，治疗师仍有"中立"的一部分在观察自己产生了怎样的情感体验。

匿名指的是治疗师应避免一切不必要的自我暴露，比如个人的家庭、爱好等私人信息。弗洛伊德认为治疗师应是一面白板，帮助患者看到投射在上面的各种东西，而不是治疗师自己。除了治疗中言语信息的自我暴露，治疗师也应注意避免在诸如治疗室陈设、跟患者在治疗室外的沟通中暴露私人信息。

节制一方面指治疗师应克制自己对于患者的欲望或需求，这是违反伦理的；另一方面治疗师也应避免满足患者的愿望（尤其是无意识地），比如延长治疗时间，降低费用或不由自主地"善待"患者。治疗师应时刻提醒自己，与患者的关系是治疗关系而非现实关系，我们只是患者的移情对象。患者在我们身上投射的是指向早年重要客体的愿望，我们永远无法提供真正的满足。

2. 均匀的悬浮注意　弗洛伊德指出在面对患者呈现的材料（言语、表情、动作等）时，治疗师应保持"均匀分散的注意力而不指向任何特别的东西"。治疗师并不在意识层面思考哪些重要，哪些不重要，以及这些材料的意义是什么，而是全盘接收所有信息，等待意义从无意识中自然浮现。

3. 工作性的自我分裂　在与患者工作时，治疗师需要将自我分裂为两部分。体验性自我近距离地倾听患者的叙述，感受患者的情感，并通过适度的情感卷入加深与患者的连接。观察性自我则与体验的部分保持着距离，观察着治疗师与患者的互动以及治疗师自己的情感反应。例如在与一位衣着暴露的异性来访者工作时，体验性自我感觉到紧张，眼睛不知道往哪儿放。而观察性自我则注意到自己的紧张反应，以及患者的衣着打扮与治疗师无法进入分析状态之间的关系。

4. 自由联想　自由联想是精神分析治疗获取无意识材料的重要途径。通过教导患者有意识地放松审查机制，以使得无意识材料可以通过前意识而进入意识。治疗师引导患者把注意力集中于头脑中出现的任何内容，并且不加判断和筛选地将它们全都报告出来，无论这些内容是否合理、有意义，也不管它们是否荒诞、羞耻或让人痛苦。治疗师需要通过教育让患者了解不加筛选的报告对治疗的重要性，以取得患者的配合。

5. 梦的解析　梦是通向无意识的康庄大道。弗洛伊德在其著作《梦的解析》中详述了通过对梦的元素的分析以探索无意识的方法。简而言之，显梦（能被意识到的梦）是无意识材料通过置换、凝缩、象征化，继发性修改而成的。对梦的工作是将显梦还原为其无意识材料（隐梦）的过程。治疗师会请患者记录并报告自己做过的梦，之后按照一定的规则将梦划分不同的单一元素，并让患者依次对这些元素进行自由联想。通过对联想内容的分析了解其无意识的意义。

6. 面质、澄清和解释　面质是指出患者表现中自我不协调的部分，这通常是无意识内容的显现。比如患者说他很重视治疗，却屡次迟到。澄清是进一步让患者不协调表现中的想法和感受变得清晰，可以从表面事实逐步贴近患者内心。解释是根据不断澄清获得的资料和既往对患者的理解，对其无意识意图、冲突、防御等内容进行可意识化的构建，以增进内省。一个好的解释会让患者有"被看到"的感觉，从而使更多无意识的内容呈现，然后再通过面质—澄清—解释的过程螺旋式地深入患者的无意识。当然有时解释也可能引起患者的阻抗。

7. 分析阻抗　精神分析的目标是将无意识带入意识，但一些无意识的内容之所以被阻挡在意识之外，是因为它们可能会带来痛苦的情绪，扰乱意识世界的理性秩序，或者打破虽然导致痛苦，但仍算得上稳定的心理结构。阻挡这些无意识内容进入意识的机制被称为阻抗，它是自我的功能，通常发生在无意识水平。阻抗妨碍分析工作的推进，是精神分析过程中必然会遭遇并需要被工作的对象。阻抗有多种表现形式，比如不带情感的谈论、保持沉默、没有联想、没有梦、不断变换话题、反复迟到、声称痊愈中断治疗等等。在发现阻抗的表现后，治疗师通过面质—澄清—解释的步骤，对阻抗进行分析。这样的工作是在建立稳固的治疗联盟的基础上进行的，通过分析不断增强患者观察性自我的功能，这部分是与治疗结盟的自我部分，以觉察到阻抗的存在以及是如何发挥作用的。

8. 工作联盟　工作联盟是患者与治疗师之间为了共同的治疗目标而形成的合作关系。病人期望战胜疾病、去除痛苦的动机，他对治疗师的信任及与治疗师合作的愿望以及治疗师帮助患者的意愿及其专业能力构成了治疗联盟的基础。事实上，患者内部有支持治疗的部分，也有反对治疗的部分（它必然存在），治疗师也是。因此实际上可以持久结盟的双方是患者理性的、有治疗意愿的自我以及治疗师的分析性的自我，这也是治疗联盟中最核心的部分。

曲折的分析工作要取得成功需要稳固的治疗联盟，而治疗中的负性事件、阻抗、患者的负性移情以及来自治疗师的反移情都可能对治疗联盟造成损害。通过有效的分析以增强患者观察性自我以及通过接受分析、督导来增强治疗师的分析性自我将有助于强化工作联盟。

9. 分析移情　移情指的是患者将对早年重要他人的感受转移到当前的对象（在治疗中就是治疗师）身上的情况，呈现的是患者与早年重要客体的关系以及幻想。移情大部分是在无意识水平发生的（但其表现可以是外显的，比如爱或恨治疗师）。而治疗中的反移情指治疗师在患者的移情作用下出现的无意识反应，它可以呈现为一些治疗师可以觉察到的感觉、情绪、幻想等。比如治疗师觉察到自己总是生出要去纠正甚至批评患者的冲动，而自己平时并不是这样的人。这很可能是因为患者将治疗师移情为自己严苛的父亲。移情在治疗的一开始就会发生，并在治疗过程中其强度逐步增加。移情及反移情为理解患者的无意识提供了无比珍贵的材料。在精神分析中，通常治疗师会允许、鼓励移情的发展，直到发展到一个理想的强度。当它具有足够的张力，并且患者对移情的体验是深刻的、强烈的但又不至于被压垮时，对移情的分析才是有价值的。除非一些负性移情已经明显损害到治疗联盟，阻碍分析的进展，此时需要对其尽早分析。

10. 修通　修通是精神分析治疗的目标，是一个逐步递进的过程。随着分析过程的进行，患者对其核心问题（比如无意识中的核心冲突，客体关系模式等）及其影响有了逐渐深入的领悟，并开始在与治疗师的关系或现实生活中尝试新的感受和反应模式，并获得新的体验。新的体验会进一步引出新的无意识材料，并开启新的分析—修通历程。这样反复的工作最终导致患者人格结构的深度改变，这样治疗产生的改变在治疗结束后也会被持久地保持下来。

二、认知行为治疗

认知行为治疗是认知治疗（cognitive therapy，CT）与行为治疗（behavioral therapy，BT）相互补充形成的，通过改变个人非适应性的思维和行为模式来改善心理问题的一系列心理疗法的总和。CBT 因其基于循证、结构清晰、短程高效等特点，已成为世界上被广泛使用的主流心理治疗方法。CBT 的发展至今经历了三大阶段，这三个阶段也被称为 CBT 发展的三大浪潮。

行为治疗被称为 CBT 发展的第一浪潮。20 世纪早期至 50 年代，以巴甫洛夫(Pavlov)、华生(Watson)、斯金纳(Skinner)等为主要代表的早期行为主义学家提出并研究了经典条件反射与操作性条件反射，奠定了行为治疗的理论基础。20 世纪 60 年代末，班杜拉(Bandura)提出了行为治疗的第三大理论基础——社会学习理论。行为治疗的特点是遵循"刺激—反应"的行为主义理论，认为人的正常或异常行为都是通过学习而形成的，因而可以通过对学习各环节的干预来矫正不恰当的行为。

在行为治疗基础上融入认知治疗被称为 CBT 发展的第二浪潮。认知治疗是 20 世纪 50 年代继行为治疗之后发展起来的一种治疗体系，强调"刺激—反应"之间，"认知"的中介作用，其代表人物包括艾里斯(Ellis)、贝克(Beck)和迈肯鲍姆(Meichenbaum)等。艾里斯(Ellis)提出了理性情绪疗法(rational-emotive therapy)，其基本观点是不合理信念是心理障碍、情绪和行为问题的症结。贝克(Beck)创立了贝克认知疗法，其认为当个体的认知过程出现偏差，就会出现不良的情绪和不适应的行为，如果要改变，就必须修正功能失调的认知。迈肯鲍姆的认知行为矫正疗法(cognitive behavior modification therapy)同样认为，消极情绪来源于不良认知，要改善情绪需要纠正不良认知，实现认知重组。

CBT 的发展目前处于第三浪潮，始于 20 世纪末，以融入正念元素的正念认知治疗、辩证行为治疗、接纳承诺治疗为主要代表。正念是通过有目的地将注意力集中于当下，不加评判地觉知一个又一个瞬间所呈现的体验，而涌现出的一种觉知力。正念自引入心理治疗领域后，因其所蕴含的"自我指导""关注当下""不加评判""顺其自然"等思想，已成为心理治疗领域的一个新趋势。

本部分介绍 CBT 的基本理论和技术，并在最后对 CBT 第三浪潮的主要代表做了简要介绍。

（一）认知行为治疗的基本理论

1. 行为治疗的基本理论

（1）经典条件反射：经典条件反射的提出源于俄国生理学家巴甫洛夫的实验，强调"刺激"对"反应"的影响。在实验中，巴甫洛夫将"食物"与"铃声"多次结合后，使得狗在只听到"铃声"时也出现了唾液分泌，这便是经典条件反射。在实验中，狗看到食物会分泌唾液属于无条件反射。能引起无条件反射的刺激(即实验中的食物)称为非条件刺激,而不能引起无条件反射的刺激(即实验中的铃声)称为中性刺激。因此,经典条件反射是某一中性环境刺激反复与非条件刺激相结合,最终成为条件刺激,引起了原本只有非条件刺激才能引起的行为反应的强化过程。有时,某些与条件刺激相似的刺激也可引起条件反射,这称为泛化。

在临床上,惊恐发作的患者会因为濒死感是在地铁上发生的,而惧怕乘坐地铁,甚至不敢去其他人多、拥挤的场合。在该临床案例中,"濒死感"是引起"恐惧"的无条件刺激,"濒死感"与"地铁"这一中性刺激相结合,使得"地铁"也引发了"恐惧",这种恐惧甚至泛化到其他与地铁类似的人多、拥挤的场合。

(2)操作性条件反射:操作性条件反射源于美国心理学家斯金纳的实验,强调"反应结果"对"反应"的影响。情境之一是斯金纳将饥饿的老鼠放进一个有杠杆的箱子,当老鼠按压杠杆时,便会得到食物。另一种情境是将老鼠放入有电击的箱子,当老鼠按压杠杆时,电击便会被取消。实验结果发现,当老鼠多次按压杠杆均能获得食物或回避电击后,老鼠为了获得食物或避免电击,会出现更多按压杠杆的行为。这种个体做出某种行为反应后,会获得某种结果,该结果决定了个体是否会继续做出该行为反应的现象称为操作性条件反射。若获得了奖励或消极刺激被消除,则个体逐渐会表现出更多该行为反应,反之则个体会抑制该行为反应。

操作性条件反射包含了正强化、负强化、消退和惩罚这四种基本规律。正强化是指行为结果导致积极刺激增加,从而使该行为增强的过程。奖励、表扬等之所以会塑造积极行为,便是正强化在生活中的应用。负强化指行为结果导致消极刺激减少,从而使该行为增强的过程。在临床中,很多患者问题行为的维持均与负强化有关。比如,清洁类强迫症患者在反复洗手后,原先对"脏、不干净"的焦虑暂时得到缓解,"洗手"的行为结果使得"反复洗手"的问题行为得到了负强化。消退指行为结果导致积极刺激减少,从而使该行为减弱的过程。单纯靠奖励塑造出的积极行为,有可能会在奖励减少或消除后而减弱。惩罚是指行为结果导致消极刺激增加,从而使该行为减弱的过程。

(3)社会学习理论:社会学习理论的代表人物是美国心理学家班杜拉。该理论认为,通过对具体模型或榜样的行为活动的观察和模仿,可以使个体学会一种新的行为。这种观察学习或模仿学习是一种替代性强化,而经典条件反射与操作性条件反射则属于自我强化。

班杜拉总结出观察学习的四个阶段:注意阶段、保持阶段、行动阶段和强化阶段。注意阶段是观察学习的起始阶段,也是其余各阶段的基础,在该阶段个体会注意到他人的某个行为,并为之所吸引。当个体被他人的某个行为所吸引时,个体并一定会即时模仿,但与该行为有关的信息会被编码、储存在大脑里,即学习进入了保持阶段。当在某个特定情境下,个体表现出了曾经注意并储存在记忆里的榜样行为时,便进入了学习的行动阶段。如果个体表现出榜样行为后,获得了积极结果,这会使得个体今后表现出更多的榜样行为,反之则可能会减少,该阶段便是学习的强化阶段。

(4)行为功能分析:行为功能分析整合了以上三个学习理论,并融入了认知元素,可用来解释人的行为是如何发生、发展和维持的,是如今行为治疗用于理解个案问题的基本假设和核心内容。

行为功能分析的基本假设是个体维持下来的行为,不论适应性与否,都是有功能的,其分析的对象是指那些反复出现的、个体为此感到苦恼的问题行为,如成瘾行为、过度回避行为等。行为功能分析包括微观分析和宏观分析。

微观分析又称为 SORC 模型,含有四个元素:刺激源或情境(stimulus/situation,S)、有机体或个人因素(organism,O)、反应(reactions,R)、结果(consequences,C),示例见表 9 - 1。其中,"S"指引起反应的刺激或情境,如考试、身体疼痛等。"O"指使得个体在特定情境下表现出某种反应的,相对稳定的生物、心理和社会因素,如个体的遗传因素、人格特点等。"R"指个体在特定情境下表现出的认知、情绪、躯体和动作反应,如头脑里出现的想法或画面、喜怒哀惧等情绪体验、胸闷心慌等生理反应、言语反应和肌肉运动等。"S-R"的部分实际上就是前面提及的经典条件反射。"C"指在特定情境下,个体做出的反应所引发的后果,可分为当时出现的短期后果,以及某种反应持续存在对个体的长期后果。初始时,某种反应引发的短期后果带有偶然性,但后果对个体的意义决定了该反应是否得以维持。"R-C"的部分实际上就是操作性条件反射。

宏观行为功能分析是在个体成长过程这样的宏观背景下来理解问题行为的功能,其中最主要的是对个体在社会化过程中形成的个人规则与系统规则的分析,这些规则决定了个体在具体情境下的一系列反应。个人规则的内容包含设定的目标及为达到此目标所需的策略和方法,系统规则是指系统内(如家庭、学校、种族)约束其成员行为的各种规则。

表 9 - 1　微观行为功能分析示例

问题行为:依赖家人、回避可能会诱发心慌、胸闷等类似惊恐发作症状的情境				
S ——→O ————→R ←——→C				
周一下午临下班前,独自在办公室,突然感觉心慌	自幼身体弱,家人保护多,对身体健康过分关注	认知:我心脏出问题了,办公室没人,会猝死。 情绪:恐惧、焦虑、紧张。 生理:心慌加重,同时心跳加快、胸闷。 行为:赶紧坐下来休息,并打电话给丈夫,让他赶紧过来接自己	短期 负强化:情绪不适和身体症状有所缓解; 惩罚:因耽误丈夫工作而内疚。 长期 惩罚:越来越依赖家人,不敢独自在家、独自工作,影响生活与工作	

2. 认知治疗的基本理论

(1) 理性情绪治疗理论:20 世纪 50 年代末,美国心理学家艾里斯提出了理性情绪疗法。该疗法认为,那些不以客观事实为依据,主观臆想的、偏激的或不合理的信念是使个体长期陷入情绪困境的原因。理性情绪疗法包括五个重要的因素,根据英文首字母可归纳成 ABCDE:诱发情绪发生的事件(activating events);对该事件所持的信念、态度和解释(beliefs);由此引发的情绪和行为结果(consequences);对非理性信念的辩驳(disputing);使用理性信念替代非理性信念后的效果(effective)。

(2) 贝克认知治疗理论:20 世纪 60 年代创立的贝克认知疗法认为,当个体的认知过程出现偏差,就会出现不良的情绪和不适应的行为,如果要改变,就必须修正这些认知偏差。该理论提到了个体认知模式的三个层次:自动思维、中间信念和核心信念。

自动思维是个体在具体情境(或在回忆事件)时自发涌现、迅速流过其头脑的一连串的想法。自动思维包括以下特点:是个体对情境的解释,而不是情境本身;是认知最浅的部分,未经理性检验,但个体常常会信以为真,尤其是情绪强烈的时候;具有私人性,快速出现,且难以觉察;每个人都会有,通过训练可以觉察到,其出现的重要线索为强烈的情绪反应。

中间信念介于自动思维和核心信念中间,包括了个体对自我、他人及世界形成的态度、规则和假设。例如:失败是可怕的;如果别人拒绝了我,代表别人不喜欢我;世界是有危险的等。

核心信念是从童年开始,人们逐步形成的对自我、他人及世界的信念,处于认知模式的最深层次。核心信念是根深蒂固的,即使通常不能被清晰表达,但自己却认为是绝对真实和正确的信念。

个体的自动思维、中间信念和核心信念都有可能存在认知歪曲,常见的认知歪曲有以下 6 种:

①任意推断在证据缺乏或不充分时便草率地做出结论,包括"灾难化"的思维和在大部分情境中都想到最糟糕的情况。例如,在未做医学检查的情况下,就担心胃疼就是患有胃癌。

②选择性概括仅根据事件的个别细节而忽略其他信息或整体背景的重要性,便对整个事件做出结论。例如,因某同事没帮助自己拿快递,便觉得自己不受欢迎,而忽略了同事们上个月还为自己过了生日。

③过度引申在一个事件的基础上做出关于能力或价值的普遍性结论,即从一个具体事件出发引申出一般规律性的结论。例如,因一次考试未达到自己的预期,便觉得自己学习能力不行。

④夸大自己的失误或缺陷的重要性,而贬低自己的成绩或优点。例如,经常认为自己取得的成绩仅仅是因为运气好。

⑤两极思维用全或无的极端化方式来思考和解释,要么全对,要么全错,采用二分法的思维。例如,人就只能分为好人与坏人。

⑥个体化在没有根据的情况下,将外部事件的发生全部归因于自己,主动为他人的过失承担责任。例如,认为孩子因肺炎住院全是因为自己作为母亲照顾不周。

（3）认知行为矫正理论:迈肯鲍姆的认知行为矫正疗法同样认为,消极情绪来源于不良的认知,要改善情绪需要纠正不良认知,实现认知重组。在认知重组中,对消极自我陈述的纠正是重要内容。所谓自我陈述是指一个人对自己的陈述。自我陈述影响着个体的行为,患者必须敏感地意识到自己是如何想、如何感受以及如何行动的,以及意识到自己对他人造成的影响,这些都是行为改变的先决条件。

（二）认知行为治疗的基本技术

1. 行为治疗的基本技术　行为治疗技术包括基于经典条件反射理论的放松训练、暴露治疗等,基于操作性条件反射理论的生物反馈疗法、行为矫正等,以及基于特定问题而设计的行为激活、社交技能训练等。本部分主要介绍临床常用的放松训练、暴露治疗以及针对抑郁症患者而设计的行为激活疗法。

（1）放松训练：放松训练（relaxation training）是一种通过训练有意识地控制自身的心理生理活动，降低唤醒水平，改善机体紊乱功能的一种行为治疗技术，其基本原理是身心相互作用，通过反复练习身体放松来实现心理放松。

常用的放松训练包括渐进式肌肉放松、呼吸放松、想象放松、冥想放松等。其中，由雅各布森（Jacobson）于 20 世纪 20 年代发明的渐进式肌肉放松最为经典。渐进式肌肉放松通过训练患者调整呼吸，从前臂开始，依次放松面部、颈部、胸背部、腹部、下肢等肌群，以达到放松全身的目的。对肌群的放松均遵循先紧张再放松的规则，并反复多次，目的是让个体体会紧张与放松的感觉。

（2）暴露治疗：暴露治疗（exposure therapy）是指通过反复、系统地让患者接触所害怕的事物或场景，使之认识到"这些事物或场景可以面对而无需回避"的一种行为治疗方法，常用于焦虑障碍的治疗。其基本假设是用暴露疗法所治疗的大多数焦虑障碍都是由回避行为所维持的，回避能立刻达到减少焦虑的效果（负强化），但长期而言，患者对哪些场景可能存在危险会失去合理判断，社会功能受损，主观痛苦感不断增强。而暴露疗法就是用一个新的行为（反复系统地直面场景）逐步使得原来的条件反射消退，即通过适应机制降低焦虑。由于暴露治疗需要患者直面所害怕的刺激，所以不适用于以下情况：未取得患者的同意；患者没有改变的动机；实施暴露治疗可能会损害患者的健康；治疗关系糟糕。

根据暴露场景的不同，暴露治疗可分为两种：一种是现场暴露，指患者暴露于诱发焦虑的实际情境中；另一种是想象暴露，指患者暴露于想象中的恐惧情境。实证研究表明，整体而言，现场暴露的效果要优于想象暴露，因而如果条件允许，应尽可能选择现场暴露。

根据暴露是否分等级，暴露治疗又可以分为逐级暴露与满灌暴露。逐级暴露是指治疗师和患者一起讨论代表患者恐惧程度的暴露等级列表，即患者按恐惧程度（0～100 分），对自己所害怕的事物或情境进行打分，分数越高代表恐惧程度越高。逐级暴露从先轻到中度的恐惧场景开始，当反复暴露到患者的恐惧程度下降一半时，则可以进行更高一级的暴露。满灌暴露则是直接让患者暴露于其最恐惧的场景。逐级暴露和满灌暴露各有利弊，临床中还要根据具体的暴露内容和患者的个人倾向来具体选择哪一种方式。

（3）行为激活：行为激活（behavioral activation）是基于对抑郁症的理解和治疗模型的发展而产生，适用于行为活动明显减少、希望恢复日常社会功能的患者。抑郁情绪会抑制个体的健康行为，而这些行为的变化又会加重个体的抑郁情绪，进而形成恶性循环，这称为螺旋向下模型。当个体参与日常活动，尤其是那些能让个体产生愉快感与掌控感的活动时，抑郁情绪便会减少，积极情绪会增加，情绪的变化会激发个体参与更多的活动，进而打破恶性循环，进入良性循环，这称为螺旋向上模型。所以，行为激活就是激发和维持来访者参与日常活动，增加其与环境的互动，以获得愉快感与掌控感、减少退缩行为、恢复社会功能的一系列行为策略的总和。行为激活的操作流程一般包括以下五个步骤：

①心理教育与动机激发 治疗师向患者解释螺旋向下和螺旋向上模型，帮助其理解行为激活的原理，激发其参与治疗的动机。

②了解目前的活动状态 通过让患者回顾过去一周中典型一天的生活，了解其目前的活动状态，一般以 1 小时为记录单位。

③商定行为活动计划 结合患者目前的活动状态，与其讨论活动清单，并让其选择一些活动安排在接下来的一周日程里，活动需要具体、可行，由易到难。

④实施并监测活动计划患者 从计划实施开始，记录每一天的活动，并对与活动相关的愉快感、掌控感进行打分（0～10 分，0 分表示一点也不强烈，10 分表示非常强烈）。

⑤反馈与效果维持 患者反馈活动实施情况，治疗师强化其积极体验，并以解决问题的态度面对可能的计划失败。

2. 认知治疗的基本技术 在认知治疗中，识别、评估和改变负性认知是治疗的关键。识别负性认知的技术包括功能失调性思维记录表、垂直向下技术等。评估和改变负性认知的技术包括苏格拉底式提问、证据检验、行为实验等。本部分主要介绍功能失调性思维记录表、苏格拉底式提问和行为实验。

（1）功能失调性思维记录表：功能失调性思维记录表可以帮助患者识别功能失调性自动思维，详见表 9-2。

表 9-2 功能失调性思维记录表

事件/情境	功能失调性自动思维	情绪	行为	生理反应
何时、何地、何人、何事	这个情境令我想到了什么？引发了我怎样的回忆？我如何看待自己做了这些事情？评估对自动思维的确信程度（0%~100%）	当时的心情如何？评估情绪的强度（0~100分）	当时做了什么、说了什么	当时的身体感受
示例：昨天下午孩子发烧了	孩子可能会加重得肺炎，要住院（80%）都怪我没照顾好她，我是个不称职的妈妈（70%）	焦虑（80分）自责（70分）	打电话向熟悉的医生朋友咨询	肌肉紧张

（2）苏格拉底式提问：苏格拉底式提问是贝克由苏格拉底反诘法而发展出的，通过非教导的、论证式的提问方式，协助患者修正或改变歪曲认知的一种治疗技术，是识别、评估和改变负性思维的重要方法。苏格拉底式提问通常包括澄清语义、找出规则和发现证据三个步骤。贝克总结出"苏式六问"来引导患者检验和改变负性自动思维：如果是你的朋友或者家人处于相同的情境，你会对他说什么？支持这个想法的证据是什么？反对这个想法的证据是什么？有没有别的解释或观点？相信这个想法对你有什么影响？改变这个想法对你有什么影响？你可以做什么来解决这个问题呢？最坏的结果会是什么？如果发生了，你可以怎么应对？最好的结果会是什么？最现实的结果会是什么？

（3）行为实验：行为实验是指在治疗中碰到过去经验或证据不足以支持或反驳某个观念或想法时，治疗师和来访者一起设计某个行为方案，让来访者去实施该方案，用行为结果来检验该观念或想法是否合理的认知治疗技术。行为实验一般包括计划、实践、观察和反思四个阶段。例如，来访者担心如果自己向别人提出要求，别人会觉得自己很麻烦，甚至不喜欢自己。治疗师可以与来访者设计一个向他人提出要求的实验，让来访者观察实际会发生什么。

（三）认知行为治疗的新发展

传统认知行为治疗偏重认知歪曲和问题行为的改变，随着西方心理学家将源自东方禅学思想的"正念（Mindfulness）"引入现代心理治疗中，本身就具有整合、包容特点的认知行为治疗在关注"改变"的同时，也开始强调正念所传达的"接纳"思想，逐步形成了认知行为治疗的第三浪潮，以 20 世纪 90 年代创立的正念认知治疗、接纳承诺治疗和辩证行为治疗为主要代表。

正念认知治疗（mindfulness-based cognitive therapy，MBCT）由三位杰出的认知心理学家（Zindel Segal & Mark Williams & John Teasdale）共同创立，最初是为了帮助康复期的抑郁症患者预防复发的心理干预方法，目前已经扩展到更广泛的情绪问题的心理调节。MBCT 的三位开创者在美国麻省大学正念中心卡巴金（Kabat-Zinn）教授开创的正念减压训练的基础上，整合认知行为治疗的要素和相关心理教育成分，针对导致抑郁复发的心理机制而设计出了八周正念团体课程，主要内容包括觉察和自动导航；活在头脑中；汇聚散乱的心；识别厌恶感；允许/活在当下；想法不是事实；更好地照顾自己；维持与扩展新学习。

接纳承诺治疗（acceptance and commitment therapy，ACT）由美国临床心理学教授斯蒂文·海耶斯（Steven Hayes）及其同事创立。ACT 以功能语境主义哲学与关系框架理论为基础，其含义是接纳无法控制的，承诺采取能丰富自己生活的行动。ACT 认为，心理僵化是心理障碍形成的核心病理过程，要治疗心理障碍，需要提高心理灵活性，即提高个体在当下有意识地觉察和接纳所有经历的事情，并且在价值的引导下去行动的能力。

辩证行为治疗（dialectical behavioral therapy，DBT）是由美国心理学家玛莎·林内翰（Masha M. Linehan）教授创立，最初是为边缘型人格障碍所设计，目前已被用于抑郁、焦虑等诸多存在情绪失调问题的心理障碍。DBT 强调"接纳"与"改变"的平衡，以"辩证"的视角理解和改善心理状况，促进个体的心理发展，帮助个体建立一种值得过的生活方式。由于 DBT 最初用于处理诸如边缘型人格障碍之类的棘手问题，所以典型的 DBT 实施采用了阵容庞大的整体治疗模式，包括个体心理治疗、团体技能训练、电话辅导和治疗团队督导，其中团体技能训练包括了正念技能、痛苦耐受技能、情绪调节技能和人际效能技能的训练。

三、人本主义治疗

人本主义治疗,又称来访者中心疗法,由美国心理学家罗杰斯(Carl R. Rogers)于 20 世纪 40 年代在人本主义心理学理论的基础上发展而来。其理念坚持非指导性原则,以"人"为中心,而不是以"问题"为中心,更重视个人的自主性与统整性,提供真诚、无条件积极关注、共情的环境,促进来访者自身潜能的发挥,进而促进心理成长。罗杰斯认为任何人都有无限的成长潜力。

(一)人本主义治疗特点

人本主义治疗是一种心理治疗的理念。它坚持非指导性原则——面对问题不使用直接的指导,而是相信和依靠当事人自己解决问题的能力。这么做是建立在一种假设之上的,即每个人都有自我整合的能力,可以建设性地处理生活中各种可以被意识到的问题。治疗师需要相信这种观点,并传达出对于来访者的这种信赖,这对治疗的成败至关重要。

然而这并不意味着对来访者采用被动的、放任自流的态度——我相信你可以做到,所以我除了听,不需要做什么。实际上,治疗师需要积极并贴近来访者的内心世界,帮助来访者一起去看到那些苦难、冲突、恐惧和悲伤,也看到来访者的思考、愿望、努力和无力。在这些被逐渐清晰地呈现出来的时候,治疗师不给予指导的背后蕴含着一种完全接纳和信任的态度,他接纳来访的一切,也相信来访者有整合的能力,他所要做的就是继续以积极关注和接纳的态度陪伴来访者。

(二)人本主义治疗师的态度

人本主义的治疗师需要具备一种基本的态度,即每个人都有权享有其价值和尊严,每个人都有能力指导其生活,每个人都有权选择他自己的价值观。这种态度应该是根植于治疗师人格的态度。虽然这个态度也可以培养,但通常具有更尊重个人价值倾向的人,更容易学习和掌握人本主义的治疗。如果一个治疗师不具备这样的人格特点,而将向来访者传递信任和尊重作为一种技术来使用的话,他的人本主义治疗不太可能获得成功。另一种情形是人本主义治疗师在一开始也许会发现自己并不完全相信来访者自我整合的能力以及可以在任何情况下都秉持非指导性的原则,但他尝试贯彻人本主义的理念,并在实践中通过体验到检验该理念的正确性。伴随着治疗的进展,治疗师的人格也在获得成长。

（三）人本主义治疗的过程

治疗中,来访者被要求去谈论他们自己。治疗师以积极的姿态去倾听。他们不把自己放在权威的位置上,而是以平等的态度对待来访者,帮助来访者去澄清他们的感受、想法和情感,并表达出内外一致的共情和接纳的态度。来访者在治疗师营造的气氛中逐步接受自我中不被接纳的部分,并逐渐完成整合。如上所述,人本主义治疗关系的三个核心条件是:真诚一致、无条件积极关注、共情。

四、家庭治疗

家庭治疗起始于 20 世纪 50 年代,它的出现和发展与对精神病的研究、团体动力学研究、儿童指导运动、社会工作的发展以及婚姻辅导等多个领域的发展有关。

精神科医生发现一些患者一回家就会发病,有时患者病情好转,其他家庭成员的情况却会恶化,提示了患者病情与家庭系统的关系。贝特逊等人在著名的 Palo Alto 的研究中发现精神分裂症患者的病态表现与家庭在沟通上的问题相关,并提出著名的双相束缚概念。利兹发现了精神分裂症家庭中婚姻分裂和婚姻偏倚的现象。温尼论述了精神病人家庭中的假性互惠以及沟通失常和病人的思维障碍之间的关系。鲍温指出家庭情感融合和分化不良是精神病态的温床,并探索了这些家庭问题的代际传递现象。这些观察和发现使得家庭系统进入对精神病治疗的视野中,并成为干预的对象。

家庭可以被视为团体的一种特殊形式。对团体动力学的研究、团体沟通的分析以及精神分析团体、存在主义团体、心理剧、完型治疗等的发展都对家庭治疗产生了深刻的影响。

儿童指导运动的发展使得对儿童问题治疗的焦点转向他们生活的家庭环境。莱维指出儿童的问题与家庭的张力有关。鲍温尝试在个人动力性治疗的基础上进行家庭访谈。而阿克曼则将家庭访谈作为儿童指导工作的主要方式。

家庭原本就是社工工作的对象。社会工作专家里士满的著作《社会诊断》提出了整个家庭的重要性以及干预中将个体从家庭孤立出来的危险。很多家庭治疗的领袖出身于社工领域。

1940 年前后,一些心理治疗的理念逐步进入婚姻辅导这个传统的领域,也促进了家庭治疗的发展。奥伯恩多夫提出夫妻连锁神经症的概念。米特尔曼出版了论述协同婚姻治疗的论著,指出婚姻中多种互补的模式,认为夫妻应该被同一个分析师治疗。杰克逊和哈利则从沟通的角度探讨婚姻治疗。

在上述领域发展的影响下,一些先驱如贝尔、鲍温、阿克曼、杰克逊、哈利等开始探索以家庭为对象的治疗工作。1962 年,家庭治疗领域第一本杂志《家庭进程》的创刊标志着这种治疗方式的正式确立。此后家庭治疗逐渐成熟,并进入一个百家争鸣的黄金年代。这个过程中涌现出很多做出卓越贡献的人物,这些治疗师秉持着鲜明的个人特色和不同的治疗理念,开创了不同的家庭治疗流派。例如鲍温及其学生发展的鲍温式家庭系统治疗;米纽琴及其同事发展的结构式家庭治疗;以惠特克和萨提亚为代表的体验式家庭治疗;共同起源于精神研究中心(mental research institute,MRI)的策略派,包括杰克逊及其同事在 MRI 发展的短程家庭治疗,哈利的策略家庭治疗以及帕拉佐莉等人领衔的米兰系统家庭治疗等。

整体而言,家庭治疗是一种系统治疗的方法。虽然很多家庭进入治疗是因为想要解决某个家庭成员的问题,但家庭治疗师的兴趣在于找出家庭系统出了什么问题。其基本立场是:个体问题是家庭(系统)问题在个体上的呈现,家庭内部互动的规则/习惯维持着问题。要解决问题,需要家庭系统的改变。家庭治疗的观点在处理一些临床问题时尤其适用,比如儿童青少年的问题以及因为配偶、亲子关系问题导致的个人情绪或行为问题等。以下理论在家庭治疗的发展中起到至关重要的作用,有助于更好地理解家庭治疗的观点及工作方式。

(一)家庭治疗的相关理论

1. 控制论　控制论是关于系统如何自我调节的理论,其核心是反馈机制,分为负向反馈和正向反馈。负向反馈帮助系统维持现有状态,而正向反馈促进系统改变。举例来说,在一个企业中,管理部门觉得市场不景气,就减少了研发部门的经费。研发部门没有足够的经费,就开发不出有竞争力的产品,导致市场份额下滑。而这又维持了管理部门对于市场不景气的判断。这是一个负性反馈,使企业运营的现状维持下去。但如果企业效益越来越差,最终无法继续经营下去,这时就可能激发一个正性反馈,要么破产,要么重组改革。正性反馈使系统发生必要的变化,以重新适应系统内部和外部的环境。

2. **系统论** 系统论有两个观点:系统大于个体的总和;系统中的个体总是在互相影响,没有一个个体可以脱离系统而独立存在。将这个观点应用于对家庭的理解中,我们会发现家庭中个体的状态总是与其他家庭成员有关,比如,一个唠叨的妻子总是有一个逃避的丈夫。你可以说因为妻子唠叨,所以丈夫逃避,但这不是系统的看法。从系统论的角度看,谁先造成问题并不重要,重要的是妻子和丈夫在互相影响,妻子越唠叨丈夫越逃避,而丈夫越逃避妻子就越唠叨,他们互为因果并一直维持下去。

3. **建构主义** 建构主义怀疑所谓的客观性,认为所有的意义都是建构出来的。在观察家庭的互动时,不同的建构可能产生完全不同的效果。比如,父母抱怨都是因为孩子厌学,他们才不得不放下工作,陪着孩子来做家庭治疗。基于对家庭的一些了解,治疗师指出,好像孩子的厌学才让父母终于可以坐在一起讨论一些事情,而以往那样要么不断争吵,要么互相冷战。显然后者的建构方式帮助家庭成员以系统的角度看待家庭中发生的问题——从孩子的问题,变成了家庭成员人人有份且互相影响的问题。

(二)家庭治疗的学派

1. **Bowen 式家庭治疗** 该疗法始于 Bowen 与精神分裂症患者家庭工作的经验,他用几个核心概念表述他在这些家庭中看到的问题,并将之扩展到更广泛的家庭治疗领域。这些概念是:自我分化、三角关系、核心家庭的情感过程、家庭投射、情感阻断、代际传递。

自我分化是 Bowen 理论的基石,自我分化良好的个体有独立的思考、感受和情感,而分化不良的个体则缺乏自主性,反应情绪化,对于事物没有清晰的立场。他们的生活完全受周围人对他们的反应的驱使。Bowen 认为分化不良源于融合的或阻隔的核心家庭情感过程。他用情感三角(三角化)、家庭投射、代际传递等概念描述和理解家庭的情感融合状态如何影响家庭成员的自我分化,并代代相传。

三角化指当两人的关系出现问题时,通常会有意无意地寻求第三方的介入,以缓和或回避直接的冲突。在家庭中被引入的第三方通常是孩子,比如我们经常可以看到在夫妻关系疏离的家庭中,母亲和孩子的关系特别紧密。母亲把孩子紧紧地拉在身边以对抗父亲或缓和丈夫缺位导致的孤独。在这个过程中,孩子一直扮演着母亲需要的角色,用母亲的眼光看待周围发生的一切,并接收了母亲的焦虑,而他自己的思维和情感却得不到良好的成长和分化。

上述过程也是一个家庭投射的过程,夫妻间的关系疏离可源于他们各自缺乏分化的状态。情感上互相缠结导致的焦虑演变成情感阻隔的状态。母亲将自己的情感需求投向孩子,而父亲也默许这样的状态,最终导致了孩子的分化不良。

这个分化不良的孩子在成年后也可能寻找一个分化不良的配偶,并造成他们的孩子也难以有良好的分化,这就将分化不良的情感状态代代传递下去。

Bowen 式家庭治疗的目标是帮助家庭成员更好地完成自我分化。系统式家庭治疗不关注症状,更多的是关注家庭系统的情感互动模式,并帮助家庭成员探索在互动中自己扮演的角色,增加内省,发展自我分化。为了达到上述目标,系统家庭治疗可能采用一系列技术,包括家谱图、治疗三角、关系实验、训练、第一人称、多元家庭治疗、置换故事等技术。

2. 策略性家庭治疗　策略性家庭治疗流派认为家庭的问题根植于家庭互动的模式。家庭倾向于通过负向反馈来维持稳定。但在面对一些问题时,负向反馈失效,原先的互动模式维持或加剧了问题,造成恶性的正向反馈。举个常见的例子,孩子做作业拖拉,父母减少孩子的游戏时间,孩子表现得更加拖拉,父母进一步减少孩子的游戏时间,最终孩子出现了不愿去上学、情绪不稳定、自我伤害的行为,父母带他来看医生。策略派治疗的目标是探索和改变维持问题的互动,在上述例子中治疗师不聚焦于到底是孩子的拖拉导致父母的焦虑,还是父母的焦虑导致孩子的拖拉,他认为孩子和父母的行为互相影响,构成了循环因果。治疗帮助家庭看到他们的互动如何维持和加剧了问题,并帮助家庭尝试更具适应性的改变。

3. 人本主义家庭治疗　该流派关注家庭中关于人际沟通和互动的规定,认为健康减退的规定符合人性,具有弹性,能应对各种情境及改变。而有问题的家庭规定多且僵硬,家庭成员既无独立感,也无法建立亲密关系,得不到支持。家庭治疗师的任务是创造出一个场合,协助家庭成员观察和体验互动中的各种规则以及对家庭的影响,做出调整,以促进个体和家庭的成长。治疗的目标是:家庭中每个成员应能坦诚地表达自己的感受和想法;家庭的决定应能在事先了解各成员的需求后加以讨论;能公开指出彼此间的差异。在干预中,治疗师同家庭建立良好的关系是最好的技术,这是对家庭关于良好沟通的一种示范。

4. 结构式家庭治疗　结构式家庭治疗师认为家庭的问题反映的是家庭结构的功能不良。家庭结构由子系统(因代际、功能联系在一起的人)组成,包括夫妻系统、亲子系统、同胞系统等等。它们之间存在着界限,保证着每个子系统的独立、功能和完整性。如果界限过于僵硬,会导致家庭成员间缺乏支持;如果界限太过模糊,则互动会过于侵入和纠缠,不仅影响了个体间的独立性,也影响子系统发挥其功能。家庭结构的功能不良与心身疾病、情感和行为问题的关系得到了实证研究的支持。比如心身疾病患者的家庭多具有关系纠缠(个体、子系统间缺乏界限,互动过为紧密和强烈)、过度保护(家庭成员为彼此过度担忧)、僵化(家庭执着于维持现状,不能根据环境和需要的改变调整家庭结构)、回避冲突(因为缺乏有效的冲突解决途径而已疏离或用某些规则来回避直面冲突)这些特点。家庭治疗师的工作是引发家庭互动,从中观察评估家庭结构——进一步扰动家庭互动——明晰家庭界限,重新调整子系统间的关系——挑战家庭的无效假设——最终帮助家庭重新建构起更具适应性的家庭结构。

5. 精神分析家庭治疗　精神分析式家庭治疗试图揭示家庭关系及互动的潜意识动力。客体关系理论的发展大大推进了精神分析与家庭治疗的结合。通过客体关系的视角,人们看到内在客体关系、依恋体验以及分裂、投射性认同如何影响到夫妻、亲子、同胞关系并制造矛盾和冲突,也了解到家庭互动如何影响分离个体化。精神分析家庭治疗的目标是促进内省,帮助家庭成员看到互动的潜意识动力,减少在关系中的投射认同,促进家庭成员的分离个体化等。

家庭治疗流派众多,还包括米兰系统式家庭治疗、认知行为家庭治疗、家庭叙事疗法、解决中心疗法等等,在此未能一一尽述。但这些治疗的共同点都是将家庭作为一个系统整体来看待,强调互动的重要性。

(三)家庭治疗的过程

1. 预备性会谈　治疗师邀请家庭成员会谈,从而了解家庭的构成情况、家庭特点、家庭发展历程等。要让每一个家庭成员都参与谈话,观察言语和非言语的交流和互动的内容、方式和相互影响。评估家庭的资源和局限,是否有通过家庭治疗获得改变的能力。

2. 治疗性会谈　开始正式治疗后一般每周安排一次访谈,访谈时间1~1.5小时。在家庭获得明显的改变后可将治疗间歇延长至1月一次。一般治疗疗程为6~10次。在会谈中,治疗师根据各自流派的特点,观察、评估家庭互动,帮助家庭积极地建构和体验家庭互动方式(或结构功能)与家庭想要解决的问题之间的关系,鼓励家庭做出调整,并让家庭体验到调整带来的改变。

3. 结束治疗　通过一段时间的家庭治疗,如果家庭能够建立起具有适应性的结构,成员间的交流变得直接有效,并发展了新的解决问题的能力,原来维持症状的系统模式已经被打破并建立了新的平衡,就可以结束家庭治疗。

五、团体治疗

团体治疗是一种由多名来访者或患者共同参与的治疗形式,是一种有效的治疗方法。从20世纪60年代开始,便有关于团体治疗疗效的大量研究显示,团体治疗与个体治疗的疗效相当。团体治疗可以同时治疗多名来访者或者患者,因此具有能够有效利用时间和资源的独特优势,同时又具有其他心理治疗所不具备的、特有的治疗价值。

团体心理治疗具有以下优点:一是治疗效果广泛,团体成员的问题有相似性,能够同感彼此的困扰,分享彼此的经验,获得更好的支持。成员不仅接受别人帮助,也能帮助别人,能获得更好的自我效能感。借助团体成员的反馈,能从更多的角度去审视和洞察自己。二是治疗效率高,性价比高,相比于个体治疗,在相同的时间内治疗师可以帮助到更多的患者。这尤其适合我国目前的状况,治疗师的增加速度无法满足患者人群日益增加的心理治疗的需求。此外参与团体治疗花费相对较少,但可以获得和个体治疗同等的疗效。三是特别适用于改善社会适应和人际关系问题,团体就像一个小社会,由性格各异的成员组成。在团体中的互动可以模拟社会情境下的人际互动。在团体设置的保护和治疗师的帮助下,成员能更安全和自由地探索人际关系,尝试不同的人际策略,并根据他人的反馈做出调整。

以下内容将对团体治疗的理论、治疗技术和治疗过程做概要的介绍。

(一)团体治疗的理论基础

1. 团体动力学　其理论基础是场论,把人的心理和行为视为一种场的现象。场是行为主体和其环境的整体。它是一个动力整体,具有自身整体的独特性。场内发生的事件相互依存相互作用。从中可以看到,团体中的任何事件都不能孤立地作为个人或少数人的心理事件看待,要放到团体这个整体中去看。

还有一个重要概念是群体内聚力,指群体对成员的吸引力和成员之间的吸引力。在群体活动中,如果群体成员互相较多地认同,在互动中感到安全,心理需要能得到满足,这样的群体内聚力就高。而如果分歧严重、缺乏共鸣、充满冲突,在互动中感觉压抑,内聚力就低。因此在团体治疗中内聚力是一个需要重视的因素。

2. 社会学习理论　人不仅可以通过直接的经验学习,也可以通过观察学习来模仿别人的行为。比如如果孩子有了不当的行为而被父母责骂,那他学习到的经验是:这种行为是不好的,不应该做。如果孩子自己没有这样的经验,但看到其他孩子做这样的事时受到惩罚,这种间接的经验与孩子直接的经验对孩子的行为有相同的影响。在团体中,成员之间会相互学习和模仿对方的言行,以及他们的行为会得到的反馈,从而调整自己的行为。心理适应不良的成员可以从适应良好的成员身上学到经验,用以改变适应不良的行为。

3. 人际沟通理论　该理论研究人之间通过语言或非语言交换意见、传达思想、表达情感和需要的交流过程。它帮助团体带领者观察、理解团体中各种各样的沟通及其产生的效果。带领者可以通过指导,解析团体中的沟通,增进团体成员对自己和他人的理解,促进人际技巧的发展和人格的成长。

4. 人本主义理论　人本主义理论在团体治疗中也有广泛的应用。日本心理学家国分康孝将应用人本主义理论的会心团体的工作原理概括为 6 点:(1)自我知觉,强调体验此时此地的情感。(2)感情表现,将觉察到的情感表现出来。(3)自我肯定,用言语及非言语的形式坚持真实的自我。(4)接纳他人,包括认真耐心地倾听。(5)有信任感,相信他人是可靠的,可以建立关系。(6)完成角色,在团体中坚持按自己的角色来表现。这些原理也非常适用于其他以互动为主要特点的团体,通过宣教和主持人的引导,这些做法能够帮助团体建立安全感,提高内聚力,促进团体成员的成长。

5. 相关心理治疗理论　每个治疗团体都以相应的心理治疗理论为基础,如动力学团体的理论基础就是精神分析,而认知行为治疗团体的理论就是认知行为理论。而将这些理论应用于团体治疗时,又会有区别于个体治疗的操作方法。比如在个体治疗中治疗师会探索患者人格中的不同面相,促进其整合。而在团体治疗中治疗师会把团体作为具有人格的对象,而人格中的不同部分被投射在不同的团体成员上。治疗师较少针对个别成员的表现做解释,更多地以团体为对象做出解释。团体带领者必须熟谙自己的治疗理论,并结合团体的特点进行应用。

(二)团体治疗的主要技术

1. 领导技术

(1)反应的技术

积极倾听和观察:不仅要倾听发言者说了什么,也需要观察团体此时的状态、非言语表现,知道团体此时在发生什么。带领者这种全局性的倾听和观察能力能让团体获得被关注和照顾的感觉,增加团体的凝聚力。

澄清:对于成员表达的含糊、模棱两可或意义不清的话要求其进一步地阐述,并确认带领者理解的正确性。

反映:将对于成员语言和非语言信息的理解反馈出来。

归纳总结:主持人对团体中的一段过程进行归纳总结,帮助成员整体性地理解发生了什么。

(2)影响技术

无条件的积极关注:对成员表现出的任何想法、情感、行为都抱持尊重、接纳、关心的态度。即便对于成员有破坏性的行为需要给予干预,但仍然理解其行为背后的动机有其合理性。这种态度会让成员感到安全、温暖,更加愿意把全部的自我展现在团体中。

解释:对成员或团体事件的缘由、动机、意义从带领者理解的角度给予解释,一般这种理解会是在治疗的主要理论视角下进行的。

信息、建议和指导:为团体提供团体智慧以外的帮助,比如教授认知行为的理和的方法、人际技巧等,多用于一些以教育为主要方法的团体。

保证和鼓励:这是一种支持性的手段,旨在帮助团体增强动机,更加积极和自信地投入团体之中。

(3)行动技术

提问:通过提问产生以下效果。可以邀请被动的成员参与;使成员意识到当前主题的重要并参与思考;可以促使团体集中注意。

面质:明确指出成员在思想、感觉、行为方面的不一致并要求回答。其目的是启发成员的自我探索,帮助其勇敢面对内在不一致的部分和逃避的现实。

调停:在团体出现不利于团体进展或对团体有破坏的情形时给予干预,比如在成员激烈地冲突、互有敌意地攻击或团体设置被干扰或打破时。

聚焦:把团体的注意力集中到与团体治疗相关的内容上。比如当团体一些成员漫不经心或高谈阔论与团体主旨无关的内容时,带领者可以通过成员讨论当下发生的事来使团体重新聚焦于团体的进程。

示范:通过影视、录像及榜样行为,为团体提供仿效的模范,以矫正成员的不适应言行。

2. 团体互动技术

(1)积极关注行为:除了言语上的互动,团体带领者也需要在非言语层面表现出对团体成员的注意。这种积极的关注分为四个维度:目光接触、身体语言、语音特点以及言语追踪。前两个维度容易理解,语音特点指的是成员的音量、音调、语速、语言的流畅性等,即他是怎么说的。语音追踪指的是带领者通过重复关键词来追踪成员的语言内容。

(2)反馈与控制:反馈就是为团体成员提供带领者或其他成员如何看待问题以及处理问题的信息,是团体学习的重要资源。控制指个人的行为限制或个人行为与其他成员行为间的相互作用。带领者应适当控制团体成员的行为方向,避免偏离主题。

(3)模仿与感染:模仿是一种重要的学习方式,在团体中模仿无处不在。而有积极意义的模仿带领者可予以强化。感染也是一种团体情绪的传递、交流,在团体互动中具有很大的作用。

(4)暗示:暗示用一种含蓄的、简洁的方式对成员的心理和行为产生影响。常用的暗示技术包括积极暗示、间接暗示和反暗示。

3. 团体治疗过程的技术

(1)设定目标和组建团体:目标的设定应该是具体可行和切合实际的,并和团体成员达成一致。组建团体需要考虑的是团体人数、入团标准、团体性质(同质团体或异质团体)、开放还是封闭等。

(2)起始技术:是帮助成员快速相识并建立起一定的信任感的技巧,也称破冰技术。比如自我介绍,做一些互动小游戏等。

（3）过程技术：团体治疗过程中需要引导参与技术和解决问题技术。引导参与技术是指带领者照顾不同成员的不同需要，促进成员参与，保障团体有效沟通的技术。比如控制过于活跃的成员的发言时间、引导被动成员的参与、避免无谓的争吵等。解决问题技术是在培养和示范团体在遇到问题时冷静思考，积极应对和解决问题方面的技术。

（4）结束技术：是在团体治疗结束阶段使用的技术，包括举办告别仪式，互相赠言或小礼物，总结和回顾，展望未来等。

（5）追踪技术：指在团体治疗结束后，追踪了解团体成员的治疗效果使用的技术。所得信息可以为改进团体治疗过程和技术提供依据。

（三）团体治疗的一般过程

1. **团体治疗的初期**　在这个阶段中要完成的工作是设定团体治疗的目标并组建团体。治疗性团体多为解决人的较深层次的冲突和困扰，因此参与的对象多是一些心理困扰比较明显的个体。在选择团体成员时，应考虑适当的入组/排除标准，以保障成员一定的同质性，但又不会有过于严重的病例影响团体的正常运行。在招募团体成员时最好安排一次评估访谈以全面了解申请者的信息，评估是否适合进入团体。

在评估或第一次团体治疗中应进行宣教，介绍团体治疗大致的方法，告知团体治疗的目标、设置、团体原则、成员的权利和义务等。团体原则因不同的治疗方法而异，大致包括保密原则、安全原则、真诚平等原则、不结盟原则等。

有些团体在一开始会采用破冰技术，使团体成员快速地认识并营造起一种相对轻松和谐的氛围。无论是否使用开场技术，在初期阶段，团体成员都会对团体的运行方式、互动氛围有直观的体验，这可能影响到今后会以怎样的姿态参与团体。观察者也会对成员的特点和团体整体的特点有进一步的了解，为后期干预做好准备。

2. **团体治疗的中期**　这个阶段是治疗的关键阶段，经过初期阶段的摸索，团体成员会以相对稳定的姿态参与团体，并在带领者的领导下通过相互探索、适应、支持、学习来为达成团体目标而努力。团体带领者一方面要帮助和促进团体朝着设定的目标前进，一方面又要及时识别并干预阻碍团体前进的情况。

3. 团体治疗的结束阶段　一些团体在达到设定的治疗次数或时间时就会结束,在结束前可通过一些活动使结束过程更加温馨愉悦,比如给带领者写一封信,互赠卡片、礼物或纪念品等。另一些没有确定期限的团体(比如动力性人际团体),在因为一些原因(比如达到治疗目标,或客观原因导致团体无法继续下去)需要结束时,则需要给团体充分的讨论结束的时间,这与个体治疗的结束阶段类似。团体成员需要在讨论中表达对结束和分离的感受和情绪,对于失去进行哀悼,并逐步接受一段熟悉的历程的结束,并将与团体的关系进行内化。

第二节　心理治疗与咨询的督导

一、督导的定义与作用

(一) 督导的定义

美国心理学会将督导(supervision)定义为以提升受督导者的专业实践能力、监督服务质量、保护公众利益、把守行业准入大门为目的的持续的、基于包含促进与评价功能的合作关系的独特的专业实践。心理治疗师通过督导,实践咨询技巧,监控治疗服务质量,改进治疗工作,提高自身专业水平,促进个人成长。

(二) 督导的作用

1. 监督受督导者的服务　由于心理治疗师具有更多的自主权,专业知识又很难为一般人掌握,外行无法监督、规范心理治疗师的服务过程,只能由督导师在督导过程中承担相关功能。在督导过程中,督导师需要对受督导者进行评估,如受督导者在心理治疗过程中所使用的技术是否适宜,能否胜任目前所接的个案,同时还要监督被督导者的执业行为是否符合心理治疗的伦理规范和职业道德等,以保护求助者在接受心理治疗过程中的利益。

2. 促进受督导者的专业成长　针对受督导者工作中遇到的个案问题,在督导师的指导与反馈下,受督导者进一步学习专业理论,通过个案概念化形成对个案的假设,促进治疗师对个案的理解,熟练掌握并在治疗中运用相应的干预技能,进而提高受督导者解决个案的能力,提高专业胜任力,获得专业成长。

3. 促进受督导者的个人成长 在心理治疗与咨询过程中,除了治疗技术、求助者本身以及治疗关系等因素外,心理治疗师的个人因素,如治疗师的人格特征、态度、价值观等,也是影响心理治疗效果的重要原因之一。通过督导,受督导者可以提高对自我的觉察,了解心理治疗的互动过程,发现个人在心理治疗过程中的优点和所面临的困惑,以及个人的困扰是如何影响治疗过程的,进而不断完善自我,促进个人成长。

二、督导的相关理论模型

(一)基于心理治疗与咨询理论的督导模型

该模型主要基于各种心理治疗与咨询理论,包括精神分析的督导模型、以人为中心的督导模型、认知行为督导模型、系统性督导模型、结构主义的督导模型等。

1. 精神分析的督导模型 该模型对心理治疗督导理论与实践影响最深远,在整个督导概念中具有支配性地位。该模型强调督导的目的不是提供治疗,而是教学;督导中需要关注患者、治疗师和督导师之间的关系,以及彼此间相互作用的过程,让受督导者学会理解和解决与督导师之间的关系冲突中的心理动力学,进而有能力去处理与求助者工作时的冲突。

2. 以人为中心的督导模型 人本主义疗法的创始人卡尔·罗杰斯倡导以人为中心的督导模型,认为心理治疗的督导既不是治疗,也不是教学,而是融合了治疗和教学元素的一种过程。该模型把督导作为治疗的一种修改形式,强调督导师在督导过程中必须向受督导者示范其对人性和改变的态度以及对自身的态度,让督导过程本身对受督导者产生直接的影响。

3. 认知行为督导模型 认知行为治疗由于具有较强的操作性与目标性,故基于认知行为理论的督导模型认为,督导应以目标为导向,更关注于受督导者对认知行为治疗技术的掌握以及治疗模式在实际心理治疗中的保真度。

4. 系统性督导模型 该模型的发展独立于其他心理治疗理论的督导,更强调督导过程中的主动、直接与相互协作,同时也关注家庭的起源问题。

5. 结构主义的督导模型 该模型最具代表性的是叙述性的督导方法和关注解决方案的督导方法,其共同点在于督导过程中主要依赖督导师的咨询角色,尽可能保持参与者之间的平等关系,并重点关注受督导者力量的提升。

（二）发展模型

该模型有两个基本假设,一是在提高能力的过程中,受督导者要经历一系列性质不同的阶段;二是要根据不同阶段给受督导者提供不同性质的督导环境。发展模型主要包括整合发展模型、六状态模型和三阶段模型。

1. 整合发展模型　该模型由斯托尔滕博格等提出,强调受督导者在四个督导水平层次中的变化发展,而每个层次都由用于评估治疗师成长的三个结构所决定,这三个结构分别为自我—他人意识、动力以及自主性。

2. 六状态模型　该模型由斯科夫霍特和罗内斯塔德提出,将治疗师的发展确定为六个发展状态,分别为:外行帮助的状态,初级学生的状态,高级学生的状态,新任专业人员的状态,有经验的专业人员的状态和高级专业人员的状态。

3. 三阶段模型　该模型由洛根比尔、哈迪和德尔沃斯提出,该模型假设受督导者在停滞、疑惑、整合这三个阶段不断循环和再循环,并在每个循环周期中逐步发展完善。

（三）社会角色模型

该模型假设督导师在其职业实践中已经形成了特定的职业角色,而这些角色也会成为督导师工作时的象征或模板;督导师可以被看成一种包含教师、治疗师、示范者、顾问、管理者等更高层次的角色。由于督导师在特定情况下所采用的角色受到多种因素的影响,因此,社会角色模型会包含大量的个别模型。其中具有代表性的有区别模型和七眼模型。

1. 区别模型　该模型强调督导师有教师、咨询师和顾问三个角色,督导过程中主要关注受督导者干预技能、概念化技能以及个性化技能三个方面。督导者对受督导者在三个关注的方面进行评估与判读,并选择一个来达到督导目标。区别模型帮助督导师在不同的关注点上扮演不同的角色,扮演教师角色时对受督导者的教导比较多,扮演顾问角色时会提议讨论各种可能性,而在扮演咨询师角色时则主要从受督导者的个人角度去看问题,以及探讨如何减少个人议题对治疗的影响。

2. 七眼模型　该模型强调督导内部的治疗系统与督导系统之间的相互联结,主要包括治疗会谈的内容、干预和策略、治疗关系、治疗师的心理过程、督导关系、督导师自己的心理过程以及更广泛背景下的职业行为这七个方面。

三、督导的形式

（一）个别督导

个别督导是督导师最常使用的督导形式,这种督导形式能够为督导师与受督导者提供不受任何干扰的环境,保证了督导的隐秘性,督导师可以有充分的时间和精力来指导受督导者。按照督导材料呈现方式的不同,个别督导可分为自我报告、过程记录与案例记录、录音录像以及现场督导。

1. 自我报告　　自我报告是个别督导中使用频率最高的一种方法,也是受督导者认为最有价值的督导形式。受督导者将心理治疗工作通过案例报告的形式在督导中进行报告,报告内容涉及求助者的基本信息、主诉、评估及诊断、个案概念化、治疗计划、治疗效果、个案反思以及寻求督导的问题等方面。督导师则通过受督导者的自我报告,了解受督导者的心理治疗过程、能力水平以及自我觉察情况,并选择适当的督导理论进行反馈。自我报告法可以帮助受督导者形成更清晰的个案概念化,检查其专业知识,提高反思和自我觉察的能力;但也存在一定劣势,由于是受督导者对个案进行整理,存在无法完整呈现求助者问题的情况,让督导师无法确切了解求助者的问题,失去对求助者问题的判断。

2. 过程记录与案例记录　　过程记录是指受督导者书面记录心理治疗的全部过程,包括治疗会谈的内容,治疗师与求助者的互动过程,治疗师对求助者的个案概念化、心理干预方式等。案例记录是指受督导者书面记录心理治疗过程中所有重要信息,涉及治疗、管理以及法律等方面的记录。这种方法对于心理治疗初学者而言较为适用,能够让个案的情况真实、详尽地再现,督导更有针对性,但可能会限于个案的具体细节和局部,缺少对个案概念化的把握。

3. 录音录像　　录音录像可以完整呈现心理治疗过程中治疗师与求助者的互动过程,督导师可以通过录音录像了解治疗过程中更多的信息,对治疗过程中重要的事情进行讨论,引导、激励受督导者进行自我探索。但不论是录音还是录像,都有可能会引起受督导者和求助者的防御性反应,此外受督导者事先还要做好求助者的知情同意工作,明确录音录像的目的、如何使用以及使用的限制。

4. 现场督导　　现场督导是在受督导者对求助者进行心理治疗的过程中,

督导师借助单向玻璃、视频监控设备或坐在现场进行督导。这种督导可以呈现治疗过程中所有的言语和非言语信息，督导师可以及时予以指导，不会让求助者受伤，但容易引起受督导者的焦虑及防御反应。

（二）团体督导

团体督导被定义为由一名指定的督导者与一组受督导者团体进行的定期集中会晤，其目的在于推进受督导者对于自己作为一名治疗师，他们正在工作的求助者以及他们正在提供的心理治疗与咨询服务的全面理解，通过在团体情境下的相互作用与反馈，受督导者将得到实际有效的帮助。团体督导具有节省时间、经费和专业人力，减少受督导者的依赖行为的作用，有利于受督导者得到多样性的反馈，减轻自我挫败感，提高其能力，同时也有助于受督导者对不同的治疗风格发展更深入的理解和接纳。团体督导不是个别督导的补充，研究表明个别督导和团体督导各有各的特点、功能和作用，实际工作中应根据需要选择应用。

四、督导的实施过程

（一）准备阶段

督导的目的是在有经验的督导师的指导帮助下，协助受督导者发现和了解自己在治疗过程中的问题，整合所学理论与技术，提高自身专业水平，促进个人成长。督导师在了解受督导者的个人需求和实际情况后，根据自己的职业经验，和受督导者一起确定督导的目标，实施督导的过程中所采用的督导形式、方法，督导时间、频率、地点等。对于团体督导，还需要确定团体督导的规模、接受督导的成员的专业背景。在准备阶段，督导师要与被督导者认真讨论，并签订督导协议书，为建立良好的督导关系打下基础。

（二）开始阶段

在督导开始阶段，受督导者由于担心自己做得不好，害怕会被评价，可能会出现焦虑、紧张。督导师要避免使用批评语言，尽可能使用支持尊重的态度，消除受督导者的紧张情绪，愿意交流，进而建立良好的督导关系。其次，督导师需要了解受督导者或者团体成员的背景、所接受过的训练。督导师了解得越多，就能越清楚受督导者的发展水平，以及需要帮助的重点。此外，在团体督导中,督导师还需要在这个阶段制定团体督导的基本原则和规范,以保证督导的顺利开展。

(三) 工作阶段

督导师按照计划对受督导者开展督导。督导过程中通过使用提问与澄清技术、面质技术、反馈技术、促进与引导技术,促进受督导者进行反思,进而促进其专业发展。在团体督导中,督导师要利用团体,通过鼓励受督导者向团体成员发出邀请,围绕个案进行提问和澄清,并给予反馈,促进受督导者觉察和反思。此外,督导师要预先准备好督导过程中可能出现的意外情况的应对策略,以供受督导者参考使用。

(四) 结束阶段

该阶段的主要任务包括:依据督导的计划安排,督导师要评估督导的目标是否达成;协助受督导者归纳从督导过程中学到的知识,以及如何使用获得的技能;协助被督导者制订新的专业发展计划;对受督导者进行评估,获得受督导者的反馈信息,并对自身工作进行反思。

第三节　计算机辅助和网络心理治疗与咨询

一、计算机辅助心理治疗与咨询

现代由于大众对心理健康意识的增强,人们对心理健康服务的需求日渐增多。而心理治疗师的不足导致面对面的心理治疗难以满足人们对心理健康维护的实际需要。随着互联网技术的飞速发展,借助计算机开展各种形式的心理治疗得以实现。20世纪90年代,计算机辅助心理治疗逐步兴起。目前国内外计算机辅助心理治疗所针对的心理障碍类型不断增多,实施形式也不断丰富,相关的研究也都显示了计算机辅助心理治疗具有良好的治疗效果。

Marks等把计算机辅助心理治疗定义为通过患者输入来完成一些心理治疗决策的计算机信息技术。这些心理治疗决策包括心理教育、心理评估,通过反馈和监测来识别当前的问题,行动计划和目标,行为激活,行为实验,认知重建,等级暴露,问题解决,以及对失眠、疼痛、哮喘的管理。目前计算机辅助心理治疗已开始用于精神病学与行为医学领域,如计算机辅助的精神分析用于创伤性分离体验的患者,计算机辅助的认知行为治疗用于恐惧症、强迫症、抑郁症、失眠、行为自我控制、饮酒行为等。多数研究都显示计算机辅助的心理治疗对抑郁症、社交焦虑、惊恐障碍、广泛性焦虑症均有效,互联网程序可用于健康相关行为及疾病的预防和治疗,但英国国家卫生与临床评价研究所(national institute for health and clinical excellence,NICE)指出计算机辅助的心理治疗不适用于严重抑郁症和非受教育群体,此外还应排除存在自杀观念、有严重精神障碍的患者。

相对于传统的心理治疗模式,计算机辅助的心理治疗存在一定的不同。首先,计算机辅助的心理治疗效率显著,患者对治疗的满意度相对较高,但脱落率较高。研究发现,病程越长、年龄段越大,治疗的脱落率也越高,而治疗依从性差也是导致脱落的原因之一。治疗师指导下的计算机辅助心理治疗临床效果更好,脱落率更少;增加额外的支持,如电话或电子邮件提醒功能可以减少脱落。其次,计算机辅助心理治疗的成本效益优于传统的心理治疗模式。研究发现,治疗师在面对面心理治疗患者身上花费的时间实际是计算机辅助心理治疗参与者的 7.8 倍,计算机辅助的心理治疗有效节省了治疗师的时间。与传统心理治疗模式相比,计算机辅助的心理治疗在有效性和生活质量方面无差异,但在成本效用分析和成本效益分析方面更具优势。最后,与传统心理治疗一样,计算机辅助的心理治疗也必须考虑伦理问题,包括患者是否获得了知情同意,在线治疗平台的数据是否安全,可能存在泄露患者敏感信息的风险,以及治疗给患者带来的副作用等。

(一)计算机辅助的认知行为治疗

计算机辅助的认知行为治疗(computer-aided cognitive behavioral therapy,CCBT)是一种通过计算机为患者提供认知行为治疗程序的方法,英国国家卫生与临床评价研究所将其描述为,借助计算机、互联网或互动语音应答系统的交互式计算机媒介及治疗师辅助性支持来提供认知行为治疗的通称。与传统认知行为治疗一样,CCBT 建立在结构性的心理教育基础上,结合最低程度的心理治疗师干预,将治疗的程序分为循序渐进的几个序列,并强调家庭作业的重要性。大量临床研究证实,CCBT 对抑郁、焦虑患者的疗效与面对面的 CBT 治疗几乎一样,能够有效地缓解患者的心理问题,改善抑郁、焦虑等情绪困扰。同时 CCBT 能够有效利用网络资源,突破了时间和空间的限制,更具有成本和时间效率优势。此外,CCBT 还可以减轻患者的羞耻感。作为全国性的健康服务建议,2006 年 NICE 通过了两项计算机辅助的认知行为治疗程序,并推荐用于临床。

1. Beating the Blues 程序 该程序由伦敦国王学院精神病学研究所与 Ultrasis 公司合作研发,主要用于抑郁、焦虑患者的治疗。整个治疗过程由 8 个单元组成,每个单元分为 3～5 个模块,每个模块大约需要 10～15 分钟完成。第一单元着重于帮助患者了解抑郁、焦虑,以及思维、情绪与行为之间的关系,并通过视频向患者介绍整个治疗过程。第 2～7 个单元包含了认知与行为两方面内容,认知部分主要包括识别并记录自动思维、挑战和改变无益的想法、挑战和改变无益的信念、归因方式及其对情绪行为的影响,以及如何改变归因方式以提高自信和自尊;行为部分主要包括参加愉悦活动、问题解决技术、逐级暴露、任务分解、睡眠管理以及活动计划。第 8 单元主要着眼于对所有内容的回顾,并协助制定个人行动规划,预防疾病复发。该程序建议患者每周完成一个单元的治疗以及相应的家庭作业。Beating the Blues 程序得到较多的实证研究支持,荟萃分析显示,在筛选出的 12 项 CCBT 治疗抑郁症的研究中,4 项随机对照研究均证明 Beating the Blues 程序可以有效改善抑郁症状。

2. FearFighter 程序 该程序最初由英国的 Stuart 和 Isaac 教授编制,主要适用于恐惧症、焦虑症患者,对焦虑合并抑郁以及有慢性躯体化症状的患者也有效。FearFighter 程序包含 10 个循序渐进的自助治疗序列(每周进行一个序列,一共 10 周),在 10 周的治疗过程中,该程序帮助患者逐步确定具体问题,并制定现实的治疗目标。为了实现治疗目的,患者每周要完成近一个小时的家庭作业,在遇到困难时,由接受过 FearFighter 训练的支持者提供相应的支持。FearFighter 程序的可行性和有效性都得到了临床验证,FearFighter 对恐惧症的疗效与面对面的 CBT 治疗相似,且节约了 80% 的治疗师的时间。

除此之外,CCBT 还有多种计算机化的心理治疗程序用于临床治疗,如针对抑郁症的 MoodGYM 程序(澳大利亚)、Colour Your Life 程序(荷兰),针对强迫症的 OCFighter 程序(英国),针对酒精所致精神障碍的 Drinker's check-up 程序(美国)等。中国认知行为治疗专业组织在参考英国、澳大利亚、美国的 CCBT 的基础上,于 2016 年研发了适合国内患者使用的"30 天心理自助平台"。该平台是中国首个 CCBT 网络平台,包含走出抑郁、战胜焦虑、远离失眠、直面强迫四个项目。研究表明,CCBT 在中国人群中的使用具有有效性,且使用人群集中在青中年、首次发病、病程较短的患者。

(二)人工智能在心理治疗与咨询中的应用

人工智能(artificial intelligence,AI)是世界上发展最快的技术之一,是一种让计算机以类似于人类的方式感知、推理和行动的技术科学方法。人工智能的最大优势是能对大量数据集进行快速模式分析,在医学领域,利用人工智能机器可以迅速地从大量的医学信息来源中综合信息,并通过计算分析,揭示人类行为和模式的趋势和关联。与其他临床医学专科相比,精神科医生和心理治疗师在临床工作中会更注重建立与患者的治疗关系,通过观察与访谈来评估患者的情绪和行为等。此外,在心理治疗中,患者的相关数据在大多数情况下也是以患者的主观感受和书面记录的形式提供,而非器械检查的客观结果。因此,人工智能虽然在医学领域已得到普遍的应用,但在精神医学和心理学的应用相对缓慢。尽管如此,在精神医学和心理学中,依然有很多领域受益于人工智能技术,如利用人工智能技术全面地解释患者整体心理健康的生物—心理—社会特征,建立心理障碍的风险模型等等。

机器学习(machine learning,ML)是人工智能的核心技术,它利用输入的大量数据来生成可靠的结果,以及通过大量的计算资源来及时处理数据。常见的机器学习模式主要包括监督式机器学习(supervised machine learning,SML)、无监督式机器学习(unsupervised machine learning,UML)、深度学习(deep learning,DL)以及自然语言处理(natural language processing,NLP)四种。

通过机器学习建立的模型不仅可以帮助精神科医生制订患者的诊断和治疗计划,还可整合应用于心理治疗中。以往只有经过系统训练的心理治疗师才能提供的心理治疗干预措施,现在由人工智能产品也能够执行。与计算机辅助的心理治疗不同,当心理治疗师不在的时候,虚拟治疗师能够独立于心理治疗师的人工指导,对患者进行指导或治疗,帮助患者解决问题。斯坦福大学的临床心理学家基于认知行为治疗于 2017 年开发了基于互联网的在线Woebot 应用程序用于治疗抑郁症。Woebot 应用程序的研发并不是要取代传统的心理治疗,而是对传统心理治疗的补充,特别是帮助那些无法接触心理治疗师、缺乏心理健康服务的人群。Woebot 应用程序通过简短的日常对话和情绪监测的形式,帮助患者识别其情绪和思维模式,并找到减轻抑郁的方法。研究表明,Woebot 应用程序可有效治疗抑郁症,比使用电子图书资源更容易减少抑郁症状。除了虚拟化人工智能治疗外,人工智能机器人也开始用于临床,如自闭症谱系障碍、情绪障碍、焦虑症等。研究也表明了人工智能机器人在减轻压力、孤独、焦虑,改善情绪和社会关系等方面具有作用。

心理治疗需要以一种复杂的方式进行交流,且访谈时间较长,人工智能在心理治疗领域发展相对较为缓慢,但也取得了较多的进展。首先,人工智能通过新的方法改进现有的治疗手段,增加了治疗的实用性和有效性。基于认知行为治疗的 AI 机器人能够模仿正常的会话来传递治疗内容,有效提高了治疗的依从性。患者在与 AI 机器人交谈时会变得更加坦率,人工智能提供了一种建立融洽关系的替代方法。其次,相对于传统心理治疗而言,一个人工智能系统可以服务于很多人,这不仅扩大了心理专业人员的服务范围,还提高了心理治疗的获得性,让更多的患者获得心理健康服务。当然,目前人工智能产品尚未被广泛应用于临床,大规模的应用研究仍处于试验阶段,对于人工智能在心理治疗领域所涉及的伦理问题,如隐私、信息的保密、数据的安全管理等,仍需要开展深入的研究。

(三)虚拟现实技术

虚拟现实(virtual reality,VR)技术是指利用计算机生成一种可对参与者直接施加视觉、听觉和触觉感受,并允许其交互地观察和操作的虚拟世界的技术。虚拟现实系统的基本特征包括沉浸(immersion)、交互(interaction)和想象(imagination),强调人在虚拟现实系统中的主导作用,使信息处理系统适合人的需要,并与人的感官感觉相一致。计算机虚拟现实技术的发展为心理治疗提供了新的思路,近年来该技术被广泛用于恐惧症、焦虑症、创伤后应激障碍等疾病的心理治疗。

虚拟现实技术与心理治疗中的暴露治疗相结合,被称为虚拟现实暴露治疗(virtual reality exposure therapy,VRET)。治疗通过特殊设备,如头盔显示器、图形眼镜、数据手套、立体声耳机、追踪系统、三维空间传感器等,给患者创造出一个近似真实的、有高度浸润感的虚拟环境。虚拟现实暴露治疗的方式与其他暴露治疗一样,治疗中要求患者按照一种渐进的方式把自己暴露在可以引起焦虑的情境中;当焦虑情绪开始减少时,鼓励患者进入下一个更高等级暴露情境。与传统的暴露治疗相比,虚拟现实暴露治疗可以在治疗室进行,能更好地保护患者隐私;此外治疗师在治疗过程中可以控制暴露的进程、时间、强度、频率,还能兼顾暴露对象的真实体验,保证了暴露治疗的效果。自20世纪90年代以来,针对虚拟现实技术对各种临床疾病的治疗开展了大量的临床研究,结果显示,虚拟现实治疗比常规治疗或空白对照组更有效,并与常规认知行为治疗或现实暴露具有相似的效果。

二、网络心理治疗与咨询

随着网络技术的发展与应用,心理治疗与咨询已不局限于传统面对面的形式,还可以通过诸如邮件、即时通信软件、聊天室、视频或者电脑语音系统等方式进行。网络心理治疗与咨询是指心理治疗师或心理咨询师与求助者通过电脑在网络上运用上述的沟通方式,以特定专业的咨询与治疗关系为基础的网络心理服务。服务的方式根据通信传输与接收有无时间差分为两种:一种是异步服务,如通过电子邮件开展的服务;另一种是同步服务,如通过网络视频、即时通讯等开展的服务。

由于网络心理治疗与咨询极大地改善了求助者由于病耻感、时空限制、经济花费以及专业人员数量限制等因素无法获得有效心理治疗与咨询的现状,近年来,心理专业人员对网络心理治疗与咨询的接纳程度不断提高,提供网络心理服务的比例也不断增加。特别是 2020 年 COVID-19 大流行以来,国内外越来越多的治疗师开始使用网络视频技术,通过网络开展远程心理服务成为心理治疗与咨询的理想选择。网络给心理治疗师/咨询师和求助者带来了极大的方便,只要有条件上网就可以进行心理治疗与咨询,但这种随意性在一定程度会干扰专业关系并影响心理治疗与咨询的效果。因此,这就要求网络心理治疗师/心理咨询师要具备足够的专业胜任力,要具备一定的专业资质;要了解网络心理治疗与咨询的特殊性,熟悉适用情形以及不适用情况,在必要时能及时将求助者进行转介。其次,心理治疗师/咨询师和求助者都要使用专门的用于心理治疗与咨询的网络方式,咨询与治疗要在安静的、保密环境中进行,需要按照专业的程序开启会谈,在心理治疗与咨询过程中要坚守专业规范,确保在专业框架内开展工作。

网络心理治疗与咨询作为一种新型的心理服务形式,具有许多传统心理治疗与咨询所不具备的特点,同时也面临一些新的伦理问题和挑战。有研究显示,虽然公众对网络心理治疗与咨询的接纳度较高,但在实际寻求网络心理服务时,求助者依然对网络心理治疗与咨询的安全问题感到担忧,对网络咨询与治疗的满意度和期望值低于面对面的心理治疗与咨询。1997 年美国心理协会、1999 年美国心理咨询协会先后出台了针对网络心理咨询的伦理守则,就网络心理咨询的知情同意、保密、咨询关系建立、法律问题等进行了规定。2018 年 7 月起实施的《中国心理学会临床与咨询心理学工作伦理守则(第二版)》在第一版的基础上增加了《远程专业工作(网络/电话咨询)》一章,包括知情同意、数据保密和身份确认等内容。2020 年 2 月 CPS(中国心理学会)临床心理注册系统首次发布了《网络心理咨询伦理规范》,从专业关系、知情同意、隐私权和保密性、专业胜任力和专业责任、心理测量与评估以及教学、培训和督导六个方面进行了规定,为以互联网为媒介的心理治疗与咨询工作提供了实践伦理标准。

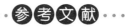

参考文献

[1] Gerlach A,仇剑崟,Elzer M,等.精神分析性心理治疗[M].北京:人民卫生出版社,2018.

[2] 傅安球.心理咨询师培训教程[M].上海:华东师范大学出版社,2006.

[3] Ursano R J, Sonnenberg S M, Lazar S G[M].心理动力学心理治疗简明指南.林涛,王丽颖,译.北京:人民卫生出版社,2010.

[4] Cabaniss D L, Cherry S, Douglas C J.心理动力学个案概念化[M].孙铃,等译.北京:中国轻工业出版社,2015.

[5] 牛勇.人本主义疗法[M].北京:开明出版社,2012.

[6] 车文博,郭本禹.弗洛伊德主义新论[M].上海:上海教育出版社,2018.

[7] 卡尔·罗杰斯,等.当事人中心治疗:实践、运用和理论[M].李孟潮,李迎潮,译.北京:中国人民大学出版社,2013.

[8] Yalom I D, Leszcz M.团体心理治疗——理论与实践[M].李敏,李鸣,译.北京:中国轻工业出版社,2010.

[9] 樊富珉.团体咨询的理论与实践[M].北京:清华大学出版社,1996.

[10] 刘勇.团体心理咨询与技术[M].广州:广东高等教育出版社,2003.

[11] Nichols M P, Schwartz R C.家庭治疗——理论与方法[M].王羲影,胡赤怡译.上海:华东理工大学出版社,2005.

[12] 马辛,赵旭东.医学心理学[M].3 版.北京:人民卫生出版社,2015.

[13] Beck J S. 认知疗法:基础与应用(第二版)[M]. 张怡,孙凌,王辰怡,等译. 北京:中国轻工业出版社,2013.

[14] 王伟,张宁. 临床心理学[M]. 2版. 北京:人民卫生出版社,2016.

[15] Bernard J M, Goodyear R K. 临床心理督导纲要(第三版)[M]. 王择青,刘稚颖,等译. 北京:中国轻工业出版社,2005.

[16] 曾文星. 心理治疗:督导与运用[M]. 北京:北京大学医学出版社,2008.

[17] 樊富珉,黄蘅玉,冯杰. 心理咨询与治疗工作中督导的意义与作用[J]. 中国心理卫生杂志,2002,16(9):648-652.

[18] 徐青,杨阳. 心理治疗临床督导理论模型综述[J]. 中国临床心理学杂志,2006,14(4):421-423.

[19] Cummings J A, Ballantyne E C, Scallion L M. Essential processes for cognitive behavioral clinical supervision: Agenda setting, problem-solving, and formative feedback[J]. Psychotherapy(Chicago, Ill), 2015,52(2):158-163.

[20] Watkins C E Jr. Development of the psychotherapy supervisor: Review of and reflections on 30 years of theory andresearch[J]. American Journal of Psychotherapy, 2012,66(1):45-83.

[21] MacGregor A D, Hayward L, Peck D F, et al. Empirically grounded clinical interventions clients' and referrers' perceptions of computer-guided CBT (FearFighter)[J]. Behavioural and Cognitive Psychotherapy, 2009,37(1):1-9.

[22] 张秋伏,张晓龙,沙莎,等. 计算机化心理治疗在精神疾病诊疗中的应用现状[J]. 中华精神科杂志,2018,51(5):338-342.

[23] 李金阳,张宁,张斌,等. 网络版计算机化的认知行为治疗在中国人群的应用及有效性[J]. 中华行为医学与脑科学杂志,2018,27(2):115-120.

[24] Vallury K D, Jones M, Oosterbroek C. Computerized cognitive behavior therapy for anxiety and depression in rural areas: A systematic review[J]. Journal of Medical Internet Research, 2015,17(6):e139.

[25] Marks I, Cavanagh K. Computer-aided psychological treatments: Evolvingissues[J]. Annual Review of Clinical Psychology, 2009,5:121-141.

[26] 翟倩,丰雷,张国富,等. 人工智能在精神心理卫生领域的应用[J]. 浙江医学,2020,42(10):1078-1084.

[27] 王秋雨,王纯,姚辉,等. 虚拟现实暴露技术在恐惧、焦虑障碍中的应用[J]. 临床精神医学杂志,2019,29(2):136-138.

附　录

附录1　9项患者健康问卷(PHQ－9)

指导语:在过去的两个星期,有多少时间你被以下问题所困扰? 在你的选择下打钩。

项目	完全不会	几天	一半以上的日子	几乎每天
1. 做什么事都感到没有兴趣或乐趣	完全不会	几天	一半以上的日子	几乎每天
2. 感到心情低落	完全不会	几天	一半以上的日子	几乎每天
3. 入睡困难、很难熟睡或睡太多	完全不会	几天	一半以上的日子	几乎每天
4. 感到疲劳或无精打采	完全不会	几天	一半以上的日子	几乎每天
5. 胃口不好或吃太多	完全不会	几天	一半以上的日子	几乎每天
6. 觉得自己很糟,或很失败,或让自己或家人失望	完全不会	几天	一半以上的日子	几乎每天
7. 注意很难集中,例如阅读报纸或看电视	完全不会	几天	一半以上的日子	几乎每天
8. 动作或说话速度缓慢到别人可察觉的程度,或正好相反——你烦躁或坐立不安,动来动去的情况比平常更严重	完全不会	几天	一半以上的日子	几乎每天
9. 有不如死掉或用某种方式伤害自己的念头	完全不会	几天	一半以上的日子	几乎每天
10. 这些问题在你工作、处理家庭事务,或与他人相处上造成了多大的困难	毫无困难	有点困难	非常困难	极度困难

附录 2　7 项广泛性焦虑障碍量表（GAD－7）

指导语：在过去的两个星期，有多少时间你被以下问题所困扰？ 在你的选择下打钩。

项目	完全不会	几天	一半以上的日子	几乎每天
1. 感觉紧张、焦虑和烦躁				
2. 不能停止或控制担忧				
3. 对各种各样的事情担忧过多				
4. 很难放松下来				
5. 由于不安而无法静坐				
6. 变得容易烦恼或急躁				
7. 害怕将有可怕的事发生				

附录 3　Zung 抑郁自评量表（SDS）

指导语:下面有 20 条文字,请仔细阅读每一条,把意思弄明白,然后根据你最近一星期的实际情况在每一条文字后的四个答案中的一个下面打钩。

项目	没有或很少时间	小部分时间	相当多时间	绝大部分或全部时间
1. 我觉得闷闷不乐,情绪低沉				
2. 我觉得一天之中早晨最好				
3. 我一阵阵哭出来或觉得想哭				
4. 我晚上睡眠不好				
5. 我吃得跟平常一样多				
6. 我与异性密切接触时和以往一样感到愉快				
7. 我发觉我的体重在下降				
8. 我有便秘的苦恼				
9. 我心跳比平时快				
10. 我无缘无故地感到疲乏				
11. 我的头脑跟平常一样清楚				
12. 我觉得经常做的事情并没有困难				
13. 我觉得不安而且平静不下来				
14. 我对将来抱有希望				
15. 我比平常容易生气激动				
16. 我觉得做出决定是容易的				
17. 我觉得自己是个有用的人,有人需要我				
18. 我的生活过得很有意思				
19. 我认为我死了别人会生活得好些				
20. 平常感兴趣的事我仍然照样感兴趣				

附录 4　Zung 焦虑自评量表(SAS)

指导语:下面有 20 条文字,请仔细阅读每一条,把意思弄明白,然后根据你最近一星期的实际情况在每一条文字后的四个答案中的一个下面打钩或画圈。

项目	没有或很少时间	小部分时间	相当多时间	绝大部分或全部时间
1. 我感到比往常更加过敏和焦虑				
2. 我无缘无故感到担心				
3. 我容易心烦意乱或感到恐慌				
4. 我感到我的身体好像被分成几块,支离破碎				
5. 我感到事事顺利,不会有倒霉的事情发生				
6. 我的四肢抖动和震颤				
7. 我因头痛、颈痛和背痛而烦恼				
8. 我感到无力且容易疲劳				
9. 我感到很平衡,能安静坐下来				
10. 我感到我的心跳较快				
11. 我因阵阵的眩晕而不舒服				
12. 我有阵阵要昏倒的感觉				
13. 我呼吸时进气和出气都不费力				
14. 我的手指和脚趾感到麻木和刺痛				
15. 我因胃痛和消化不良而苦恼				
16. 我必须时常排尿				
17. 我的手总是温暖而干燥				
18. 我觉得脸发烧发红				
19. 我容易入睡,晚上休息很好				
20. 我做噩梦				

附录5　心理资本问卷

指导语:下面有一些句子,它们描述了你目前可能是如何看待自己的。请采用下面的量表判断你同意或者不同意这些描述的程度。

1＝非常不同意;2＝不同意;3＝有点不同意;4＝有点同意;5＝同意;6＝非常同意

	项目	1	2	3	4	5	6
自我效能	1. 我相信自己能分析长远的问题,并找到解决方案 2. 与管理层开会时,在陈述自己工作范围之内的事情方面我很自信 3. 我相信自己对公司战略的讨论有贡献 4. 在我的工作范围内,我相信自己能够帮助设定目标/目的 5. 我相信自己能够与公司外部的人(比如供应商、客户)联系,并讨论问题 6. 我相信自己能够向一群同事陈述信息						
希望	7. 如果我发现自己在工作中陷入了困境,我能想出很多办法摆脱出来 8. 目前,我在精力饱满地完成自己的工作目标 9. 任何问题都有很多解决方法 10. 目前,我认为自己在工作上相当成功 11. 我能想出很多办法来实现我目前的工作目标 12. 目前,我正在实现我为自己设定的工作目标						
韧性	13. 在工作中遇到挫折时,我总是很快从中恢复过来,并继续前进 14. 在工作中,我无论如何都会去解决遇到的难题 15. 在工作中如果不得不去做,可以说,我也能独立应战 16. 我通常对工作中的压力能泰然处之 17. 因为以前经历过很多磨难,所以我现在能挺过工作上的困难时期 18. 在我目前的工作中,我感觉自己能同时处理很多事情						

项目		1	2	3	4	5	6
乐观	19. 在工作中,当遇到不确定的事情时,我通常期盼最好的结果						
	20. 对于工作中发生不利的事情,我认为是暂时的和有办法解决的						
	21. 对自己的工作,我总是看到事情光明的一面						
	22. 对我的工作未来会发生什么,我是乐观的						
	23. 在我目前的工作中,事情就是像我希望的那样发展						
	24. 工作时,我总相信"黑暗的背后就是光明,不用悲观"						

附录6 心理弹性问卷

指导语:请你根据你的实际情况回答下面所有问题,在相应的答案框内画圈。

序号	项目	很不符合	不符合	不清楚	符合	非常符合
1	当事情发生变化时,我能够适应					
2	面对压力时,我身边至少有一个亲近且安全的人可以帮助我					
3	当问题无法彻底解决时,有时命运或上帝能够帮助我					
4	无论人生路途中发生任何事情,我都能处理它					
5	过去的成功让我有信心去应对新的挑战和困难					
6	面临难题时,我试着去看到事物积极的一面					
7	历经磨炼会让我更有力量					
8	我很容易从疾病、受伤和苦难中恢复过来					
9	不管好与坏,我都相信事出有因					
10	不管结果如何,我都会尽最大的努力去做					
11	我相信即使遇到障碍我也能够实现我的目标					
12	即使看起来没有希望,我仍然不放弃					
13	当压力或危机来临时,我知道从哪里获得帮助					
14	压力之下,我仍然能够集中精神思考问题					
15	在解决问题时,我宁愿自己决定,也不愿意让别人替我决定					
16	我不会轻易地被失败打倒					
17	在处理生活中的挑战和困难时,我觉得我是个坚强的人					

序号	项目	很不符合	不符合	不清楚	符合	非常符合
18	如果有必要,我会做出一个受欢迎或可能会影响别人的决定					
19	我能够处理一些不愉快或痛苦的感觉,例如悲伤、害怕和生气					
20	在处理生活难题时,有时我不得不按直觉办事,而不考虑为什么					
21	我的人生目标很明确					
22	我觉得可以控制自己的生活					
23	我喜欢挑战					
24	我努力工作以达到目标					
25	我对自己的成绩感到骄傲					

附录 7　心身症状量表（PSSS）

指导语：请仔细阅读每一条，把意思弄明白，然后根据你最近一个月的实际情况，选择最适合你的答案。

单位：分

序号	项目	没有	小部分时间	相当多时间	绝大部分或全部时间
1	头昏、头胀或头晕	0	1	2	3
2	两眼憋胀、干涩、视物模糊	0	1	2	3
3	部位不定的烧灼感、紧束感	0	1	2	3
4	四肢颤抖、发麻	0	1	2	3
5	情绪低落、消沉或绝望	0	1	2	3
6	心前区不适、心慌（心率加快）、心悸（心跳加强）	0	1	2	3
7	胸闷、气急、呼吸困难	0	1	2	3
8	喉部不适感	0	1	2	3
9	耳鸣或脑鸣	0	1	2	3
10	做事时无兴趣、不快乐、无动力、无意义	0	1	2	3
11	比平常更容易发脾气、冲动	0	1	2	3
12	感到紧张、担心、害怕或濒死感	0	1	2	3
13	口干、舌苔厚腻	0	1	2	3
14	嗳气、反酸或烧心	0	1	2	3
15	打嗝、恶心、呕吐	0	1	2	3
16	肠鸣、腹胀、腹泻、便秘	0	1	2	3
17	常常回避使你紧张的场景	0	1	2	3
18	尿频、尿急、夜尿增多、排尿困难	0	1	2	3
19	会阴部不适感	0	1	2	3

序号	项目	没有	小部分时间	相当多时间	绝大部分或全部时间
20	遗精早泄(限男性)/月经不调或痛经(限女性)	0	1	2	3
21	常有伤害自己的想法	0	1	2	3
22	手脚心发热、全身阵热阵汗或怕冷、四肢发凉、感觉有凉气进入身体	0	1	2	3
23	疼痛,如全身或局部疼痛、游走性疼痛等	0	1	2	3
24	感到全身乏力	0	1	2	3
25	感到不得不去重复做某些事或想某些问题	0	1	2	3
26	入睡困难、易醒、早醒	0	1	2	3

心理(P)因子:　　分　　躯体(S)因子:　　分　　总分:　　分